Khodr Issa

Sulfure d'hydrogène, Protéine C activée et Dexaméthasone dans l'I/R

Khodr Issa

Sulfure d'hydrogène, Protéine C activée et Dexaméthasone dans l'I/R

Effet protecteur d'H2S, PCa, et Dexa dans la modulation hémodynamique et inflammatoire de l'Ischémie/Reperfusion

Presses Académiques Francophones

Impressum / Mentions légales
Bibliografische Information der Deutschen Nationalbibliothek: Die Deutsche Nationalbibliothek verzeichnet diese Publikation in der Deutschen Nationalbibliografie; detaillierte bibliografische Daten sind im Internet über http://dnb.d-nb.de abrufbar.
Alle in diesem Buch genannten Marken und Produktnamen unterliegen warenzeichen-, marken- oder patentrechtlichem Schutz bzw. sind Warenzeichen oder eingetragene Warenzeichen der jeweiligen Inhaber. Die Wiedergabe von Marken, Produktnamen, Gebrauchsnamen, Handelsnamen, Warenbezeichnungen u.s.w. in diesem Werk berechtigt auch ohne besondere Kennzeichnung nicht zu der Annahme, dass solche Namen im Sinne der Warenzeichen- und Markenschutzgesetzgebung als frei zu betrachten wären und daher von jedermann benutzt werden dürften.

Information bibliographique publiée par la Deutsche Nationalbibliothek: La Deutsche Nationalbibliothek inscrit cette publication à la Deutsche Nationalbibliografie; des données bibliographiques détaillées sont disponibles sur internet à l'adresse http://dnb.d-nb.de.
Toutes marques et noms de produits mentionnés dans ce livre demeurent sous la protection des marques, des marques déposées et des brevets, et sont des marques ou des marques déposées de leurs détenteurs respectifs. L'utilisation des marques, noms de produits, noms communs, noms commerciaux, descriptions de produits, etc, même sans qu'ils soient mentionnés de façon particulière dans ce livre ne signifie en aucune façon que ces noms peuvent être utilisés sans restriction à l'égard de la législation pour la protection des marques et des marques déposées et pourraient donc être utilisés par quiconque.

Coverbild / Photo de couverture: www.ingimage.com

Verlag / Editeur:
Presses Académiques Francophones
ist ein Imprint der / est une marque déposée de
OmniScriptum GmbH & Co. KG
Heinrich-Böcking-Str. 6-8, 66121 Saarbrücken, Deutschland / Allemagne
Email: info@presses-academiques.com

Herstellung: siehe letzte Seite /
Impression: voir la dernière page
ISBN: 978-3-8416-2616-5

Copyright / Droit d'auteur © 2013 OmniScriptum GmbH & Co. KG
Alle Rechte vorbehalten. / Tous droits réservés. Saarbrücken 2013

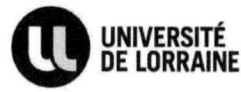 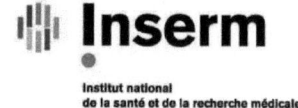

École Doctorale BIOSE (Biologie, Santé, Environnement)

THÈSE

Présentée et soutenue publiquement pour l'obtention du titre de

DOCTEUR DE L'UNIVERSITÉ DE LORRAINE, NANCY 1

Mention : « Sciences de la Vie et de la Santé »

Par **Khodr ISSA**

EFFET PROTECTEUR DU SULFURE D'HYDROGENE, DE LA PROTEINE C ACTIVEE ET DE LA DEXAMETASONE DANS LA MODULATION HEMODYNAMIQUE ET INFLAMMATOIRE DE L'ISCHEMIE-REPERFUSION

Le 24 Juin 2013

Membres du jury :

Rapporteurs:
Monsieur le Professeur Jean-Louis TEBOUL	PU-PH, EA4046, Le Kremlin-Bicêtre
Monsieur le Professeur Francis SCHNEIDER	PU-PH, CHU, Strasbourg

Examinateurs:
Monsieur le Professeur Ferhat MEZIANI	PU-PH, UMR 7213 CNRS, Strasbourg
Monsieur le Professeur Patrik LACOLLEY	PU-PH, UMR Inserm U1116, Nancy

Directeur de thèse:
Monsieur le Professeur Bruno LEVY	PU-PH, UMR Inserm U1116, Nancy

---

Travaux effectués au sein du Groupe Choc, UMR INSERM U1116 – Déficit cardiaque aiguë et chronique (DCAC) - Faculté de médecine de Nancy, 9 avenue de la Forêt de Haye, BP 184, 54 505, Vandœuvre-lès-Nancy Cedex.

Je tiens à remercier :

Monsieur le Professeur Bruno LEVY,
Qui m'a confié ce travail et l'a suivi. Il m'a fait profiter de ses grandes et inestimables connaissances scientifiques et médicales. A travers sa confiance, ses recommandations et son dynamisme, il m'a transmis le plaisir de la recherche fondamentale. Qu'il soit assuré de mon grand respect et de ma profonde reconnaissance.

Monsieur le Professeur Jean-Louis TEBOUL,
Qui m'a fait un grand hommage et plaisir en acceptant de juger ce travail, qu'il veuille trouver ici le témoignage de mon profond respect et de toute ma considération.

Monsieur le Professeur Francis SCHNEIDER,
Qui m'a fait un grand hommage et plaisir en acceptant de juger ce travail, qu'il veuille trouver ici le témoignage de mon profond respect et de toute ma considération.

Monsieur le Professeur Ferhat MEZIANI,
Qui me fait l'honneur de juger cette thèse, qu'il veuille trouver ici le témoignage de mon immense gratitude et de toute ma considération.

Monsieur le Professeur Patrick LACOLLEY,
Pour m'avoir accueilli dans son laboratoire, m'avoir permis d'effectuer mes travaux de biologie moléculaire dans une ambiance remarquable. Tous mes remerciements pour avoir accepeté de participer au jury de ce travail.

Ma femme Tala
Sans qui cette thèse ne serait pas ce qu'elle est. Je la remercie pour ses précieux conseils. Qu'elle soit assurée de mon immense gratitude pour son soutien moral.

Chantal,

Pour m'avoir initié à l'expérimentation animale et aux techniques de monitorage hémodynamique, pour m'avoir aidée dans la réalisation de mes expérimentations, notamment. Et surtout, je la remercie pour son amitié sincère, son soutien permanent et pour toutes les années passées ensemble.

Nacira,
Pour m'avoir initiée à la réalisation des études de myographie et pour sa gentillesse permanente. Qu'elle soit assurée de toute ma sympathie et ma grande reconnaissance.

Solène
Je la remercie pour ses précieux conseils, aussi bien théoriques que pratiques, en biologie moléculaire. Et surtout, je la remercie pour son amitié sincère, son soutien permanent et pour toutes les années passées ensemble.

Julien
Pour le sérieux et la gentillesse dont il fait preuve depuis la collaboration mise en place cette année.

Tous les membres du Groupe Choc et l'UMR INSERM U1116 avec qui j'ai eu tant de plaisir à partager ces moments de travail pendant plus de trois ans… je pense à toutes celles et ceux avec qui j'ai eu la chance de collaborer.

Qu'il me soit enfin permis de remercier de tout cœur,
Mes parents, pour leur soutien et leur amour intestimables, ici et là-haut. J'espère pouvoir être digne de votre fierté, dans mon travail et dans ma vie.

Nathalie, Houssam pour ses amitiés depuis notre rencontre et les moments agréables passés ensemble.

Tous les amis que je n'ai pas cités, vous vous reconnaîtrez.

A ma Mère et mon Père,

A ma femme Tala,

A mes grands-parents,

A mes Sœurs,

A ma petite Angela

Je dédie cette thèse.

LISTE DES PUBLICATIONS

Prix

- ❖ **Prix Wittner** (comité scientifique) – *Faculté de Médecine – Université Lorraine, Nancy.*

Articles:

1. **Issa K.**, Kimmoun A., Collin S., Ganster F., Frémont-Orlowski S., Asfar P., Lacolley P, Mertes PM., Levy B. Compared effects of inhibition and exogenous administration of hydrogen sulfide in ischemia/reperfusion injury. *Critical Care. 2013*

2. **Issa K.**, Kettany N., Perrin J., Montemont C., Levy B. Effects of activated protein C and Dexamethasone in intestinal ischemia/reperfusion. *En cours de rédaction*

3. Kimmoun A., Ducrocq N., Sennoun N., **Issa K.**, Montemont C., Levy B. Efficient extra- and intracellular alkalinization improves cardiac and vascular functions in severe lactic acidosis. *Anesthesiology. 2013*

4. Kimmoun A., **Issa K.**, Delemazure J., Dessales N., Djillali A., Frémont S., Ducrocq N., Levy B. Beta-1-adrenergic inhibition improves cardiac and vascular functions in experimental septic shock. *En cours de rédaction*

Communications orales :

- ⁃ **[5] Paris, janvier 2013.** Congrès de la Société de Réanimation de Langue Française (SRLF). Effets de la modulation β-1 adrénergique sur la cardiopathie septique. Approche par microtomographie par émission de positions.

- **Paris, Janvier 2012.** Congrès de la Société de Réanimation de Langue Française (SRLF). Role of endogenous production and effects of exogenous administration of hydrogen sulfide in a rat model of ischemia/reperfusion.

- **Paris, janvier 2010.** Congrès de la Société de Réanimation de Langue Française (SRLF). Impact cardiovasculaire de la correction de l'acidose lactique secondaire à un état de choc par bicarbonate de sodium après adaptation de la calcémie et de la $PaCO_2$.

- **Nancy, Décembre 2009.** Journées de la Recherche Claude Huriet. Etude d'un nouveau gazo-transmetteur, le sulfure d'hydrogène (H_2S) dans un modèle expérimental d'ischémie/reperfusion.

Communications affichées :

- **Paris, janvier 2013.** Congrès de la Société de Réanimation de Langue Française (SRLF). Effets de la protéine C activée et de la Dexamethasone dans un modèle d'ischémie/reperfusion intestinale

- **Nantes, Avril 2010.** Le Printemps de la Cardiologie (GRRC). Hydrogen sulfide (H_2S) in an experimental model of ischemia/reperfusion.

- **Paris, janvier 2010.** Congrès de la Société de Réanimation de Langue Française (SRLF). Etude d'un nouveau gazo-transmetteur, le sulfure d'hydrogène (H_2S) dans un modèle expérimental d'ischémie/reperfusion.

RESUME

L'ischémie/reperfusion (I/R) est un phénomène très fréquent en clinique humaine. Ce phénomène est observé lors de la désobstruction d'une artère digestive, du traitement d'un état de choc, ainsi qu'au cours d'autres pathologies. L'interruption de la perfusion tissulaire (ischémie) et le rétablissement de celle-ci (reperfusion) sont la cause de la mise en place de troubles hémodynamiques et métaboliques. L'I/R est souvent présentée comme étant la principale source de l'hyperlactatémie et le moteur de la réponse inflammatoire lors des états de choc (cardiogénique, hypovolémique, septique). Parallèlement, elle est responsable de l'induction de la production de la libération des espèces réactives de l'oxygène, des cytokines et du monoxyde d'azote.

Suite à un choc hémorragique par Ischémie/reperfusion chez le rat, nous avons montré que 1) le NaHS, donneur d'H_2S limite la diminution de la pression artérielle moyenne et diminue le lactate plasmatique, témoin de la souffrance tissulaire, 2) cette amélioration hémodynamique est associée à une baisse de l'expression myocardique des ARNm d'iNOS, une diminution de la concentration des dérivés NOx plasmatiques et une diminution des concentrations aortiques et myocardiques de NO et d'anion superoxyde et 3) l'inhibition d'H_2S par la DL-propargylglycine aggrave le tableau hémodynamique et les conséquences tissulaires du choc.

Dans un autre modèle d'ischémie/reperfusion intestinale, les résultats obtenus, montrent que l'administration de la Protéine C activée (PCa) ou de la dexaméthaosne (Dexa) : 1) améliore la PAM et la réactivité vasculaire, 2) permet d'augmenter le pH et de diminuer la lactatémie, 3) diminue la production des cytokines pro-inflammatoires et 4) inhibe les médiateurs de l'apoptose. Ces résultats sont reliés à une *down régulation* d'iNOS, une restauration de la voie Akt/eNOS et à une resensibilisation des adrénorécepteurs alpha.

Ces résultats ouvrent de nouvelles perspectives cliniques dans les traitements de l'I/R.

Mots clés : Choc hémorragique, Ischémie/Reperfusion, monoxyde d'azote (NO), Sulfure d'hydrogène (H_2S), Protéine C activée (PCa) et Dexamethason (Dexa).

ABSTRACT

Ischemia/reperfusion (I/R) is a very common phenomenon, observed during intestinal artery surgery, shock treatment, as well as in several other diseases. The disruption of tissue perfusion (ischemia) and recovery (reperfusion) induce hemodynamic and metabolic dysfunction. Gut ischemia/reperfusion is often presented as the main source of lactate and the motor of the inflammatory response, such as cardiogenic, hypovolemic and septic shock. In parallel, gut reperfusion produces numerous mediators such as reactive oxygen metabolites, pro-inflammatory cytokines, and high concentrations of nitric oxide.

In a model of ischemia/reperfusion induced by hemorrhagic shock, we found that 1) NaHS an injectable form of H_2S, limited the decrease in arterial pressure induced by shock and decreased plasmatic lactate, a witness of tissue suffering, 2) this hemodynamic improvement was associated with a fall in myocardial iNOS mRNA expression, a reduction in the concentration of plasmatic NOx and a reduction of aortic and myocardial concentrations of NO and superoxide anion and 3) the inhibition of H_2S with DL-propargylglycine worsened hemodynamics and tissue consequences of shock

An experimental model of intestinal I/R has been developed, we demonstrated that the administration of APC or Dexa : 1) Improves MAP and vascular reactivity, 2) increased pH and decreased lactate, 3) decreased pro-inflammatory cytokines production and 4) inhibited apoptosis mediators expression. These results are related to a down regulation of iNOS, to a restoration of the AKT/eNOS pathway, and to alpha-adrenoreceptor resensitization.

These results open new perspectives in clinical treatment of I/R.

Keywords: Hemorrhagic shock, Ischemia/Reperfusion, Nitric oxide (NO), Hydrogen sulfide (H_2S), Activated Protein C (APC), Dexamethason (Dexa).

TABLE DES MATIERES

LISTE DES ABREVIATIONS 13

LISTE DES TABLEAUX 16

LISTE DES FIGURES 17

INTRODUCTION 19

I. GENERALITES SUR LES ETATS DE CHOC 23

II. LE CHOC HEMORRAGIQUE 26
1. definition 26
2. epidemiologie 26
3. etiologie 26
4. physiopathologie du choc hemorragique 27
   4.1 reponse physiologique a la diminution du volume sanguin 29
   4.2 adaptation microcirculatoire 30
   4.3 adaptation du metabolisme cellulaire, consequences de l'ischemie tissulaire 31
   4.4 consequence de l'etat de choc hemorragique prolonge 32

III. ISCHEMIE/REPERFUSION 34
1. ischemie 34
   1.1 consequence de l'ischemie sur la chaine respiratoire 34
   1.2 production de ros pendant l'ischemie 35
   1.3 ischemie et les echanges ioniques 35
2. reperfusion 36
   2.1 la production de ros pendant la reperfusion 37
   2.2 les echanges calciques a la reperfusion 37
3. exemple de l'implication pathologique de l'ischemie/reperfusion ... 38

IV. ISCHEMIE/REPERFUSION MESENTERIQUE 40
1. la vascularisation mesenterique 40
   1.1 physiologie normale 40
   1.2 l'ischemie mesenterique 41
2. physiopathologie de l'ischemie/reperfusion intestinale 42
   2.1 les especes reactives de l'oxygene 43
   2.2 les bases puriques : xanthine oxydase deshydrogenase (xdh) et xanthine oxydase (xo) 44
   2.3 les polynucleaires 45
   2.4 la phospholipase a2 (PLA2) 47
   2.5 le monoxyde d'azote (NO°) 47
   2.6 la poly (adn-ribosome) polymerase : parp 48
   2.7 les cytokines 49
3. consequences de l'ischemie/reperfusion mesenterique 49
   3.1 les manifestations locales 49
   3.2 l'hypermeabilite intestinale 50

3.3 la translocation bacterienne 50
3.4 la defaillance d'organe..51
4. conclusion 52

V. LES CANAUX POTASSIQUES..54
1. les canaux potassiques atp-dependants (K_{ATP}) 54
   1.1 structure 54
   1.2 roles physiologiques 56
   1.3 modulation de l'activite des canaux K_{ATP} 58
   1.4 canaux K_{ATP} et implications physiopathologiques 59
      1.4.1 canaux K_{ATP} et choc hemorragique...60
      1.4.2 canaux K_{ATP} et ischemie myocardique...60
      1.4.3 canaux K_{ATP} et syndrome des canaux potassiques 61

VI. PRISE EN CHARGE DE L'ETAT DE CHOC..63
1. traitement hemodynamique au cours du choc...63
   1.1 le remplissage vasculaire 63
   1.2 les catecholamines 65
2. transfusion au cours du choc..66
3. antifibrinolytiques et concentres en facteur de la coagulation.........................66
4. traitement etiologique 67

OBJECTIFS DE LA THESE 68

ETUDE 1: EFFET PROTECTEUR DE LA PRODUCTION ENDOGENE ET DE L'ADMINISTRATION EXOGENE DE L'HYDROGENE SULFURE DANS UN MODELE EXPERIMENTAL D'ISCHEMIE/REPERFUSION............................71

1. **LE SULFURE D'HYDROGENE (H_2S)**..72
   1.1 proprietes biochimiques d'H_2S..73
   1.2 rôles physiologues d'H_2S 73
      1.2.1 rôles d'H_2S dans l'hypometabolisme induit 75
      1.2.2 effet *in vivo* d'H_2S...77

2. **HYPOTHESES ET OBJECTIFS DU TRAVAIL**..86

3. **MATERIELS ET METHODES** 87
   3.1 experimentation animale..87
   3.2 procedure chirugicale 87
   3.3 caracterisation du choc dans les models experimentaux utilises...............88
   3.4 etude *in vivo*..90
      3.4.1 evaluation des effets du sulfure d'hydrogene sur la pression arterielle et le debit sanguin aortique 90
      3.4.2 modulation pharmacologique 90
   3.5 etude *ex vivo* 90
      3.5.1 determination du ph arteriel et de la lactatemie 90
      3.5.2 mesure du no aortique et de l'anion superoxyde par resonance paramagnetique electronique (RPE) 91
      3.5.3 mesure du taux de cytokines par ELISA 92
      3.5.4 etude de la reactivite vasculaire par myographie 93

3.5.5 analyse de l'expression des arn messagers d'inos et des sous-unites des canaux potasiques vasculaires K_{ATP} par pcr quantitative en temps reel..95
3.5.6 analyse de l'expression proteique par western blot....103
3.5.7 dosages des nitrites et nitrates seriques par la techniques de griess. 106
3.6 analyses statistiques....107

4. **RESULTATS**....107
4.1 caracterisation du choc hemorragiques dans les modeles experimentaux utilises....107
4.2 effet de NaHS sur les parametres hemodynamiques....109
4.3 effet de NaHS sur les parametres metaboliques....109
4.4 effet de NaHS sur la production de NO et O_2^- en RPE....111
4.5 effet de NaHS sur les mediateurs inflammatoires....112
4.6 effet de NaHS sur la reactivite vasculaire....114
4.7 effet de NaHS sur l'expression proteique....114
4.8 effet synergique du PNU-37883a et NaHS....117

5. **DISCUSSION**....119

ETUDE 2 : EFFETS DE LA PROTEINE C ACTIVÉE ET DEXAMETHASONE DANS UN MODÈLE D'ISCHEMIE/REPERFUSION MESENTERIQUE....124

1. **La PROTEINE C**....126
1.1 principaux effets de la proteine c....126
1.1.1 effet anticoagulant....126
1.1.2 activite profibrinolytique....129
1.1.3 effet cytoprotecteur....130
1.1.4 effet anti-inflammatoire....131
1.1.5 effet anti-apoptotique....132

2. **LES CORTICOÏDES**....133
2.1 principaux effets physiologiques....136
2.1.1 effets immunologiques et anti-inflammatoires....136
2.1.2 effet hemodynamique....137
2.2 principaux mecanismes d'action....140
2.2.1 action genomique....140
2.2.2 action non genomique....142
  ➢ interaction non specifiques avec la membrane cellulaire.....142
  ➢ interactions specifiques avec un recepteur membranaire aux glucocorticoides.....142
  ➢ effets medies par le recepteur aux glucocorticoides.....143

3. **HYPOTHESE ET OBJECTIFS DU TRAVAIL**....143

4. **MATERIELS ET METHODES**....144
4.1 experimentation animale....144
4.2 etude in vivo....145
4.2.1 evaluation des effets de la dexamethasone (Dexa) et de la proteine c activee (PCa) sur la pression arterielle....145
4.2.2 modulation pharmacologique....146

4.3	etude *ex vivo*	146
4.4	preparations de specimens plasmatiques	147
4.5	la thrombinographie	148

5. RESULTATS **150**
    5.1   effet de la PCa et de la Dexa sur la pression arterielle moyenne (PAM).150
    5.2   effet de la PCa et de la Dexa sur les parametres metaboliques 151
    5.3   effet de la PCa et de la Dexa sur les mediateurs inflammatoires 152
    5.4   effet de la PCa et de la Dexa sur l'expression genique 152
    5.5   effet de la PCa et de la Dexa sur l'expression proteique 156
    5.6   effet de la PCa et de la Dexa sur la reactivite vasculaire........................ 158
    5.7   modification du profil de génération de thrombine lors de l'ischémie/reperfusion... 158
    5.8   effet de la PCa et de la Dexa sur la coagulation 160

6. DISCUSSION **164**

CONCLUSION ET PRESPECTIVES **169**

ANNEXES **171**

REFERENCES BIBLIOGRAPHIQUES.. **196**

LISTE DES ABREVIATIONS

ACTH	Adrenocorticotropic hormone
ADP	Adénosine diphosphate
ADN	Acide désoxyribonucléique
AMPc	Adénosine monophosphate cyclique
APACHE	Acute Physiology and Chronic Health Evaluation
ARNm	Acide ribonucléique messager
ATP	Adénosine triphosphate
AVP	Vasopressine
CARS	Compensatory Anti-inflammatory Response Syndrome
CBS	Cystathionine β-synthase
CIVD	Coagulation intravasculaire disséminée
CLP	Cecal ligation and puncture
CMLV	Cellule musculaire lisse vasculaire
CES	Cystathionine γ-lyase
CRF	Corticotropin Releasing Factor
CRH	Corticotropin Releasing Hormone
Cys	L-Cysteine
DAG	Diacylglycérol
DC	Débit carotidien
DETC	Diethyldithiocarbamate
EMSA	Electrophoretic Mobility Shift Assay
EPCR	Endothelial Protein C Receptor
FC	Fréquence cardiaque
GMPc	Guanidine monophosphate cyclique
HS	Hemorhagic shock
Ibtx	Ibériotoxine
IFNγ	Interféron gamma
IL	Interleukine
IP3	Inositol trisphosphate
K_{ATP}	Canaux potassiques ATP-dépendants
Kir	Potassium inwardly rectifying channel

L-NAME	NG-Nitroarginine methyl ester
L-NNMA	L-N^G-monométhylarginine
LPS	Lipopolysaccharide
MAPK	Mitogen activated protein kinase
MIF	Macrophage migration inhibitory factor
MLCK	Myosin Light Chain Kinase
NDP	Nucléotide di-phosphate
NFκB	Nuclear Factor kappa B
NK	Natural Killer
NO	Nitric oxide ou monoxyde d'azote
NOS	Monoxyde d'azote synthase
NOS II/ iNOS	Monoxyde d'azote synthase de type II dite inductible
O_2^-	Anion superoxyde
PAF	Platelet Activating Factor
PAG	DL-propargylglycine
PAI-1	Plasminogen Activator Inhibitor-1
PAM	Pression artérielle moyenne
PAR	Protease Activated Receptors
PARP	Poly ADP Ribose Polymérase
PAS	Pression artérielle systolique
PCa	Protéine C activée
rhPCa	Protéine C activée recombinante humaine
PCR	Polymerase chain reaction
PIP2	Phosphatidylinositol bisphosphate
PKA	Protéine kinase AMP cyclique-dépendante
PKG	Protéine kinase GMP cyclique-dépendante
Pla	Phospholipide anionique
PN	Polynucleaire neutrophile
PNU	Guanidine; chlorhydrate de 4-morpholinecarboximidine-N-1-adamantyl-N'cyclohexyl
PS	Protein S
PVC	Pression veineuse centrale
RCPG	Récepteurs couplés aux protéines G
RG	Récepteurs aux Glucocorticoïdes

ROS	Reactive Oxygen Species
RPE/RSE	Résonance paramagnétique électronique ou résonance de spin électronique
RT	Reverse transcription
Ry-R	Canaux récepteurs à la ryanodine
SIRS	Systemic Inflammatory Response Syndrome
SMA	Small mesenteric arteries
SSH	Serum salé hypertonique
SUR	Sulfonylureas receptor
TAFI	Thrombin Activable Fibrinolysis Inhibitor
TLR	Toll-Like Receptors
TNF	Tumor necrosis factor
TM	Thrombomoduline
t-PA	Tissue Plasminogen Activator
u-PA	Urokinase Plasminogen Activator
VIP	Peptide intestinal vasoactive

LISTE DES TABLEAUX

Tableau 1 : Organisation et fonctions tissu-specifiques des canaux K_{ATP} 57
Tableau 2 : Etudes experimentales *in vivo* d'inhibition pharmacolo-giques des K_{ATP} dans le choc hemorragique. 62
Tableau 3 : Criteres de choix des amorces utilisees au cours de la PCR quantative. 100
Tableau 4 : Genes d'interet, amorces specifiques et taille de l'amp-licon 100
Tableau 5 : Comparaison des tampons utilises dans le W.B. 104
Tableau 6 : Anticorps utilises au cours du western blot 105
Tableau 7 : Parametres hemodynamiques. 108
Tableau 8 : Expression genique d'iNOS, Kir6.1 et Sur2b normalise avec le groupe sham. 108
Tableau 9 : Tableau comparatif de l'efficacite des differents glucocorticoïdes. 135

LISTE DES FIGURES

Figure 1 : Representation schematique des processus physiopatho-logiques impliques dans le choc hemorragique. 28
Figure 2 : Mecanismes physiopathologiques de l'I/R mesenterique. 53
Figure 3 : Structure des canaux K_{ATP} 55
Figure 4 : Regulations hormonales des canaux K_{ATP} vasculaires. 59
Figure 5 : Production endogene et metabolisme d'H_2S 74
Figure 6 : Representation schematique des mecanismes potentiels des effets protecteurs d'H_2S 78
Figure 7 : Schema des voies de transduction des signaux qui sous-entend les changements induits par H_2S sur la croissance cellulaire. 80
Figure 8 : Resume des actions physiologiques d'H_2S, un profil ideal pour la protection du systeme cardiovasculaire contre les etats pathologiques. 83
Figure 9 : Synopsis de l'etude. 89
Figure 10 : Representation schematique d'un myographe. 95
Figure 11 : Migration electrophoretique d'arn totaux extraits de cœur et controle de leur integrite sur gel d'agarose 0,8 %. 97
Figure 12 : Evolution de la temperature et des differents types de brin d'adn au cours des 4 premiers cycles de la PCR. 98
Figure 13 : Migration electrophoretique des produits post-pcr du gene de la β-actine sur gel d'agarose a 2%. 99
Figure 14 : Exemples de courbe de fusion 102
Figure 15 : Effet du 1400w et pnu sur la reponse vasculaire *in vivo* dans le groupe hs apres injection d'un bolus de 1 µg/kg de noradrenaline. 108
Figure 16 : Effet de nahs sur la pression arterielle moyenne (PAM) (a), debit carotidien (DC) (b) et frequence cardiaque (FC) (c). 110
Figure 17 : Effet de NaHS sur le taux de lactates (a) et du pH (b). 111
Figure 18 : Effet de NaHS sur la production de NO (a) et O_2^- (b) dans le cœur et l'aorte. 112
Figure 19 : Mesure des taux de Nitrite/Nitrate (a), du TNF-α (b) et d'interleukine 6 (c) 113
Figure 20 : Mesure de la reactivite vasculaire de l'aorte thoracique et de l'artere mesenterique. 115
Figure 21 : Effets de NaHs et de PAG sur l'expression proteique. 116
Figure 22 : Effet synergique de PNU et NaHS sur la PAM (a) et DC(b). 117
Figure 23 : Mesure des taux de lactates (a) et du pH (b). 118
Figure 24 : Representation schematique de l'activation et de la structure tridimensionnelle de la proteine c activee. 127
Figure 25 : Systeme proteine c native-proteine c activee 128
Figure 26 : Representation schematique de l'effet anticoagulant de la PCa 128
Figure 27 : Representation schematique de l'act. cytoprotectice de la PCa. 130
Figure 28 : Regulation de la synthese de cortisol. 134

Figure 29 : Structure chimique des glucorticoïdes. 135
Figure 30 : Schema illustrant les proprietes des corticoïdes..138
Figure 31 : Structure du recepteur aux corticoïdes. 140
Figure 32 : Action genomique des corticoïdes. 141
Figure 33 : Schema du modele experimental de l'etude..146
Figure 34 : Preparation de plasma depourvu en plaquette a partir de sang des rats. ..147
Figure 35 : Courbe de generation de thrombine obtenue en PPP 150
Figure 36 : Variation de la PAM au cours du temps..151
Figure 37 : Mesure des taux de lactate (a) et du pH (b)...153
Figure 38 : Effets de la PCa et de la dexamethasone sur les cytokines pro-inflammatoires. 154
Figure 39 : Mesure de l'expression des genes dans les arteres thoraciques. 155
Figure 40 : Effets de la PCa et de la dexamethasone sur l'expression proteique. 157
Figure 41 : Mesure de la reactivite vasculaire de l'aorte thoracique et de l'artere mesenterique. 159
Figure 42 : Effet de la PCa et Dexa sur les parametres de generation de thrombine declenchee par PPP reagent : Lag time (a), Etp (b) et Peak (c). 161
Figure 43 : Effet de la PCa et Dexa sur les parametres de generation de thrombine declenchee par PPP low reagent : Lag time (a), Etp (b) et Peak (c). 162
Figure 44 : Effet de la PCa et Dexa sur les parametres de generation de thrombine declenchee par PRP reagent : Lag time (a), Etp (b) et Peak (c)..................................163

INTRODUCTION

Les états de choc sont principalement caractérisés par une insuffisance circulatoire aiguë conduisant à une hypoperfusion tissulaire et pouvant aboutir à une défaillance multiviscérale. L'hypotension constatée peut être la conséquence de trois désordres hémodynamiques principaux : l'hypovolémie, la défaillance vasculaire et la défaillance cardiaque.

La dysfonction vasculaire est caractérisée par une diminution du tonus vasoconstricteur, une vasodilatation induite et une hyporéactivité vasculaire avec une moindre sensibilité aux catécholamines. Il en résulte une vasodilatation inappropriée et une hypotension artérielle réfractaire pouvant conduire au décès du patient. Plusieurs mécanismes ont été proposés afin d'expliquer la physiopathologie de la défaillance vasculaire observée au cours des états de choc, notamment ceux impliquant le monoxyde d'azote (NO) et les canaux potassiques (Cohen 2002; Annane, Bellissant et al. 2005; Pacher, Beckman et al. 2007).

Le NO, produit en excès par la NO synthase inductible (iNOS), constitue l'un des principaux acteurs impliqués dans la vasoplégie et l'hyporéactivité vasculaire aux vasopresseurs. Les actions du NO sont multiples, notamment i) par le biais de seconds messagers aboutissant à la déphosphorylation des chaînes légères de myosine et ainsi à une relaxation de la cellule musculaire lisse vasculaire, ii) par combinaison avec l'anion superoxyde pour former l'ion peroxynitrite responsable de lésions d'oxydation tissulaires et cellulaires, iii) par activation des canaux potassiques ATP (K^+_{ATP}).

Le sulfure d'hydrogène (H_2S) est connu pour être un gaz toxique de l'environnement (Couch, Martin et al. 2005). Cependant des propriétés particulières ont été récemment mises en évidence permettant de le placer au rang de "gazotransmetteur", comme le monoxyde de carbone ou encore le monoxyde d'azote (Wang 2002). H_2S est synthétisé de manière endogène (Lowicka and Beltowski 2007) et est associé à un certain nombre d'effets physiologiques variés, aux propriétés à la fois pro- et anti-inflammatoires (Li, Zhao et al. 2008). Selon le modèle choisi, il a été rapporté qu'H_2S pouvait avoir des effets opposés dans les différents types d'état de choc. Le sulfure d'hydrogène a de nombreuses propriétés (Lowicka and Beltowski 2007) dans des champs d'action assez diversifiés: il joue différents rôles au niveau du tractus intestinal, du système nerveux (Qu, Chen et al. 2006) et plus généralement au niveau cellulaire dans l'inflammation mais également l'apoptose. H_2S exogène améliore la dysfonction myocardique associée à une ischémie/reperfusion et réduit aussi les dommages de la muqueuse gastrique induits par des drogues anti-inflammatoires.

De surcroît, l'administration d'H_2S permettrait de réduire la taille d'un infarctus du myocarde dans certaines circonstances et d'induire une cardioprotection suite au mécanisme d'ischémie-reperfusion myocardique (Sivarajah, McDonald et al. 2006). Récemment, Blackstone et *al (2007)* ont démontré que la forme inhalée d'H_2S peut engendrer un état similaire à l'état de *« suspended animation »* (hibernation). Cet état est corrélé à une inhibition réversible de la cytochrome oxydase c, elle-même entraînant un blocage de la chaîne respiratoire mitochondriale, protégeant ainsi les animaux d'une hypoxie létale. Inversement, Mok et *al* (2004) ont rapporté les effets hémodynamiques de l'inhibition de la synthèse d'H_2S par du DL-Propargylglycine (PAG), avec une restauration rapide de la pression artérielle moyenne (PAM) et de la fréquence cardiaque (FC) dans un modèle de choc hémorragique non réanimé chez le rat. Parmi ses nombreuses propriétés, H_2S agit aussi sur les canaux potassiques dépendant de l'ATP (K_{ATP}) dans les cellules musculaires lisses des parois des vaisseaux, dans les neurones, les cardiomyocytes et les cellules β pancréatiques. Il entraîne également une inhibition réversible de la phosphorylation oxydative au niveau du complexe IV (cytochrome c oxydase) de la chaîne mitochondriale, entraînant une diminution de la production énergétique.

Les canaux potassiques sont des protéines transmembranaires permettant le passage sélectif d'ions potassium K^+ via le pore du canal. Ils assurent le couplage entre l'excitabilité membranaire et le métabolisme énergétique de la cellule, et jouent ainsi un rôle important tant en situation normale qu'en situation pathologique (Nichols 2006). De nombreux stimuli peuvent induire l'activation des canaux potassiques tels que la production excessive de NO, de peroxynitrite, d'anion superoxyde, la déplétion en ATP, l'hypoxie, l'acidose, et l'hyperlactatémie, stimuli présents au cours des états de choc (Gutterman, Miura et al. 2005; Ohashi, Faraci et al. 2005; Buckley, Singer et al. 2006). L'activation des canaux potassiques induit une hyperpolarisation membranaire, une inhibition des canaux calciques voltage-dépendants s'opposant à l'entrée du calcium dans la cellule musculaire lisse vasculaire, conduisant à la relaxation cellulaire et la vasorelaxation, et finalement à l'hypotension et l'hyporéactivité vasculaire (Landry and Oliver 2001).

Les inhibiteurs sélectifs et non sélectifs des canaux potassiques vasculaires utilisés *in vivo* ou *ex vivo* dans les études expérimentales ont montré leur capacité à augmenter la pression artérielle ou à s'opposer à l'hyporéactivité vasculaire induite par un état de choc (Gutterman, Miura et al. 2005; Ohashi, Faraci et al. 2005; Buckley, Singer et al. 2006). Ces effets pharmacologiques plaident en faveur d'une augmentation de l'activation des canaux potassiques au cours des états de choc. Toutefois, alors que l'utilisation d'inhibiteurs des canaux potassiques vasculaires demeure une option intéressante pour contrer la vasodilatation systémique, cette inhibition peut également nuire à l'adaptation microcirculatoire mise en jeu au cours des états de choc (Lange, Morelli et al. 2007).

Dans la présente étude, nous avons posé l'hypothèse qu'au cours de l'état de choc hémorragique, H_2S administré au moment de la reperfusion a un effet bénéfique sur l'hémodynamique et le métabolisme tissulaire en diminuant la production de NO et de radicaux libres de l'oxygène. Par ailleurs, un bolus d'H_2S après l'administration *in vivo* de PNU-37883A, inhibiteur pore-spécifique des canaux K^+_{ATP}, pourrait, par ses mécanismes cellulaires et moléculaires induire une amélioration hémodynamique. Pour le démontrer, nous avons mis au point un modèle d'ischémie-reperfusion par choc hémorragique puis nous avons étudié les effets de H_2S et d'un inhibiteur de sa synthèse (PAG) sur l'hémodynamique, le lactate plasmatique, l'anion superoxyde, le NO et ses métabolites.

Ainsi, après une présentation générale consacrée aux états de choc, nous aborderons plus en détails la physiopathologie de l'état de choc hémorragique, de l'ischémie/reperfusion et de l'ischémie/reperfusion mésentérique, puis nous exposerons l'état actuel des connaissances sur les canaux potassiques ainsi que leur rôle dans la physiopathologie de l'état de choc, enfin, nous présenterons les travaux de recherche expérimentale réalisés au cours de cette thèse et leurs résultats.

I. GENERALITES SUR LES ETATS DE CHOC

L'état de choc, quelle qu'en soit l'étiologie, est la conséquence d'une insuffisance circulatoire aiguë, qui altère de façon durable l'oxygénation et le métabolisme des différents tissus mais également des organes. Il se traduit cliniquement par une tachycardie, une tachypnée, une hypotension, une oligurie, une altération de la conscience, et, parmi les anomalies biologiques, l'acidose lactique est souvent le témoin de l'hypoxie tissulaire qui en résulte (Thijs LG 1987).

Les états de choc sont habituellement classés en fonction du mécanisme hémodynamique initial. Ainsi, on reconnaît classiquement quatre grandes causes à l'origine de la constitution de l'état de choc, différenciant le choc hypovolémique, le choc cardiogénique, le choc distributif et le choc obstructif. Nous nous intéresserons aux trois premiers types de choc.

Le choc hypovolémique est la forme la plus fréquente de choc, correspondant à une insuffisance circulatoire aiguë conduisant à l'hypoxie tissulaire par stagnation. La présentation hémodynamique habituelle est celle d'un débit cardiaque abaissé malgré la tachycardie, associé à des pressions de remplissage effondrées (réduction du volume sanguin circulant) et des résistances vasculaires systémiques élevées (traduites cliniquement par une vasoconstriction cutanée). Les étiologies les plus fréquentes sont représentées par des pertes sanguines notamment dans le cadre d'un traumatisme, d'hémorragie digestive, d'hémorragies postopératoires ou d'anévrysme rompu de l'aorte. Le choc hypovolémique peut également être le résultat de pertes non hémorragiques en cas de déshydratation sévère comme lors de brûlures étendues, de diarrhées profuses, de vomissements incoercibles ou de coma prolongé.

Le choc cardiogénique, du fait d'une altération de la contraction myocardique, conduit aussi à une hypoxie tissulaire par stagnation. Sa présentation hémodynamique classique correspond à un débit cardiaque effondré avec une élévation des pressions de remplissage (œdème pulmonaire) et des résistances vasculaires systémiques (vasoconstriction cutanée). Il est le plus souvent secondaire à un infarctus myocardique étendu, mais peut aussi être dû soit à une cardiomyopathie d'une autre origine, soit à une sidération myocardique transitoire (période postopératoire d'une chirurgie cardiaque, myocardite, hémorragie méningée, arrêt cardiaque récupéré...), ou à une arythmie sévère empêchant une contraction myocardique organisée.

Le choc distributif est bien différent des autres types de choc sus-décrits, du fait de la libération précoce de médiateurs de l'inflammation. Le choc septique en représente l'exemple type. Le tableau hémodynamique le plus fréquemment rencontré est celui d'un débit cardiaque normal ou élevé après correction de l'hypovolémie, avec des pressions de remplissage ventriculaire et des résistances vasculaires systémiques fortement diminuées. Cette diminution des résistances à l'éjection ventriculaire gauche permet de maintenir un volume d'éjection systolique voisin de la normale en dépit d'une atteinte fréquente de la contraction cardiaque. De plus, et à la différence des autres types de choc, la consommation d'oxygène est augmentée et l'extraction en oxygène limitée du fait de troubles de la microcirculation, expliquant qu'un débit cardiaque même augmenté dans ce type de choc ne soit pas forcément adapté à la situation métabolique.

A cette classification hémodynamique s'associe cependant une réalité bien plus complexe, les états de choc associant au cours de leur évolution plusieurs mécanismes physiopathologiques. Ainsi, l'état de choc hémorragique associe les aspects des chocs distributif et hypovolémique alors que l'état de choc septique combine des aspects des chocs distributif, hypovolémique et cardiogénique (Abraham 1999).

En outre, quelle qu'en soit l'étiologie, il existe des conséquences communes à tous les états de choc. En effet, la phase initiale se caractérise par une hypoperfusion tissulaire, induisant une série de mécanismes cellulaires compensatoires visant à maintenir un équilibre entre la production d'ATP et les besoins métaboliques. Dans un premier temps, l'augmentation de l'extraction en oxygène jusqu'à un certain seuil permet de maintenir une consommation tissulaire en oxygène constante (Annane, Sebille et al. 2002). Au-delà de ce seuil critique, la cellule utilise le métabolisme anaérobie pour assurer une production minimale d'ATP, se traduisant par la formation de lactate et de protons. En dépit de ces phénomènes adaptatifs, l'association d'une diminution brutale des apports en oxygène et en glucose à une acidose locale expose à des lésions cellulaires. Ultérieurement, la réanimation du choc, en permettant la revascularisation des tissus hypoperfusés, s'accompagne de phénomènes d'ischémie-reperfusion qui peuvent accélérer et exacerber les lésions initiales.

Une seconde approche de la physiopathologie des états de choc est la réponse inflammatoire qui l'accompagne, voire l'initie (Giannoudis 2003). En effet, l'hypoperfusion et le syndrome d'ischémie-reperfusion lors de la réanimation sont à l'origine d'une réponse inflammatoire systémique. En fonction de la cause initiale et de la gravité de l'état de choc, de la réponse génétiquement programmée de l'hôte et de la rapidité de la mise en route de la réanimation, la réponse inflammatoire varie aussi bien en intensité qu'en composants intervenant dans cette cascade. Par exemple, la correction hémodynamique rapide d'un choc hypovolémique ou cardiogénique est suivie d'une réponse inflammatoire habituellement limitée. En revanche, un traumatisme majeur ou une hypoperfusion prolongée, quelle qu'en soit la cause, provoque une réponse systémique inflammatoire importante. Enfin, une réponse inflammatoire systémique majeure peut à elle seule être à l'origine d'un état de choc. Ainsi, la réponse inflammatoire qui accompagne les états de choc peut être partiellement tenue pour responsable des anomalies du métabolisme et du fonctionnement des organes, au même titre que les anomalies hémodynamiques qui conduisent à l'hypoperfusion.

De ce fait, tout type de choc, surtout s'il est sévère et prolongé, va induire une réaction inflammatoire systémique qui ajoutera ses propres conséquences au tableau hémodynamique initial :

- Troubles de la perméabilité capillaire à l'origine de l'œdème interstitiel aggravant l'hypovolémie et altérant la diffusion de l'oxygène
- Activation de la coagulation à l'origine de microthromboses vasculaires
- Modifications médiateurs-dépendantes des propriétés systoliques et diastoliques ventriculaires. Entravant l'adaptation cardiaque à la situation hémodynamique
- Altérations de la microcirculation changent la répartition du débit cardiaque non seulement entre les différentes circulations, mais aussi à l'intérieur même des tissus et des organes.

Lors de l'évolution, les lésions de reperfusion sont elles-mêmes sources d'une nouvelle exacerbation de la réaction inflammatoire, réalisant ainsi un véritable cercle vicieux.

II. LE CHOC HEMORRAGIQUE

1. DEFINITION

Le choc hémorragique est la conséquence d'une insuffisance circulatoire aiguë due à une diminution du volume sanguin circulant induisant une baisse du retour veineux, une instabilité hémodynamique et à terme une hypotension. Le choc hémorragique se caractérise ainsi par une baisse du transport en oxygène et une baisse de la perfusion tissulaire responsables d'une hypoxie tissulaire, voire d'une ischémie tissulaire, ce qui peut contribuer au développement de défaillances viscérales.

2. EPIDEMIOLOGIE

Le choc hémorragique est une pathologie grave, au cours de laquelle le pronostic vital est rapidement mis en jeu et dont la précocité de la prise en charge est un facteur pronostique fondamental. Ainsi, dans une série de 208 patients collectée par Heckbert et al. en état de choc hémorragique à l'arrivée dans un trauma centre nord-américain, 31% sont décédés après 2 heures, 12% entre 2 et 24 heures et 11% après les 24 premières heures. Seuls 46% de ces patients ont survécu (Heckbert, Vedder et al. 1998). Stewart et al. ont analysé une série de 753 décès dans un trauma centre nord-américain, 52% des décès sont survenus dans les 12 premières heures, 74% dans les 24 premières heures et 86% dans les sept jours (Stewart, Myers et al. 2003).

3. ETIOLOGIE

Les saignements d'origine digestive sont la première cause de choc hémorragique. Ils peuvent se présenter sous la forme d'une hémorragie digestive haute (hématémèse) ou basse (rectorragie ou méléna). Une hématémèse est le signe d'une hémorragie haute, en amont de l'angle duodénojéjunal. Elle sera fréquemment suivie par un méléna. Les causes les plus fréquentes des hémorragies digestives hautes sont les ulcères gastroduodénaux, la rupture de varices œsophagiennes due à l'hypertension portale d'origine cirrhotique ou encore les érosions gastriques aiguës, en général médicamenteuses. Un méléna est généralement le signe d'une hémorragie située en amont de l'angle colique droit. Une rectorragie est le signe d'une hémorragie basse, mais peut également apparaître en cas d'hémorragie haute très abondante. Les causes les plus fréquentes des hémorragies digestives basses sont les hémorroïdes et les tumeurs rectocoliques.

Les saignements d'origine traumatique représentent la deuxième cause de choc hémorragique. En outre, les plaies externes comme les plaies du scalp peuvent induire des saignements importants et ne doivent pas être sous-estimées. Les traumatismes thoraciques quant à eux peuvent induire des plaies du cœur, des poumons ou des gros vaisseaux et induire des saignements massifs alors que les traumatismes abdominaux sont responsables des lésions des organes pleins, comme la rate ou le foie ou des lésions des gros vaisseaux. Enfin, les fractures du pelvis peuvent conduire à des hémorragies massives et difficilement contrôlables. De plus, un hématome rétropéritonéal doit être suspecté devant l'association d'une fracture du pelvis associée à une instabilité hémodynamique (Geeraerts, Chhor et al. 2007).

Par ailleurs, les autres causes de choc hémorragique sont les saignements d'origine gynécologique, les ruptures d'anévrisme, les hémoptysies massives, les coagulopathies ou encore les surdosages en anticoagulants.

4. PHYSIOPATHOLOGIE DU CHOC HEMORRAGIQUE

Le choc hémorragique se caractérise par une diminution du volume sanguin circulant, induisant une baisse du retour veineux. La réponse adaptative initiale de l'organisme face au choc hémorragique consiste en une stimulation sympathique ayant pour objectif de redistribuer le volume sanguin restant vers les organes vitaux que sont le cerveau et le coeur. Mais cette réponse provoque une hypoperfusion des territoires vasculaires splanchniques, rénaux et musculocutanés avec une diminution des apports énergétiques vers ces territoires. Il existe alors un risque de déséquilibre entre les apports et les besoins énergétiques qui est susceptible d'induire des altérations des fonctions cellulaires et, par voie de conséquence, des des dysfonctions d'organes.

En effet, lors de la reperfusion des territoires ischémiques au cours de la réanimation, ces lésions ischémiques peuvent être aggravées par la production de médiateurs toxiques, en particulier d'espèces radicalaires de l'oxygène, et par le développement d'une réaction inflammatoire systémique secondaire aux lésions ischémiques et aux lésions tissulaires engendrées par un traumatisme. La réponse inflammatoire entraîne une hyporéactivité vasculaire qui favorise à son tour la dysfonction d'organes.

Ainsi, la physiopathologie du choc hémorragique résulte des interactions complexes existant entre les réponses neuro-humorales induites par la baisse brutale du volume sanguin circulant et la réponse inflammatoire déclenchée par les lésions traumatiques et les lésions ischémiques. (**Figure 1**).

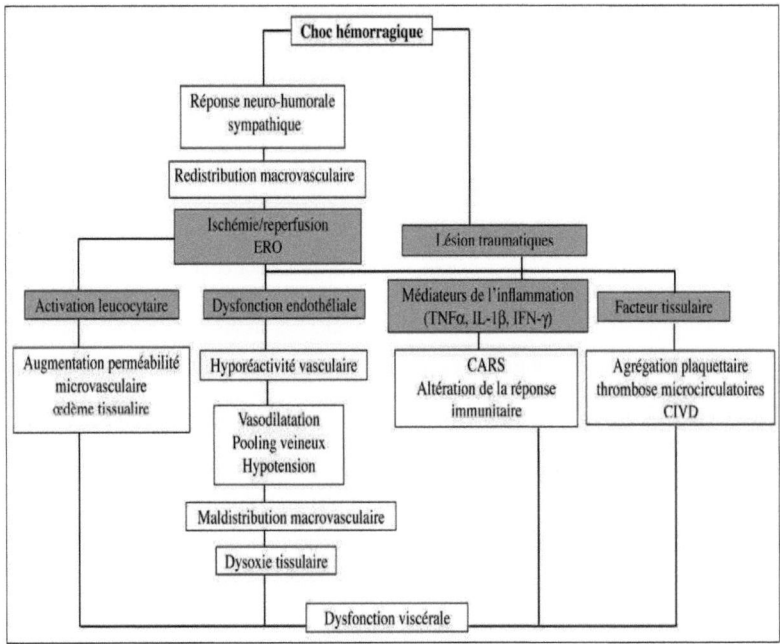

Figure 1 : Représentation schématique des processus physiopathologiques impliques dans le choc hémorragique.

(ERO : Espèces réactives d'oxygène ; CARS: compensatory anti-inflammatory response syndrome; CIVD: coagulation intravasculaire disséminée). D'après [J. Duranteau, 2005].

4.1 REPONSE PHYSIOLOGIQUE A LA DIMINUTION DU VOLUME SANGUIN

Le volume sanguin circulant se distribue dans les différents secteurs vasculaires de l'organisme : le réseau veineux, la microcirculation et le réseau artériel. Soixante dix pourcent du volume circulant est contenu dans le système veineux dont un tiers est situé au niveau de la circulation splanchnique (Isbister 1997).

Face à une baisse aiguë de la volémie liée à une perte sanguine, l'organisme met en place des mécanismes compensateurs neurohumoraux pour limiter les effets de la baisse du retour veineux sur la pression artérielle et maintenir un débit sanguin au niveau des organes vitaux aux dépens d'une hypoperfusion des territoires splanchniques et musculocutanés.

Le premier mécanisme mis en jeu dans cette adaptation cardiovasculaire à l'hypovolémie est une activation du système sympathique, dont l'intensité dépend de l'importance de la perte sanguine. La réduction du retour veineux entraine la mise en jeu des baroréflexes cardiopulmonaires et artériels. Les barorécepteurs cardiopulmonaires ainsi que les barorécepteurs aortiques et carotidiens à haute pression, respectivement sensibles au *shear stress* des parois cardiaques et à la déformation des parois vasculaires, modulent l'activité des neurones afférents vers les centres bulbaires du tractus solitaire. À l'état basal, les afférences sont activées et maintiennent sur les noyaux du tractus solitaire une action sympathique inhibitrice et parasympathique activatrice.

Ainsi, lors de l'inactivation de ces afférences baroréflexes liée à une baisse du *shear stress* intracardiaque ou de la pression intracarotidienne, une levée d'inhibition sympathique se produit au niveau des noyaux du tractus solitaire avec une augmentation de l'inotropisme cardiaque, une vasoconstriction artériolaire et veineuse, ainsi qu'une activation du système rénine-angiotensine-aldostérone. L'inactivation du parasympathique participe à l'augmentation de la fréquence cardiaque.

Le retour veineux s'effectue à partir des veines périphériques vers les cavités droites selon le gradient de pression qui règne entre ces deux compartiments. La pression veineuse périphérique est la pression systémique moyenne (PSM) qui correspond à la pression qui règne dans l'ensemble du réseau vasculaire lorsque le débit est nul. Cette pression motrice dépend de la volémie (contenu veineux) et de la compliance veineuse dont la composante principale est le niveau de vasoconstriction veineuse. On sépare le volume intravasculaire en volume non contraint, qui représente le volume contenu dans les veines qui n'exerce pas de mise en tension des parois, et le volume contraint, qui est le volume supplémentaire capable d'initier une tension de paroi et donc de générer une PSM. La vasoconstriction veineuse sympathique augmente la part de volume contraint au dépens du volume non contraint et augmente par ce biais la PSM. La majorité du volume non contraint se situe dans le réseau veineux et lui confère ainsi des propriétés de réserve volémique mobilisable par veinoconstriction.

Finalement, l'augmentation du retour veineux, la majoration de l'inotropisme et de la fréquence cardiaque permettent de maintenir le débit cardiaque lors d'une hypovolémie induite par une spoliation sanguine. La vasoconstriction artérielle associée au maintien du débit cardiaque stabilise la pression artérielle.

La vasoconstriction induite par la stimulation sympathique s'effectue principalement dans les territoires splanchniques et musculocutanés puis rénaux alors que les circulations cérébrales et coronaires, dites nobles, sont épargnées jusqu'à un stade tardif. La vasoconstriction sympathique est également à l'origine d'un transfert de liquide depuis le secteur interstitiel vers le secteur intravasculaire. Cet effet est principalement en rapport avec une baisse de la pression hydrostatique capillaire par vasoconstriction artériolaire sympathique en amont de la circulation capillaire. Si ce phénomène est bénéfique sur le plan de la volémie, il est différé sur le plan chronologique et ne participe donc à l'augmentation du retour veineux qu'après un certain délai estimé à une heure. Ce retard de compensation du milieu interstitiel explique l'absence d'hémodilution à la phase initiale du choc hémorragique non réanimé.

4.2 ADAPTATION MICROCIRCULATOIRE

Au niveau microcirculatoire, malgré des niveaux de pression artérielle bas, au cours de la phase initiale du choc hémorragique, la densité de capillaires perfusés ainsi que la vitesse des globules rouges dans le réseau microvasculaire apparaissent relativement bien préservées (Nakajima, Baudry et al. 2001). Cependant, si cette phase initiale n'est pas rapidement contrôlée, une dégradation microcirculatoire sera observée avec ses conséquences en termes d'oxygénation tissulaire.

4.3 ADAPTATION DU METABOLISME CELLULAIRE, CONSEQUENCES DE L'ISCHEMIE TISSULAIRE

L'état de choc hémorragique aboutit à une baisse du transport en oxygène synonyme de diminution des apports énergétiques aux cellules. L'organisme priorise la distribution du flux sanguin vers les organes nobles que sont le cerveau et le cœur au dépens des circulations musculocutanées et splanchniques. Initialement, grâce à l'augmentation de l'extraction en oxygène par les tissus, les organes « sacrifiés » parviennent à maintenir une consommation d'oxygène constante. Toutefois, au-delà d'un seuil critique, l'extraction en oxygène ne peut être augmentée et la consommation en oxygène baisse proportionnellement au transport en oxygène et place l'organisme dans un contexte de dépendance à la délivrance en oxygène. L'apport en oxygène n'autorise plus alors le maintien du métabolisme aérobie. Les cellules font appel au métabolisme anaérobie afin de maintenir une production d'ATP compatible avec une survie cellulaire. Sans intervention thérapeutique, la majoration de la spoliation sanguine se traduira par une chute du stock d'ATP intracellulaire puis par un dysfonctionnement des pompes Na+/K+, une accumulation de sodium et de calcium intracellulaires, une sortie de K+ avec la constitution de lésions cellulaires irréversibles qui entraînent la mort cellulaire par apoptose ou par nécrose.

En effet, la traduction métabolique de la baisse d'apport en oxygène et de l'anaérobiose est la formation de lactate et de protons. Le taux de lactate au moment de la prise en charge en milieu hospitalier des patients en état de choc hémorragique traumatique est d'ailleurs corrélé à la sévérité du choc et à la mortalité des patients (Cerovic, Golubovic et al. 2003). La production de protons est en grande partie tamponnée par les bicarbonates de l'organisme, entraînant ainsi une consommation et une diminution du taux de bicarbonate sanguin. Le *base excess* est le reflet de cette consommation en bicarbonate et son importance est également corrélée au pronostic des patients en état de choc hémorragique (Davis and Kaups 1998; Rixen, Raum et al. 2001). Les valeurs de ces paramètres lors de la prise en charge sont des indicateurs de l'inadéquation de la perfusion tissulaire par rapport à la consommation en oxygène et donc de la dette en oxygène induite par le choc hémorragique. Le taux de lactate et le *base excess* sont intimement liés dans la mesure où le premier induit une acidose qui retentit sur le second. L'évolution de ces marqueurs métaboliques au cours de la réanimation du choc hémorragique est un bon élément pour juger de l'efficacité de la prise en charge thérapeutique et de l'évolutivité de l'hémorragie (Rixen, Raum et al. 2001).

4.4 CONSEQUENCE DE L'ETAT DE CHOC HEMORRAGIQUE PROLONGE

La pérennisation de l'état de choc hémorragique peut entraîner une dysfonction d'organe dont le stade ultime est la défaillance multiviscérale. En effet, si les mécanismes cardiovasculaires adaptatifs sont efficaces à la phase aiguë du choc hémorragique et maintiennent une perfusion et des apports en oxygène adaptés aux besoins, ces derniers peuvent devenir insuffisants lors de la prolongation du choc avec l'apparition d'une souffrance tissulaire secondaire à l'inflammation systémique non contrôlée et aux phénomènes d'ischémie-reperfusion tissulaire.

L'hémorragie associée aux lésions tissulaires chez le patient polytraumatisé entraîne un syndrome de réponse inflammatoire systémique (SIRS) (Malone, Kuhls et al. 2001) qui se traduit par une synthèse accrue de protéines pro-inflammatoires telles que les cytokines. En effet, précocement au cours de l'état de choc hémorragique, les taux de TNF α, d'IFN α, d'IL 1 et d'IL 6 augmentent (Martin, Boisson et al. 1997; Lozano, Lopez-Novoa et al. 2005) dans le plasma des patients et sont corrélés avec la sévérité de l'état de choc (Martin, Boisson et al. 1997). Alors que de nombreuses cytokines pro-inflammatoires sont produites, l'organisme sécrète également des protéines anti-inflammatoires dont l'IL-10 et le TGF-β (Miller-Graziano, Szabo et al. 1991; Hensler, Sauerland et al. 2002) qui contrebalancent les effets proinflammatoires susmentionnés. L'équilibre est cependant instable puisqu'il est décrit des lésions en rapport avec les molécules pro-inflammatoires (Yang, Hu et al. 2006) ainsi qu'une immunosuppression liée à l'excès de cytokines anti-inflammatoires (Abraham and Freitas 1989; Chaudry, Ayala et al. 1990), favorisant ainsi les infections dans les suites de la réanimation du choc hémorragique.

De plus, le choc hémorragique entraîne une baisse brutale et parfois profonde du transport en oxygène qui est suivie au cours de la réanimation d'un rétablissement brutal de la perfusion et de l'apport d'oxygène. Cette évolution biphasique peut être décrite comme une véritable ischémie-reperfusion dont la pathogénicité est démontrée au cours des deux phases. En effet, lors de l'ischémie, la cellule subit une privation énergétique puis, lors de la reperfusion, une production accrue de radicaux libres survient générant un stress oxydant cellulaire. Ces radicaux libres sont impliqués dans le déclenchement de voies de signalisation cellulaire potentiellement toxiques pour la cellule (Xu, Zhao et al. 2006) mais peuvent aussi exercer une toxicité directe sur la cellule par des réactions de peroxydation lipidique membranaire ou en altérant directement l'ADN et les protéines (Xu, Zhao et al. 2006). Une partie des voies de signalisation stimulées par les radicaux libres contribue au phénotype inflammatoire des cellules, notamment de l'endothélium.

L'endothélium vasculaire est situé à l'interface entre le sang circulant et les tissus ce qui en fait une cible directe des phénomènes d'ischémie-reperfusion. Les fonctions de l'endothélium sont nombreuses à l'état physiologique puisqu'il est impliqué dans la régulation du tonus et de la perméabilité vasculaire et participe donc à la perfusion tissulaire. Il exerce également un rôle dans la coagulation en assurant l'équilibre pro/anti-coagulant au contact du sang. De plus, l'activation endothéliale survient précocement au cours de l'ischémie-reperfusion et entraîne, entre autre, une adhésion leucocytaire sur le revêtement endothélial (Childs, Udobi et al. 2002; Roesner, Vagts et al. 2006). Ce phénomène se produit principalement au niveau veinulaire et participe à l'obstruction capillaire en réduisant le diamètre efficace de la microcirculation. La dysfonction endothéliale générée par l'ischémie-reperfusion mène également à une fuite capillaire par augmentation de la perméabilité endothéliale. Cette fuite entraîne la formation d'oedèmes capillaires qui sont à l'origine de troubles de la diffusion de l'oxygène et majorent l'hypoxie tissulaire.

III. ISCHEMIE/REPERFUSION

1. ISCHEMIE

L'ischémie peut se définir comme un arrêt ou une insuffisance de l'apport sanguin dans un tissu ou dans un organe. Cette insuffisance ne concerne pas seulement l'apport en oxygène, mais aussi celui des substrats et des produits du métabolisme. La glycolyse anaérobie se met alors en place, mais son apport énergétique reste insuffisant (Kubler and Spieckermann 1970). L'ischémie peut être due à une compression artérielle ou à une présence d'un caillot sanguin qui vient se bloquer dans une zone artérielle déjà rétrécie. C'est notamment le cas de l'athérosclérose. L'ischémie peut avoir pour conséquence un accident vasculaire cérébral ou un infarctus de myocarde. L'ischémie peut être réversible et ne causer qu'une gêne limitée, cependant elle peut être irréversible et induire un infarctus de l'organe en question. Les tissus les plus sensibles à l'ischémie et les plus étudiés sont le cerveau et le coeur.

1.1 CONSEQUENCE DE L'ISCHEMIE SUR LA CHAINE RESPIRATOIRE

Plusieurs études ont rapporté l'effet de l'ischémie sur la respiration mitochondriale. L'intensité des dommages sur la chaine respiratoire, dépend de la durée de l'ischémie (Jennings 1976; Veitch, Hombroeckx et al. 1992). Ainsi, une ischémie brève ($\leq$ à 10 minutes) peut être réversible. Cependant, au-delà de 10 min les conséquences sont de plus en plus graves voir même irréversibles à partir de 60 min d'ischémie. En effet, la mitochondrie peut subir des changements structuraux comme la désorganisation des crêtes ou le gonflement mitochondrial (Jennings 1976). Des perturbations de l'activité des complexes de la chaîne respiratoire peuvent avoir lieu. Effectivement, à partir de 10 à 20 min d'ischémie, l'activité du complexe I diminue (Rouslin and Ranganathan 1983; Sadek, Szweda et al. 2004). Cette diminution est de 25% et est associée à une baisse de 24% de la respiration à l'état 3 (Paradies, Petrosillo et al. 2004). Cette perturbation peut être due à la dégradation des cardiolipines nécessaires à l'activité du complexe I (Fry and Green 1981) par peroxydation de leurs chaînes en acide gras par les espèces réactives de l'oxygène (Paradies, Petrosillo et al. 2004). Plus l'ischémie se poursuit, plus le complexe I est endommagé, et la perturbation atteint les complexes en aval (Chen, Camara et al. 2007). En effet, au-delà de 45 min, l'activité des complexe III et IV peut être altérée (Veitch, Hombroeckx et al. 1992). Quant à l'activité du complexe II, elle reste stable pendant l'ischémie (Rouslin and Ranganathan 1983; Veitch, Hombroeckx et al. 1992). Concernant le complexe V ou ATP synthase, des chercheurs ont montré que pendant l'ischémie l'activité de l'ATPase passe de la synthèse à l'hydrolyse de l'ATP. Par conséquent le contenu en ATP diminue ainsi que l'activité de l'organe en question. Plusieurs études ont montré que l'utilisation de l'oligomycine (Inhibiteur de l'ATPase) ou du BMS199264 (Inhibiteur de la seule activité hydrolase de l'APTase) prévient la perte d'ATP pendant l'ischémie et protège ainsi les fonctions mitochondriales (Rouslin, Broge et al. 1990; Jennings, Reimer et al. 1991; Grover, Atwal et al. 2004). De ce fait, pendant l'ischémie la chaîne respiratoire est ralentie, et la production d'ATP diminue ce qui perturbe le fonctionnement mitochondrial.

1.2 PRODUCTION DE ROS PENDANT L'ISCHEMIE

La mitochondrie est une source importante de production de ROS. Moins de 2% de l'oxygène rentrant dans la mitochondrie sont destinés à être transformés en ROS. Pendant l'ischémie le fonctionnement mitochondrial est ralenti et l'activité des deux principaux sites de production de ROS (complexes I et III) est affaiblie, ce qui laisse supposer que cette production diminue pendant l'ischémie. Cependant, et paradoxalement des études ont montré que la mitochondrie est la première source de cette production pendant l'ischémie (Becker, vanden Hoek et al. 1999). Ce phénomène est dû à l'oxygène résiduel durant l'ischémie.

1.3 ISCHEMIE ET LES ECHANGES IONIQUES

Pendant l'ischémie, la production de l'ATP diminue. Par conséquent, la glycolyse anaérobie est activée (Allen and Xiao 2003). Le bilan de cette activation est le suivant :

$$\text{Glucose} + 2\text{ ADP} + 2\text{ Pi} \Longrightarrow 2\text{ Lactate} + 2\text{ ATP}$$
$$2\text{ ATP} \Longrightarrow 2\text{ ADP} + 2\text{ Pi} + H^+ + \text{énergie}$$
$$\text{Bilan : } \textbf{Glucose} \Longrightarrow \textbf{2 lactate} + \textbf{H}^+ + \textbf{énergie}$$

Le lactate produit dans la cellule est ensuite transféré dans le milieu extracellulaire :

Lactate $\Longrightarrow$ Acide lactique $\Longrightarrow$ Lactate de $(Na^+/K^+) + H^+$

Les ions H^+ produits dans cette réaction, et résultant de l'hydrolyse de l'ATP, sont responsables d'une baisse du pH intracellulaire. Par conséquent, il se produit un phénomène d'« acidose », qui s'installe dans les 10 premières minutes de l'ischémie (Neely and Grotyohann 1984). L'augmentation de la concentration des ions H^+ induit une activation de la pompe Na^+/H^+ dans le sens d'expulsion de protons, ce qui a pour conséquence l'augmentation de la concentration intracellulaire des ions Na^+. Pour compenser cette hausse en sodium, l'échange Na^+/Ca^{2+} est activé dans le sens d'expulsion de Na^+, ce qui est responsable d'une augmentation de la concentration calcique cytosolique et donc, de la hausse de la concentration du calcium intramitochondrial (Riess, Camara et al. 2002; Allen and Xiao 2003).

Les effets secondaires des accidents d'ischémie, n'apparaissent pas pendant la période d'ischémie mais plutôt au moment de la reperfusion. Cependant, les modifications métaboliques et ioniques qui ont lieu pendant l'ischémie, favorisent les dommages observés pendant la reperfusion.

2. REPERFUSION

En cas d'athérosclérose avec obstruction des artères, l'urgence médicale est de rétablir le flux sanguin. Cette opération permet de réapprovisionner le tissu ou l'organe en question en oxygène et en substrats. On parle de « reperfusion ». Toutefois et paradoxalement, le rétablissement du flux sanguin au niveau de l'organe, s'accompagne d'effets secondaires dans les premières minutes de la reperfusion dont la gravité dépend de la durée et des modifications métaboliques de l'ischémie. En effet, des travaux ont montré que malgré le rétablissement des conditions physiologiques (oxygène et substrats), l'organe ayant subit l'ischémie a des difficultés à réutiliser l'oxygène correctement puisque la consommation post-ischémique de l'oxygène est plus faible que la normale (Murphy, Kane et al. 1975). De plus, si la période d'ischémie est longue, les dommages qui en résultent deviennent irréversibles, même après de longues périodes de reperfusion (Kane, Murphy et al. 1975).

2.1 LA PRODUCTION DE ROS PENDANT LA REPERFUSION

Myers et *al.* ont montré que les dommages induits par le phénomène d'ischémie/reperfusion sont en partie dus à la production de ROS. En outre, ils ont montré que l'utilisation de certaines enzymes à propriétés anti-oxydantes telles : la superoxide dismutase (SOD) et de la catalase pendant l'ischémie, prévient les lésions et les perturbations fonctionnelles induite par l'ischémie/reperfusion. Par conséquent, les ROS sont impliqués dans l'apparition des ces effets secondaires (Myers, Bolli et al. 1985). Ce résultat a été confirmé par une autre étude qui non seulement a prouvé l'implication des ROS dans les dommages associés à l'ischémie/reperfusion, mais a montré aussi que la production de ROS débute dès l'ischémie puis s'accentue pendant la reperfusion et dure 3 heures après la réoxygénation (Bolli 1988). Cette étude a par ailleurs montré que la gravité des dommages induits par les ROS dépend de l'importance de la période d'ischémie (Bolli 1988). La même équipe a montré plus tard que les ROS impliqués dans ces dommages sont principalement les ions hydroxyles (OH^-). Leur production augmente pendant les premières secondes de la reperfusion. Par conséquent les perturbations fonctionnelles qui en résultent ne peuvent être prévenues par les antioxydants que s'ils sont utilisés pendant l'ischémie ou juste avant la reperfusion (Bolli, Jeroudi et al. 1989). Cette augmentation de la production de ROS pendant la reperfusion, peut s'expliquer par la transformation d'une grande partie de l'oxygène directement en ROS. En effet, l'accumulation des équivalents réduits pendant l'ischémie consécutive au ralentissement de la chaîne respiratoire, la baisse du rapport ADP/O pendant la reperfusion en plus de la diminution des pièges à ROS (Julicher, Tijburg et al. 1984) sont responsables d'un transfert direct des électrons sur l'oxygène et donc une augmentation de la production de radicaux libres (Baker and Kalyanaraman 1989).

2.2 LES ECHANGES CALCIQUES A LA REPERFUSION

La reperfusion joue un rôle important dans la correction de l'acidose qui s'installe pendant l'ischémie. Plusieurs auteurs ont effectivement montré l'implication de l'échange Na^+/H^+ dans cette correction (Argaud and Ovize 2000). En effet, dès les premières secondes de la reperfusion, l'échange Na^+/H^+ est activé (Maddaford and Pierce 1997) dans le sens d'expulsion des protons de la cellule, de ce fait, la concentration intracellulaire de Na^+ augmente. Cette accumulation de Na^+ active à son tour l'échange Na^+/Ca^{2+} dans le sens inverse c'est à dire que l'échange Na^+/Ca^{2+} est favorisé dans le sens des potentiels membranaires les plus négatifs (Varadarajan, An et al. 2001). Il en résulte une entrée massive du Ca^{2+} dans la cellule puis dans la mitochondrie (Lazdunski, Frelin et al. 1985; Maddaford and Pierce 1997). L'ensemble de ces échanges permet de corriger l'acidose ischémique par une augmentation du pH. En contre partie, une surcharge calcique mitochondriale s'installe à cause de la défaillance du mécanisme d'échange de Ca^{2+} ATP dépendant (K^+-K_{ATP}) (Varadarajan, An et al. 2001). La concentration calcique intramitochondriale reste élevée, ce qui est selon plusieurs auteurs la cause principale des dommages de l'ischémie reperfusion (Shen and Jennings 1972). Pour cela, le contrôle du fonctionnement des pompes d'échanges ioniques constitue une cible intéressante de plusieurs études, afin de prévenir l'accumulation du calcium pendant la reperfusion. Plusieurs chercheurs dont Maddaford et Pierce ont montré que l'inhibition de l'échange Na^+/H^+ avant ou pendant la reperfusion, protège contre les dommages de l'ischémie / reperfusion. Kowaltowski a quant à lui montré que l'activation pharmacologique de l'ouverture du canal K_{ATP} a aussi un effet protecteur contre les dommages fonctionnels et métaboliques mitochondriaux ce qui permet de restaurer le contenu en ATP et protéger la structure de la mitochondrie (Cavero, Djellas et al. 1995; Kowaltowski, Seetharaman et al. 2001).

3. EXEMPLE DE L'IMPLICATION PATHOLOGIQUE DE L'ISCHEMIE/REPERFUSION

L'une des plus importantes pathologies causée par l'ischémie, est l'infarctus de myocarde. En effet, l'infarctus du myocarde est la première cause de mortalité dans le monde. Cette pathologie consiste en une nécrose d'une partie du muscle cardiaque, causée par le rétrécissement d'artères coronaires importantes irrigant cette partie. Ceci se traduit par des douleurs thoraciques dues au défaut de contraction des cardiomyocytes lorsqu'ils sont en ischémie. L'urgence médicale alors, est de rétablir le flux sanguin de « reperfusion » dans la ou les artères obstruées, par intervention chirurgicale. Toutefois, ce phénomène de reperfusion peut être accompagné de dommages et d'effets indésirables. C'est en 1935 qu'un effet paradoxal de la reperfusion du myocarde ischémique a été rapporté pour la première fois (Tennant and Wiggers 1935). Tennant et Wiggers ont en effet, remarqué que le rétablissement du flux sanguin dans une artère coronaire occluse chez le chien, est accompagné d'effets indésirables et de perturbations fonctionnelles cardiaques. L'ensemble de ces perturbations liées à la reperfusion est appelé « syndrome de reperfusion », et peut se manifester sous forme d'arythmie ventriculaire, de sidération cardiaque et de nécrose des cardiomyocytes (Bolli 1991). Les arythmies cardiaques commencent dès les 30 premières secondes de reperfusion (Manning, Coltart et al. 1984). Elles sont principalement dues au stress oxydant qui est responsable de la perturbation de l'équilibre ionique. Par conséquent, il se produit des perturbations dans l'activité électrique cardiaque (potentiel d'action) suite à l'accumulation de calcium (Opie 1989; Bolli 1991). La sidération myocardique (*myocardial stunning*) est un dysfonctionnement contractile qui est réversible quelques heures ou quelques jours après la reperfusion. Ce trouble est principalement dû à l'accumulation des ROS qui peuvent interagir avec certaines protéines contractiles, cette interaction diminue la sensibilité des myofibrilles au calcium, ce qui perturbe l'activité mécanique responsable de la contraction du ventricule (Heyndrickx, Millard et al. 1975). Parmi les perturbations liées au phénomène de « non reflux ». En effet, après la revascularisation, la région ischémique d'intérêt reste faiblement reperfusée. Ce phénomène peut être dû à des dommages microvasculaires, des agrégations de microvaisseaux par des plaquettes ou encore des contractions ischémiques du myocarde faisant pression sur les artères coronaires. Par ailleurs, une étude sur le myocarde du ventricule gauche du chien, a montré que ce tissu reste faiblement reperfusé après une ischémie de 90 minutes. Cela veut dire que plus la durée de l'ischémie est longue, moins la reperfusion est efficace puisqu'une ischémie prolongée induit à des dommages tissulaires importants qui deviennent irréversibles (Kloner, Speakman et al. 2002).

IV. ISCHEMIE/REPERFUSION MESENTERIQUE

L'ischémie/reperfusion mésentérique induit une atteinte tissulaire du parenchyme intestinal et de la microcirculation splanchnique. Les conséquences immédiates sont une altération de la motricité intestinale et de l'absorption des nutriments. Parallèlement, il existe de nombreuses données de la littérature démontrant le rôle du tractus digestif dans la survenue d'une réponse inflammatoire excessive systémique. Elle dépend de la production de ROS et de nombreux médiateurs pro-inflammatoires. Les polynucléaires activés et les cellules endothéliales vont jouer un rôle clé dans la pathogénie de la reperfusion mésentérique. Ils induisent des lésions à la fois cellulaires et tissulaires. Ces différents évènements lèsent la barrière intestinale et permettent soit le passage de molécules intestinales (hyperperméabilité intestinale), soit le passage de bactéries intestinales vers la circulation systémique (translocation bactérienne). Enfin, la production de médiateurs de l'inflammation par le tractus digestif serait un des éléments de la pathogénie de la défaillance d'organe. Ceci permettrait de comprendre certaines manifestations du sepsis comme l'hyperthermie, l'hypermétabolisme et la défaillance d'organe, en l'absence de source infectieuse définie (Stechmiller, Treloar et al. 1997).

1. LA VASCULARISATION MESENTERIQUE

1.1 PHYSIOLOGIE NORMALE

Le volume sanguin splanchnique représente 30% du volume sanguin total (Granger, Richardson et al. 1980). En moyenne, 25% du débit cardiaque est attribué au territoire splanchnique. Au niveau tissulaire, 60 à 80% du flux perfuse la muqueuse intestinale, le reste étant destiné à la sous-muqueuse et à la musculeuse. La régulation du flux splanchnique comprend un système intrinsèque et extrinsèque. La régulation intrinsèque comporte le contrôle métabolique et myogénique (vasoconstriction en réponse à une augmentation de la pression artérielle). La régulation extrinsèque comprend quant à elle l'action vasoconstrictrice du système sympathique et l'action de substances vaso-actives médiées par les récepteurs adrénergiques de type alpha et bêta. Les variations hémodynamiques systémiques participent activement à la régulation du flux splanchnique. Le système intestinal d'échangeur à contre-courant est nécessaire au gradient de concentration hydro-électrique le long de la villosité pour faciliter les absorptions de nutriments. Pour chaque villosité, ce système comprend une artériole centrale, et une arborisation capillaire qui redescend le long de l'artériole pour confluer vers les veinules (Landow and Andersen 1994). Ce système favorise de ce fait la diffusion de l'oxygène. En contrepartie, il diminue l'oxygène au sommet de chaque villosité (Hallback, Jodal et al. 1978). Par ailleurs, l'effet écrémage est dû à la configuration anatomique du réseau capillaire au sommet de la villosité : les branches capillaires quittent l'artériole à angle droit. Cette disposition favorise la stagnation des érythrocytes. La conséquence est la baisse de l'hématocrite et de l'oxygène dans le lit capillaire. Ces deux particularités anatomiques des villosités intestinales concourent à leur très grande sensibilité à l'ischémie.

1.2 L'ISCHEMIE MESENTERIQUE

En pathologie humaine, on distingue les ischémies intestinales aiguës occlusives, d'origine artérielle (thrombotique et embolique) ou veineuse (infarcissement veineux intestinal), des ischémies non occlusives (à vaisseaux perméables). Tout d'abord, l'ischémie intestinale non occlusive est la conséquence d'une insuffisance circulatoire (état de choc, arrêt cardiaque, séance de dialyse). Elle s'installe d'autant plus facilement que la vascularisation mésentérique est fragilisée antérieurement par un diabète, une hypertension, une insuffisance rénale ou cardiaque. Les chocs hémorragique et cardiogénique sont particulièrement impliqués dans l'hypoperfusion mésentérique. Au cours du choc septique, la perfusion mésentérique et le transport artériel en oxygène sont souvent considérés comme adéquats à l'échelon global. En revanche, la possibilité d'altération régionale en particulier hépatosplanchnique a été rapportée au cours du sepsis notamment dans des modèles expérimentaux (Aranow and Fink 1996). Les effets du sepsis sur la perfusion et l'oxygénation mésentérique ne sont pas encore parfaitement compris. En pratique clinique, la tonométrie gastro-intestinale est une technique peu invasive qui permet d'apprécier l'adéquation entre l'apport et la demande en oxygène au niveau de la muqueuse digestive (Effros and Presberg 2000; Lebuffe, Robin et al. 2001). De nombreuses études cliniques utilisant la tonométrie ont mis en évidence une acidose digestive, témoin d'une anomalie de la perfusion mésentérique, chez des patients en sepsis sévère (Vincent 2001).

La diminution de la pression artérielle systémique entraîne une vasoconstriction artérielle et veineuse. La vasoconstriction artérielle splanchnique induit une diminution du débit sanguin splanchnique au profit des territoires dits nobles. Au niveau digestif, la réduction des apports en oxygène est compensée par une augmentation de l'extraction d'oxygène et par une redistribution préférentielle du flux splanchnique vers la muqueuse au détriment de la sous-muqueuse et de la musculeuse. La vasoconstriction veineuse réduit la séquestration sanguine contenue dans le lit splanchnique; il en résulte une autotransfusion vers le secteur splanchnique. Ces deux mécanismes correspondent à des phénomènes d'adaptation vitaux. Ils peuvent être majorés par l'utilisation de catécholamines. Néanmoins, les variations interindividuelles et les données contradictoires de la littérature ne permettent pas de préconiser ou d'exclure un traitement par catécholamine au cours des états de choc.

2. PHYSIOPATHOLOGIE DE L'ISCHEMIE/REPERFUSION INTESTINALE

Au cours de l'ischémie–reperfusion mésentérique, occlusive ou non occlusive, il se produit une cascade d'évènements dont l'enchaînement conduit inexorablement à la mort cellulaire (Zimmerman and Granger 1994). La première conséquence est la déplétion énergétique avec l'arrêt de la production des composés riches en énergie : phosphocréatine et adénosine triphosphate (ATP) (Deitch 1992). La chute du taux d'ATP intracellulaire provoque l'arrêt des pompes membranaires et l'atteinte de l'homéostasie cellulaire. La glycolyse anaérobie permet de maintenir une certaine production intracellulaire d'ATP mais au prix d'une acidose intracellulaire délétère. Parallèlement à l'effondrement du taux intracellulaire d'ATP, les produits de dégradation : adénosine diphosphate (ADP), adénosine monophosphate (AMP), hypoxanthine, xanthine et acide urique, sont libérés dans la cellule (Schoenberg and Beger 1993). Dans un modèle animal d'ischémie mésentérique non occlusive, 2 h d'ischémie réduisent de 40 % la concentration intracellulaire d'ATP avec une augmentation des concentrations intestinales en AMP et en hypoxanthine. La ré-oxygénation restitue la charge énergétique de la cellule, mais provoque en retour la formation de métabolites toxiques : les espèces réactives de l'oxygène (ERO) ou radicaux libres, métabolites clés de la pathogénie de la reperfusion mésentérique (Grace 1994).

2.1 LES ESPECES REACTIVES DE L'OXYGENE

De par sa configuration électronique, l'oxygène est avide d'électrons. Dans le processus de la respiration, le dioxygène est réduit de façon progressive en eau par l'apport de quatre électrons. En revanche, sa réduction incomplète conduit à des espèces qui ont un caractère oxydant et sont de surcroît très réactives. L'appellation espèces réactives de l'oxygène inclut les radicaux libres de l'oxygène proprement dit : $OH^{\bullet}$ (radical hydroxyl), O_2^- (radical anion superoxyde), $ROO^{\bullet}$ (radical peroxyl), $NO^{\bullet}$ (monoxyde d'azote), mais aussi certains dérivés oxygénés réactifs non radicalaires dont la toxicité est importante : H_2O_2 (peroxyde d'hydrogène ou eau oxygénée), ONOOH (peroxynitrite) (Korthuis and Granger 1993).

Les lieux et les processus de production des ERO on été décrits par differentes équipes (Remick and Villarete 1996; Morel 1998). Dans les mitochondries, le radical superoxyde est produit par réaction de l'oxygène avec un radical semi-ubiquinone au cours du transfert d'électron dans la chaîne respiratoire. Les cellules phagocytaires (polynucléaires et/ou macrophages) possèdent une enzyme membranaire : la NADPH oxydase (nicotineadénine- dinucléotide-phosphate-hydrogène). Cette enzyme induit la production d'anion superoxyde, nécessaire à la destruction du matériel phagocyté. La myéloperoxidase des neutrophiles activés interagit avec le peroxyde d'hydrogène pour oxyder les ions chlorites en ion acide hypochlorite possédant un très fort pouvoir oxydant. Les ions métalliques comme le fer et le cuivre sont de remarquables promoteurs de processus radicalaire in vitro. Enfin, la production massive de monoxyde d'azote par la NO synthase inductible (iNOS) génère du peroxynitrite et des radicaux hydroxyles.

En outre, les ERO sont capables d'oxyder des substances biologiques comme les protéines, les acides nucléiques et les acides gras insaturés des membranes lipidiques responsables de la dysfonction membranaire et de la désintégration cellulaire (Cowley, Bacon et al. 1996). Le métabolisme physiologique de la cellule produit en permanence des espèces réactives de l'oxygène. Cependant, la cellule dispose de systèmes anti-oxydants qui limitent leur accumulation et par conséquent leurs effets délétères. Il existe de très nombreux systèmes enzymatiques anti-oxydants : la catalase, le superoxyde dismutase, le glutathion peroxydase, l'hème oxygénase et la quinone réductase qui sont impliqués dans le contrôle physiologique des espèces réactives de l'oxygène (Horie, Wolf et al. 1998; Menconi, Unno et al. 1998). L'ensemble de ces dispositifs permet à la cellule de maintenir son potentiel redox dans les conditions physiologiques.

Au cours de ces dernières années, il est apparu que les ERO sont non seulement des molécules effectrices responsables de lésions tissulaires mais aussi des signaux initiateurs de la synthèse protéique (Morel 1998). Elles sont directement impliquées dans l'expression génique de certaines cytokines comme l'IL-8 (Remick and Villarete 1996). L'inhibition du radical hydroxyle diminue la synthèse de l'IL-8 alors que l'administration exogène de dérivés actifs de l'oxygène la majore. La variation de l'état redox intracellulaire modifie l'activité de certains facteurs de transcription et par conséquent l'expression des gènes correspondants (Baeuerle, Rupec et al. 1996). En effet, le peroxyde d'hydrogène est capable d'activer le facteur de transcription : NF-κB (Muller, Rupec et al. 1997; Pahl and Baeuerle 1997; May and Ghosh 1998). Ce système de régulation des gènes est précoce et rapide puisqu'il ne nécessite pas la synthèse de nouvelles protéines. En revanche, cette voie de signalisation ne possède aucun caractère de spécificité.

En conséquence, lors de l'ischémie/reperfusion mésentérique (occlusive ou non occlusive), la production intracellulaire d'ERO modifie l'état redox de la cellule. Les lésions intestinales sont directes ou secondaires à un dysfonctionnement du métabolisme affectant les macromolécules dans leurs structures et/ou leurs activités. Parallèlement, l'activité de certains facteurs de transcription est modifiée par la présence des ERO. De façon plus générale, le stress oxydant interfère dans la signalisation cellulaire à l'origine de la synthèse de médiateurs de l'inflammation.

2.2 LES BASES PURIQUES : XANTHINE OXYDASE DESHYDROGENASE (XDH) ET XANTHINE OXYDASE (XO)

Dans le tractus digestif, les bases puriques jouent un rôle clé dans la libération de métabolites toxiques (Jaeschke 2002). La muqueuse intestinale possède de façon constitutive la plus grande activité en xanthine oxydase (XO) de l'organisme (Frederiks and Bosch 1995; Weinbroum, Nielsen et al. 1995). Dans les conditions physiologiques, la xanthine oxydase deshydrogénase (XDH) est l'enzyme impliquée dans la dégradation de l'hypoxanthine en acide urique dans le métabolisme des bases purines. En aérobiose, la XDH utilise la nicotamide adénine dinucléotide (NAD) comme accepteur d'électrons, et non une molécule d'oxygène, évitant ainsi la formation d'oxygène superoxyde. En anaérobiose, la XDH est convertie en XO (Nielsen, Tan et al. 1996). La transformation de la XDH en XO se fait soit par un mécanisme réversible d'oxydation, soit par un mécanisme irréversible de protéolyse. Au cours de l'ischémie, on observe une accumulation cellulaire d'hypoxanthine et de XO. Lors de la reperfusion, la XO métabolise l'hypoxanthine en peroxyde d'hydrogène (H_2O_2) et en oxygène superoxyde (OH^-). Ces molécules sont les précurseurs, par la réaction de Haber-Weiss, du radical hydroxyle. Ce radical est directement impliqué dans la plupart des lésions tissulaires de la reperfusion soit par une action directe, soit par l'activation des polynucléaires. L'utilisation d'inhibiteur spécifique de la XO comme l'allopurinol, l'oxypurinol, ou la ptérine-aldéhyde, atténuent les lésions d'hyperperméabilité intestinale observées lors de la reperfusion intestinale (Canas 1999). Dans un modèle expérimental d'hypoperfusion mésentérique, l'inhibition spécifique de la XO réduit de façon significative la production de facteur chimio attractant des neutrophiles. La xanthine oxydase intestinale est une enzyme clé de la production intestinale d'ERO et dans la survenue de lésions tissulaires diffuses lors de la reperfusion mésentérique.

2.3 LES POLYNUCLEAIRES

L'activation des polynucléaires neutrophiles (PN) et leur interaction avec l'endothélium sont sans aucun doute les évènements essentiels du syndrome de reperfusion mésentérique (Hammerman, Goldschmidt et al. 1999). Une des particularités du polynucléaire est d'être une cellule compartimentée (Matsumura, Yamaguchi et al. 1998). Sous l'influence d'un stimulus, la mise en contact de ces molécules déclenche les fonctions effectrices du PN. Les PN sont physiologiquement au repos dans la circulation sanguine, mais sous l'influence de différents stimuli, ils vont adhérer aux cellules endothéliales, se glisser entre celles-ci (chimiotactisme) jusqu'au site inflammatoire (Biffl and Moore 1996). La migration des PN se fait sous l'influence d'un gradient de substances chimio-attractantes (à propriétés chimiotactiques et chimiocinétiques) dont les principales sont les *N*-formyl-peptides des protéines bactériennes, le complément C5a, les leucotriènes LTB4, le *platelet activating factor* (PAF) et les chémokines dont le prototype est l'IL-8. Cette étape de migration dépend également d'une régulation extrêmement fine entre l'activation de protéases, l'expression de protéines d'adhérence et le déclenchement de la polymérisation/dépolymérisation des molécules d'actine (Borregaard and Cowland 1997). Les protéines de l'adhésion sont représentées par des immunoglobulines (ICAM, VCAM), des glycoprotéines (les sélectines), mais également par des intégrines (complexe CD11/CD18) (Kim and Deutschman 2000). Le PAF et les leucotriènes induisent une expression rapide du complexe CD11/CD18 sur les PN. Le rôle prédominant de la sous-unité CD18 a été mis en évidence dans la survenue de lésions pulmonaires dans un modèle expérimental d'ischémie–reperfusion mésentérique (Lee and Downey 2001). L'activation du PN libère plusieurs types de protéases dont la sérine protéase élastase qui dégrade les protéoglycanes du glycocalyx et certains composants de la membrane basale de l'endothélium (Borregaard and Cowland 1997). Dans un modèle expérimental de reperfusion mésentérique, les auteurs ont rapporté une protéolyse des cadhérines de l'endothélium pulmonaire par l'élastase des PN activés (Eppihimer and Granger 1997). Les cadhérines, protéines membranaires de l'endothélium, assurent la jonction entre les cellules endothéliales. Ce mécanisme de protéolyse serait un élément essentiel de la survenue de lésions pulmonaires au cours de l'ischémie–reperfusion mésentérique. Enfin, le PN activé libère des espèces réactives de l'oxygène, c'est l'explosion oxydative des neutrophiles. Cette production est sous la dépendance d'un système multimoléculaire complexe : la NADPH oxydase (Hill, Lindsay et al. 1993). La stimulation de la NADPH oxydase dépend d'un grand nombre de facteurs solubles comme les leucotriènes, les cytokines pro-inflammatoires, et le fragment C5a du complément. Par ailleurs, la myéloperoxydase, enzyme sécrétée par les PN activés, catalyse la formation d'ion acide hypochlorique qui réagit avec les amines primaires membranaires pour produire des dérivés chlorés possédant un très fort pouvoir oxydant. L'activité de la myéloperoxydase augmente de 5 à 7%lors de l'ischémie et de plus de 20%lors de la reperfusion.

En définitive, le PN est une des cellules clés dans la physiopathologie de l'ischémie–reperfusion intestinale (Carden, Xiao et al. 1998). On compte environ 106 PN/gramme de tissu intestinal. Des mesures réalisées par vidéo-endoscopie montrent un lien direct entre l'intensité du recrutement des PN et la durée de l'ischémie mésentérique. Les lésions tissulaires observées lors de la reperfusion mésentérique sont diminuées voire absentes chez des animaux neutropéniques ou recevant des anticorps antineutrophiles. Au cours de la reperfusion mésentérique, le PN activé est sans doute un vecteur principal entre l'intestin et certains organes cibles comme le poumon.

2.4 LA PHOSPHOLIPASE A2 (PLA2)

La PLA2, de la famille des estérases, métabolise les phospholipides membranaires en lysophospholipides et en acide arachidonique (Babior 1999). Le métabolisme de l'acide arachidonique par la cyclo-oxygénase et la lipo-xygénase génère les prostaglandines, le thromboxane et les leucotriènes. Les espèces réactives de l'oxygène, l'augmentation de la concentration intracellulaire de calcium, et les cytokines proinflammatoires sont impliquées dans l'activation plasmatique de la PLA2. En effet, des travaux expérimentaux ont montré l'implication de la PLA2 dans la survenue de lésions pulmonaires après ischémie–reperfusion mésentérique (Barry, Kelly et al. 1997). Dans cette étude, le prétraitement avec des récepteurs antagonistes des leucotriènes ou des inhibiteurs de la lipo-oxygénase atténue l'adhésion des neutrophiles sur l'endothélium pulmonaire. À l'inverse, l'administration de leucotriènes de type LTB4 initie des lésions de l'endothélium pulmonaire identiques à celles observées lors de l'ischémie reperfusion mésentérique. L'activation de la PLA2 intestinale permet l'activation des neutrophiles circulants et secondairement la libération massive d'espèces réactives de l'oxygène.

2.5 LE MONOXYDE D'AZOTE (NO°)

Le monoxyde d'azote est produit sous l'action des NO synthases (NOS) constitutives ou inductibles à partir de la L-arginine en présence d'oxygène et de cofacteurs (Murakami, Nakatani et al. 1997). Il s'agit d'une molécule radicalaire non chargée, dont l'électron libre est porté par l'azote (Koike, Moore et al. 1995). Au niveau intestinal, de nombreuses cellules comme les cellules endothéliales, les cellules interstitielles de Cajal ou encore les cellules inflammatoires, sont à l'origine de la production de NO°. Le NO° possède des propriétés physiologiques à la fois bénéfiques et délétères, et ce paradoxe suscite encore de nombreux travaux de recherche. Indépendamment de ses effets vasculaires relaxants bien connus, il possède une action anti-inflammatoire de par son activité inhibitrice sur l'adhésion des leucocytes à l'endothélium, mais également sur la prolifération des cellules musculaires lisses, et enfin dans l'adhésion plaquettaire (Lefer and Lefer 1999). Dans les conditions physiologiques, les effets anti-inflammatoires du NO° sont dus, au moins en partie, à l'inhibition de l'activation du facteur de transcription NF-kB via une expression accrue d'IkB (Arnal, Dinh-Xuan et al. 1999). Dans un modèle de culture cellulaire, une augmentation de l'induction de la sous-unité IkB est observée par l'administration de donneurs spécifiques de monoxyde d'azote. Au cours de l'ischémie/reperfusion, la présence accrue d'anion superoxyde diminue la disponibilité du NO° avec pour conséquence une augmentation des phénomènes inflammatoires vasculaires (Koyanagi, Egashira et al. 2000). L'inhibition de la synthèse de NO° augmente le stress oxydant dans la paroi vasculaire et majore la réponse inflammatoire. Cependant, le NO° peut avoir des effets cytotoxiques, notamment sous la forme d'acide peroxynitriteux (ONOO⁻) qui résulte de la réaction du NO° avec l'anion superoxyde (Spiecker, Peng et al. 1997). Cette toxicité apparaît d'autant plus qu'il existe de grande quantité de NO° produite. Par ailleurs, le peroxynitrite induit de nombreux effets délétères comme l'activation de la peroxydation lipidique et l'inhibition des enzymes mitochondriales (Steiner, Gonzalez et al. 2002). Il joue un rôle clé dans la survenue de lésions de l'ADN avec en conséquence l'activation d'une enzyme : la poly (ADN-ribosome) polymérase (PARP) (Pryor and Squadrito 1995).

Enfin, au niveau du mésentère, on retrouve les effets paradoxaux du NO° avec des conséquences à la fois bénéfiques et délétères sur la perméabilité intestinale.

2.6 LA POLY (ADN-RIBOSOME) POLYMERASE : PARP

L'exposition de la cellule aux différents agents génotoxiques déclenche un ensemble de réponses physiologiques qui vont lui permettre de survivre en réparant fidèlement ou non les lésions de son ADN ou au contraire vont aboutir à l'élimination des cellules trop endommagées en déclenchant le programme de mort cellulaire par apoptose (Szabo 1996). La poly ADP-ribosylation constitue une réponse instantanée de la cellule aux lésions de l'ADN (Liaudet 2002). La poly (ADP-ribose) polymérase catalyse cette réaction, détecte et signale les interruptions du squelette sucre-phosphate dans l'ADN, et participe activement à la réparation par excision de bases. Si l'ADN est trop endommagé, le clivage de la PARP par les caspases empêche une réparation futile et assure l'irréversibilité du programme de mort cellulaire par apoptose (Oei, Griesenbeck et al. 1997).

Au cours de l'ischémie aiguë, la production massive de peroxynitrite induit des cassures dans l'ADN cellulaire et suractive la PARP (Herceg and Wang 2001). Dans ces conditions, la consommation excessive d'énergie sous forme d'ATP engendre la mort cellulaire par nécrose. Des travaux expérimentaux d'ischémie ont montré le rôle de l'activation de la PARP dans la pathogénie de la dysfonction endothéliale et de la dysfonction énergétique cellulaire. Au cours de situations lésionnelles dites aiguës (état de choc, clampage, inflammation), il semble que l'invalidation du gène codant pour la PARP ou son inhibition pharmacologique diminue de façon spectaculaire le processus inflammatoire (Thiemermann, Bowes et al. 1997; Oliver, Menissier-de Murcia et al. 1999). L'inhibition de l'activité de la PARP serait donc impliquée indirectement dans la diminution de la production de peroxynitrite et dans le recrutement des neutrophiles (Szabo, Hake et al. 1998). Ces observations ont été confirmées au niveau du mésentère où l'inhibition spécifique de la PARP diminue le recrutement pulmonaire des neutrophiles (Zingarelli, Cuzzocrea et al. 1997; Virag and Szabo 2002).

2.7 LES CYTOKINES

La reperfusion mésentérique libère de nombreux médiateurs comme les cytokines pro-inflammatoires. Elles vont stimuler les cellules endothéliales et permettre l'expression de différentes molécules d'adhésion (Carden, Xiao et al. 1998). IL-8 joue, en particulier, un rôle clé dans le recrutement des neutrophiles et la survenue de la dysfonction endothéliale. IL-6 est également mise en évidence dans l'initiation de l'inflammation au cours de la reperfusion (Mazzon, Dugo et al. 2002). Enfin, certaines cytokines (IL-4, interféron gamma) sont directement impliquées dans l'hyperperméabilité intestinale par un mécanisme dépendant de l'activation de la NO synthase inductible.

3. CONSEQUENCES DE L'ISCHEMIE/REPERFUSION MESENTERIQUE

3.1 LES MANIFESTATIONS LOCALES

Il s'agit rarement d'un infarctus mésentérique avec un abdomen aigu chirurgical. Les lésions et les manifestations sont le plus souvent bénignes, sans grandes spécificités. Quelques heures ou quelques jours après l'événement initial, il apparaît des douleurs abdominales, une distension colique, une intolérance alimentaire, une diarrhée parfois profuse et/ou une hémorragie digestive évidente ou occulte. Le plus souvent, il n'existe aucun signe local. Le diagnostic est évoqué par ailleurs, devant une fistule ou un abdomen aigu d'allure chirurgicale.

3.2 L'HYPERMEABILITE INTESTINALE

Les espèces réactives de l'oxygène, l'acidose tissulaire, le NO et certains médiateurs de l'inflammation comme les cytokines sont impliqués dans l'atteinte de la barrière digestive. Les conséquences sont une augmentation de la perméabilité digestive et/ou la possibilité de passage de l'endotoxine et/ou des bactéries. L'altération de la perméabilité digestive se manifeste avant tout par l'atteinte des jonctions cellulaires qui permettent le passage de molécules hydrophiles de petites tailles (< 11,5 Å). Lors de la reperfusion, l'activation de la PARP et l'inactivation de certaines enzymes mitochondriales induisent une déplétion du taux intracellulaire d'ATP dans les entérocytes (Cuzzocrea, Zingarelli et al. 1997). Ces événements induisent une augmentation du calcium intracellulaire avec en conséquence une polymérisation excessive de l'actine responsable de l'altération du cytosquelette des entérocytes.

3.3 LA TRANSLOCATION BACTERIENNE

La translocation bactérienne depuis le tractus digestif est définie comme le passage de bactéries de la flore gastrointestinale à travers la lamina propria vers les ganglions lymphatiques mésentériques locaux et de là vers le foie, la rate et d'autres organes. Trois facteurs sont responsables de la translocation bactérienne : les altérations de la barrière muqueuse intestinale, de la microflore intestinale et enfin des anomalies de défenses immunitaires (Aranow and Fink 1996). En effet, la baisse de la perfusion sanguine intestinale et l'hypoxie de la muqueuse facilitent la translocation bactérienne. Des études expérimentales ont rapporté des liens directs entre les troubles de la perméabilité intestinale et la translocation bactérienne. Les intrications entre le système immunitaire local et les modalités de translocation bactérienne suggèrent que physiologiquement le passage de bactéries à travers la muqueuse intestinale joue un rôle dans la mémoire immunitaire. Il existe un contrôle fin de la translocation bactérienne nous permettant de limiter dans les conditions physiologiques l'inflammation générée par les bactéries intestinales. C'est l'absence de contrôle de ce processus qui va initier une réponse inflammatoire systémique. Les modèles expérimentaux de choc hémorragique, ou d'occlusion de l'artère mésentérique, ont mis en évidence le phénomène de la translocation bactérienne lors de l'ischémie–reperfusion mésentérique (Biffl, Moore et al. 1996). La libération excessive de médiateurs de l'inflammation a défini pendant de nombreuses années « l'hypothèse intestinale de la défaillance d'organe ». Cependant, la relation de cause à effet n'a jamais été mise en évidence chez l'homme.

3.4 LA DEFAILLANCE D'ORGANE

La physiopathologie de la défaillance multiviscérale est aujourd'hui encore source d'interrogations (Salzman 1995). La recherche clinique et expérimentale a largement contribué à impliquer le tractus digestif dans la défaillance d'organe (Landow and Andersen 1994). La translocation bactérienne a été longtemps considérée comme le lien direct entre le tractus digestif et les défaillances d'organe. Les données de la littérature suggèrent aujourd'hui le rôle de l'intestin par des mécanismes indépendants de la translocation bactérienne (Grotz, Deitch et al. 1999). Dans un modèle de clampage aortique, des lésions tissulaires pulmonaires ont été observées indépendamment de la présence d'endotoxine circulante (Baue 1999). Dans une population de polytraumatisés, tous les patients présentaient une translocation bactérienne, toutefois seul un patient a développé une défaillance multiviscérale (Kong, Blennerhassett et al. 1998). Dans cette même population de patients polytraumatisés, 60 % de ces patients étaient en état de choc septique et 80% avaient une défaillance multiviscérale, néanmoins il n'a pas été mis en évidence d'endotoxine circulante (Koike, Moore et al. 1994). Lors de laparotomie chez des patients polytraumatisés, la culture de ganglions mésentériques est restée négative bien que tous présentaient un état de choc avec une défaillance pulmonaire (Moore, Moore et al. 1994). L'utilisation d'anticorps anti-LPS de type E5 monoclonal ne permet pas de diminuer la présence de PN activés après une ischémie–reperfusion mésentérique. Cette réponse négative est le témoin direct que d'autres médiateurs sont impliqués dans le recrutement des PN (Baue 1999). Aujourd'hui, aucune donnée de la littérature ne permet d'établir un lien direct entre hyperperméabilité intestinale et défaillance d'organe (Moore, Moore et al. 1991; Gardiner and Rowlands 1996). Malgré ces constatations négatives, le rôle de l'intestin comme « moteur de la défaillance d'organe » reste une hypothèse séduisante. Au cours de l'ischémie–reperfusion mésentérique, les médiateurs libérés ont été impliqués à la fois dans la dysfonction myocardique par une peroxydation lipidique des membranes myocytaires et dans l'altération de la fonction médullaire (Kubes 1999). Dans ces mêmes conditions, l'élastase libérée par les PN activés joue un rôle clé dans la survenue de lésions pulmonaires et hépatiques (Partrick, Moore et al. 1999). Par ailleurs, dans un modèle expérimental de choc, les lésions tissulaires hépatiques et pulmonaires ne sont pas observées chez des animaux neutropéniques (Fontes, Moore et al. 1994). Lors du choc hémorragique, la diminution de l'activité de la xanthine oxydase par l'administration de tungstène limite l'accumulation de polynucléaires activés dans le parenchyme pulmonaire (Xiao, Eppihimer et al. 1997). Enfin, des auteurs ont rapporté un effet potentialisateur de la reperfusion mésentérique dans la réponse inflammatoire et la survenue de la défaillance multiviscérale (Koike, Moore et al. 1995). Ces données de la littérature confirment l'existence d'une dysfonction mésentérique au cours des ischémies intestinales non occlusives. Cette dysfonction mésentérique est impliquée dans la survenue de défaillance d'organe notamment pulmonaire. En pathologie humaine, cette réalité reste mal définie et se doit d'être explorée pour comprendre de façon optimale la physiopathologie de la défaillance multiviscérale (Poggetti, Moore et al. 1992; Poggetti, Moore et al. 1992).

4. CONCLUSION

L'ischémie/reperfusion mésentérique est la conséquence directe de lésions occlusives (embolie, thrombose artérielle ou veineuse) ou non occlusives (bas débit par état de choc). Les mécanismes cellulaires liés à ce phénomène sont complexes **(Figure 2)**. Ils associent la production de nombreux médiateurs : espèces réactives de l'oxygène, le monoxyde d'azote, les cytokines, et l'activation d'enzymes comme la xanthine oxydase et la phospholipase A2. De nombreuses données de la littérature ont mis en évidence le rôle clé de l'interaction entre les polynucléaires activés et les cellules endothéliales dans la survenue de lésions tissulaires. Les conséquences de cette dysfonction mésentérique sont l'hyperperméabilité intestinale, la translocation bactérienne, et enfin la défaillance d'organe cible comme le poumon. Cependant, en pathologie humaine, la place du tractus digestif dans la défaillance d'organe reste à définir.

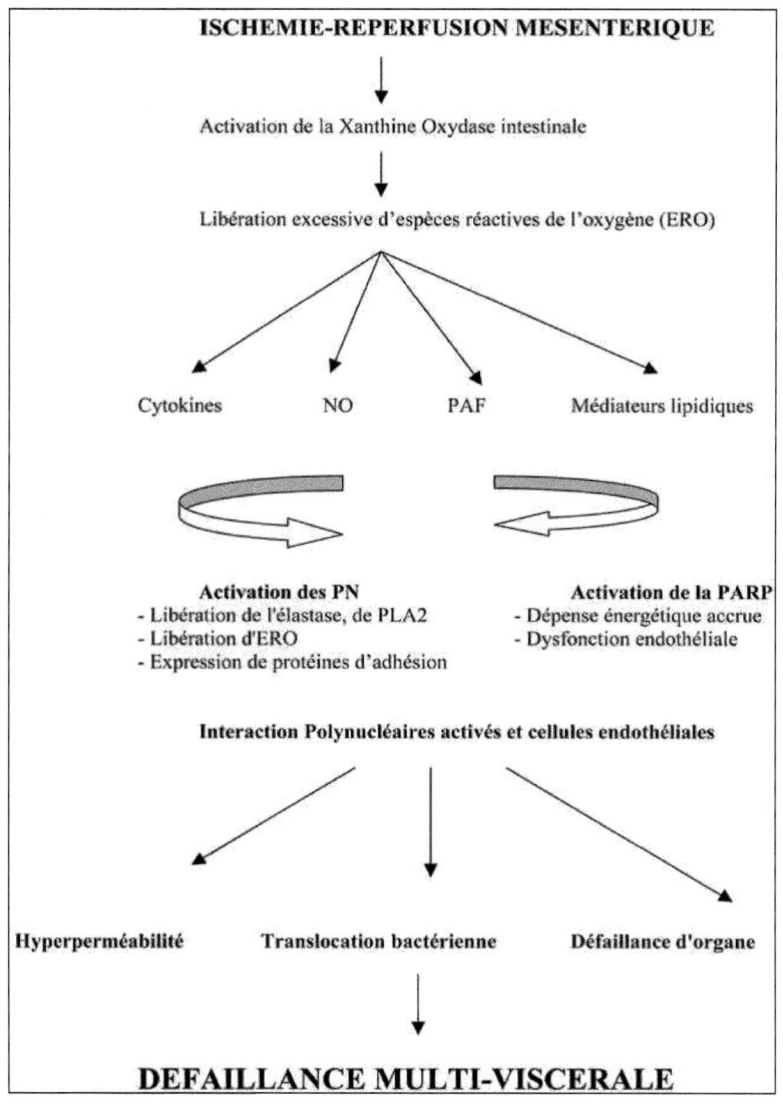

Figure 2 : Mécanismes physiopathologiques de l'ischémie/reperfusion mésentérique.

NO, monoxide d'azote ; PAF, platelet activator factor ; PLA2, phospholipase A2 ; PARP, la poly (ADN-ribosome) polymérase ; ERO, espèces réactives de l'oxygène.

V. LES CANAUX POTASSIQUES

Les canaux potassiques, protéines transmembranaires permettant le passage sélectif d'ions potassium K^+ via le pore du canal, sont distribués dans une grande variété de tissus. Ils assurent le couplage entre l'excitabilité membranaire et le métabolisme énergétique de la cellule, et jouent ainsi un rôle important tant en situation normale qu'en situation pathologique.

En outre, la conformation des canaux potassiques dépend notamment du voltage ou de la liaison de certains ligands conditionnant l'ouverture ou la fermeture du canal. Leur ouverture, en induisant une sortie des ions K^+ de la cellule, entraîne une hyperpolarisation de la membrane plasmatique et une dépolarisation au niveau de la membrane mitochondriale.

Des centaines de gènes codent pour les canaux potassiques. Quatre principales classes ont été identifiées au niveau des cellules musculaires lisses vasculaires : les canaux potassiques voltage-dépendants (K_v), les canaux potassiques calcium-dépendants (K_{Ca}), les canaux potassiques rectifiants entrants ou *inwardly rectifying potassium channels* (Kir), et les canaux potassiques ATP-dépendants (K_{ATP}).

Enfin, la régulation du tonus vasculaire est essentiellement assurée par les canaux potassiques ATP-dépendants et calcium-dépendants (K_{ATP} et les K_{Ca}).

1. LES CANAUX POTASSIQUES ATP-DEPENDANTS (K_{ATP})

1.1 STRUCTURE

Le clonage des canaux K_{ATP} a permis de détailler leur structure. En effet, il s'agit d'un complexe membranaire octamérique associant deux types de sous-unités : quatre sous-unités centrales (Kir6.x) appartenant à la superfamille des canaux rectifiants entrants formant le pore du canal, et quatre sous-unités périphériques régulatrices, les récepteurs aux sulfonylurées ou *sulfonylurea receptors* (SUR.x), liant les sulfonylurées et l'ATP appartenant à la famille des *ATP-binding cassette* (**Figure 3**).

Plusieurs gènes codant ces deux types de sous-unités ont été identifiés, notamment Kir6.1 et Kir6.2, SUR1 et SUR2 (SUR2A et SUR2B étant deux variants) (Teramoto 2006).

La sous-unité Kir6.x, plus précisément Kir6.1 et Kir6.2 codées respectivement par les gènes KCNJ8 et KCNJ11, est la sous-unité composant le pore du canal K_{ATP}. Chaque sous-unité Kir6.x est constituée de deux domaines transmembranaires, M1 et M2, et de deux extrémités NH2 et COOH intracytoplasmiques. La région formant le pore du canal et lui conférant sa sélectivité au potassium se situe dans la boucle M1-M2, et l'association de 4 sous-unités Kir6.x forme le pore d'un canal K_{ATP}.

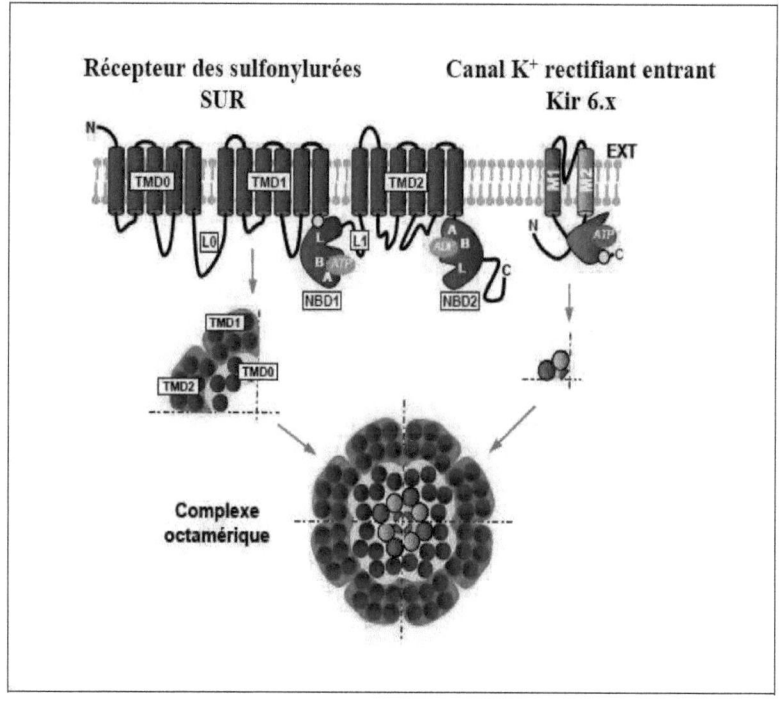

Figure 3 : **Structure des canaux K_{ATP}**

Les sous-unités Kir6.x possèdent un site de liaison à l'ATP au niveau de la région intracytoplasmique C-terminale, et confèrent ainsi à l'ATP sa capacité d'inhibition du canal.

La sous-unité SUR est constituée de trois domaines transmembranaires, TMD0, 1 et 2, composés respectivement de 5, 6 et 6 régions transmembranaires, d'une extrémité NH_2 extracellulaire et d'une extrémité COOH intracytoplasmique.

Comme les autres protéines de la famille des ABC protéines, les sous-unités SUR possèdent deux domaines de liaison aux nucléotides, NBD1 et NBD2, localisés respectivement au niveau de la boucle intracytoplasmique entre TMD1 et TMD2 et dans la région intracytoplasmique C-terminale. Les sous-unités SUR augmentent la sensibilité à l'ATP des sous-unités Kir6.x et permettent l'activation du canal K_{ATP} par l'ADP. En effet, il apparaît que l'ATP se lie au domaine NBD1 pendant que l'ADP se lie au domaine NBD2. Il a été rapporté que les domaines NBD1 et NBD2 ont une activité ATPasique et peuvent hydrolyser l'ATP en ADP, activant ainsi le canal K_{ATP} via le domaine NBD2. Les sous-unités SUR possèdent également des sites de liaison de haute affinité pour les sulfonylurées et les activateurs de canaux potassiques ou K^+ *channel openers*.

Les canaux K_{ATP}, découverts originellement dans les cardiomyocytes au début des années 1980 (Noma 1983), ont par la suite été identifiés dans la cellule pancréatique bêta de Langherans, les neurones, les cellules musculaires lisses et squelettiques (Ashcroft and Ashcroft 1990). Selon le tissu considéré, la structure et le(s) rôle(s) des canaux K_{ATP} sont à différencier (Buckley, Singer et al. 2006) (**Tableau 1**).

1.2 ROLES PHYSIOLOGIQUES

A l'état physiologique, les canaux potassiques sont fermés. Ils ont essentiellement un rôle régulateur et adaptateur.

D'une part, l'un des principaux rôles des canaux K_{ATP} est le contrôle de la sécrétion pancréatique d'insuline au niveau des cellules bêta de Langherans en réponse à une augmentation de la concentration de glucose sanguin.

D'autre part, au niveau du myocarde, l'activation des canaux K_{ATP} protège de l'ischémie myocardique en modulant le potentiel de repos membranaire, l'amplitude et la durée du potentiel d'action ainsi que la période réfractaire réduisant l'excitabilité des myocytes.

Enfin, au niveau de la cellule musculaire lisse vasculaire, les canaux K_{ATP} contribuent au maintien du potentiel membranaire de repos et, de cette manière, à la régulation du tonus vasculaire artériel et au flux sanguin local.

Notons que la structure des canaux K_{ATP} de la membrane mitochondriale des différents types cellulaires reste à ce jour méconnue.

Tissu	Sous-unités Kir6.x/SUR.x	Fonctions
Pancréas (îlots β)	Kir6.2/SUR1	Contrôle la sécrétion d'insuline
Myocarde	Kir6.2/SUR2A	Protection contre l'ischémie myocardique
Muscle squelettque	Kir6.2/SUR2A	Réduction de l'excitabilité musculaire Régule l'absorption du glucose
Muscle lisse vasculaire	**Kir6.1/SUR2B**	**Régulation du tonus vasculaire**
Cerveau	Kir6.2/SUR1 (neurones) Kir6.2/SUR2B (substantia nigra) Kir6.1/SUR2 (astrocytes)	Activité neuronale Libération des neurotransmetteurs Sécrétion du glucagon
Rein	Kir6.2/SUR2B	Réabsorption des électrolytes Homéostasie des ions K^+

Tableau 1 : Organisation et fonctions tissu-spécifiques des canaux K_{ATP}

1.3 MODULATION DE L'ACTIVITE DES CANAUX K_{ATP}

Les canaux K_{ATP} sont activés en cas de changement de l'état énergétique cellulaire et tirent leur nom du fait qu'ils sont bloqués physiologiquement par l'ATP intracellulaire. Dans la majorité des tissus, l'inhibition par l'ATP apparaît pour des concentrations micromolaires. A l'état physiologique, les concentrations cellulaires en ATP sont de l'ordre du millimolaire, les canaux K_{ATP} étant le plus souvent fermés. A l'inverse, les nucléotides diphosphates (NDP), tels que l'adénosine (ADP), activent ces canaux. Ainsi, le ratio ATP/NDP constitue l'un des facteurs majeurs déterminant l'activité absolue du canal (Bryan and Aguilar-Bryan 1999).

En somme, lors d'un stress métabolique sévère, comme observé au cours d'un état de choc, la concentration en ATP diminue pendant que celle en NDP augmente, favorisant de ce fait l'activation des canaux K_{ATP}. De même, ils s'ouvrent dans des conditions d'hypoxie, d'acidose et d'hyperlactatémie, également présentes au cours d'un état de choc.

Par ailleurs, les vasodilatateurs augmentant l'AMPc via la PKA, comme le *calcitonin generelated peptide* (CGRP), l'adénosine et la prostacycline, activent les canaux K_{ATP}, de même que les agents augmentant le GMPc via la PKG, comme le NO (Quayle, Nelson et al. 1997; Rodrigo and Standen 2005).

Au contraire, les vasoconstricteurs, tels que la vasopressine, l'endothéline et l'angiotensine II, induisent la fermeture des canaux K_{ATP} via l'activation de la protéine kinase C et augmentent la synthèse d'ATP (Wakatsuki, Nakaya et al. 1992; Quayle, Nelson et al. 1997; Tsuchiya, Horie et al. 1997; Tsuchiya, Tsuchiya et al. 2002; Rodrigo and Standen 2005) (**Figure 4**).

D'un point de vue pharmacologique, les canaux K_{ATP} sont la cible moléculaire de médicaments antidiabétiques tels que les sulfonylurées dont le glibenclamide, le glipizide ou le tolbutamide, inhibiteurs non sélectifs qui amènent à leur fermeture par fixation sur la sousunité SUR. Il existe également des inhibiteurs sélectifs des canaux K_{ATP} vasculaires, tels que le PNU-37883A (Humphrey and Ludens 1998). En outre, il existe toute une gamme d'activateurs de ces canaux incluant le pinacidil, le nicorandil, le levcromakalim, le diazoxide, l'isoflurane réunis sous le terme générique de KCO (K^+ *channel openers*).

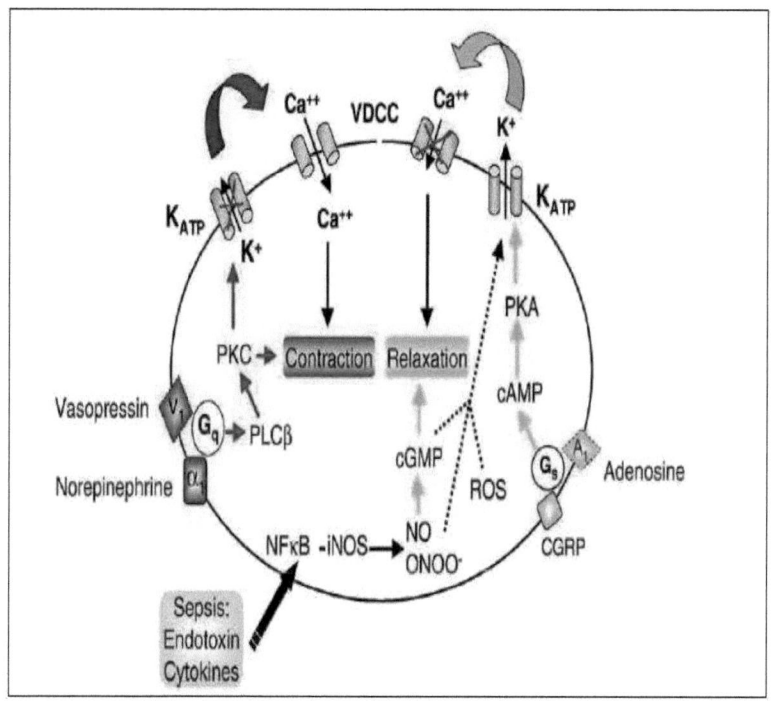

Figure 4 : Régulations hormonales des canaux K_{ATP} vasculaires (Buckley, Singer et al. 2006).

1.4 CANAUX K_{ATP} ET IMPLICATIONS PHYSIOPATHOLOGIQUES

Bien que l'origine des chocs hémorragique et septique soit fondamentalement différente, l'implication des canaux K_{ATP}, importants régulateurs de la tonicité vasculaire des muscles lisses, joue un rôle pivot dans les deux conditions. Par conséquent, l'inhibition pharmacologique des canaux K_{ATP} peut représenter une option thérapeutique permettant de stabiliser l'hémodynamique dans les états de choc caractérisés par une insuffisance vasculaire. Cette approche peut être particulièrement bénéfique dans des conditions où les agents vasopresseurs conventionnels peuvent perdre leur efficacité (Landry and Oliver 1992; Szabo and Salzman 1996). Les canaux K_{ATP} sont également fortement impliqués dans la physiopathologie du préconditionnement ischémique et de la reperfusion (Kloner, Speakman et al. 2002;

Seino 2003; Hanley and Daut 2005; Rodrigo and Standen 2005; Zhao and Vinten-Johansen 2006).

1.4.1 CANAUX K_{ATP} ET CHOC HEMORRAGIQUE

Des études expérimentales, bien que limitées, ont démontré que l'augmentation de l'activation des canaux K_{ATP} était également impliquée dans la physiopathologie du choc hémorragique sévère, et que l'inhibition de ces canaux via l'utilisation de sulfonylurées pouvait avoir des effets bénéfiques (Szabo and Salzman 1996; Salzman, Vromen et al. 1997; Evgenov, Pacher et al. 2003; Maybauer, Salsbury et al. 2004) (**Tableau 2**). En effet, l'injection intraveineuse d'un bolus de sulfonylurées, glibenclamide ou glipizide, a rapidement permis de restaurer la pression artérielle systémique après l'induction d'un choc hémorragique expérimental chez le rat (Szabo and Salzman 1996; Evgenov, Pacher et al. 2003), le porc (Salzman, Vromen et al. 1997), et le mouton (Maybauer, Salsbury et al. 2004). Deux études ont même rapporté une amélioration de la survie à court terme par l'administration de sulfonylurées suite à une hémorragie sévère (Szabo and Salzman 1996; Evgenov, Pacher et al. 2003).

1.4.2 CANAUX K_{ATP} ET ISCHEMIE MYOCARDIQUE

Les canaux K_{ATP} semblent jouer un rôle protecteur vis-à-vis du stress métabolique aigu et chronique. En effet, en cas d'ischémie, leur activation induit une diminution de l'influx calcique dans les cardiomyocytes et ainsi une réduction de la durée et de l'intensité du potentiel d'action. Ils ont donc un effet inotrope négatif et permettent donc une économie d'énergie dans une situation où cette économie est nécessaire. Ainsi, des souris invalidées pour le gène de Kir6.2 sont incapables de maintenir un débit cardiaque élevé après stimulation par isoprotérénol (agoniste β1- et β2-adrénergique) et présentent des arythmies ventriculaires, voire des morts subites par hyperstimulation sympathique (Zingman, Hodgson et al. 2002). Lorsqu'elles sont soumises à l'exercice chronique, elles développent une hypertrophie cardiaque et une réduction du débit cardiaque.

Par ailleurs, les canaux K_{ATP} participent au phénomène d'ischémie préconditionnante. Des périodes d'ischémie brèves et intermittentes protègent le myocarde contre des lésions en cas d'ischémie prolongée, réduisant la taille de la zone infarcie, c'est le phénomène d'ischémie préconditionnante. Les souris invalidées pour le gène de Kir6.2 ne sont plus protégées par ce phénomène en cas d'ischémie importante alors qu'elles avaient été pré-exposées à de brèves ischémies et présentent une zone infarcie de grande taille (Gross and Peart 2003).

Il est vrai que la plus grande expérience clinique avec l'utilisation de sulfonylurées provient de patients atteints de diabète de type II. Il est intéressant de remarquer que l'inhibition des canaux K_{ATP} myocardiques par les sulfonylurées empêcherait le préconditionnement ischémique myocardique et le postconditionnement, ce qui pourrait augmenter le risque d'événements cardiaques ou même la mortalité (Yellon and Downey 2003; Yang, Proctor et al. 2004). En effet, les récentes preuves cliniques suggèrent que le traitement du diabète de type II par les sulfonylurées augmente le risque de décès cardiovasculaire chez les patients présentant des co-morbidités cardiovasculaires (Garratt 1999; Simpson, Majumdar et al. 2006), contrairement aux patients sans co-morbidité cardiovasculaire (Turner 1998).

1.4.3 CANAUX K_{ATP} ET SYNDROME DES CANAUX POTASSIQUES

Singer *et al.* (Singer, Coluzzi et al. 2005) ont rapporté le succès du traitement par glibenclamide de trois patients présentant le « syndrome des canaux potassiques ». Dans cette série de cas, les patients ont reçu des médicaments ayant des propriétés activatrices potentielles des canaux K_{ATP} et ont ainsi présenté de graves complications, notamment une hyperkaliémie et une hypotension due à la vasodilatation systémique. L'administration entérale de 5-10 mg de glibenclamide a réduit les concentrations de K^+ plasmatique et stabilisé les paramètres hémodynamiques chez les trois patients. Il est à noter que les doses de glibenclamide utilisées chez ces trois patients sont inférieures à celles utilisées dans les études de Warrillow *et al.* (Warrillow, Egi et al. 2006) et Morelli *et al.* (Morelli, Lange et al. 2007) et celles-ci se sont avérées inefficaces dans le traitement de la vasodilatation de l'état de choc septique. Cependant, il doit être pris en compte que la physiopathologie de la vasodilatation du choc septique implique différents facteurs (Landry and Oliver 2001) et que l'inhibition du canal K_{ATP} ne représente qu'une stratégie parmi d'autres pour rétablir la pression artérielle. Néanmoins, le développement d'une hypotension artérielle chez les patients rapportés par Singer *et al.* (Singer, Coluzzi et al. 2005) peut être principalement attribuée à l'activation excessive des canaux K_{ATP} par les médicaments initialement administrés.

Publications	Animaux/Patients	Interventions	Résultats principaux
(Landry and Oliver 1992)	43 rats – choc hémorragique	Post traitement : **Glibenclamide ou tolazamide** Bolus iv 10 mg/kg et 10 mg/kg/h	↑ Rapide de la PAS pendant 60 min ↑ De la survie à court terme
(Salzman, Vromen et al. 1997)	26 porcs – choc hémorragique	Post traitement : **Glibenclamide**, Bolus iv, 10 mg/kg	↑ De la PAS pendant 3h, des RVS du CO, du flux sanguin rénal et hépatique, de la PCO2 iléale Glycémie ayant nécessité une supplémentation en glucose
(Evgenov, Pacher et al. 2003)	115 rats – choc hémorragique	Post traitement : **Glipizide**, Bolus iv, 5 ou 20 mg/kg ou bolus im, 10 ou 40 mg/kg	↑ De la PAS dose-dépendante 4h ↑ De la survie à court terme Pas de changement glycémie (2 voies d'administration)
(Maybauer, Salsbury et al. 2004)	24 moutons – choc hémorragique	Post traitement : **Glibenclamide**, Bolus iv, 10 mg/kg	↑ Rapide de la PAS pendant 6h et des RVS ↑ Du pH iléal et du débit sanguin urinaire Pas de changement glycémie

Tableau 2 : Etudes expérimentales *in vivo* d'inhibition pharmacologique des canaux K$_{ATP}$ dans le choc hémorragique.

VI. PRISE EN CHARGE DE L'ETAT DE CHOC

L'objectif initial de la thérapeutique du choc hémorragique reste une prise en charge précoce visant à rétablir une pression de perfusion et un apport en oxygène adapté aux besoins tissulaires. Cela passe par un remplissage vasculaire dans un premier temps, par l'introduction précoce de vasopresseurs et par la restauration de la masse sanguine mais aussi de l'hémostase biologique.

Ces mesures ont pour but d'assurer un débit sanguin régional satisfaisant, de limiter le risque de dysoxie tissulaire, de freiner le saignement par une correction de l'hémostase dans l'attente d'un traitement étiologique chirurgical, radiologique ou endoscopique des lésions hémorragiques.

1. TRAITEMENT HEMODYNAMIQUE AU COURS DU CHOC

1.1 LE REMPLISSAGE VASCULAIRE

Le remplissage vasculaire corrige l'hypovolémie induite par la spoliation sanguine et permet de rétablir ainsi une efficacité circulatoire et une perfusion d'organes. Cependant, tant que le saignement n'est pas contrôlé, le fait de restaurer la pression artérielle peut favoriser et entretenir le saignement. En effet, le remplissage vasculaire est à l'origine d'une hémodilution et d'une hypothermie qui peuvent avoir des conséquences néfastes sur l'hémostase. Dans une étude réalisée en 1998, Riddez et al. ont mis en évidence qu'un remplissage trop abondant à la phase précoce favorisait le resaignement (Riddez, Johnson et al. 1998).

Deux concepts ont émergé au cours des dernières années : le concept de *low volume ressuscitation* et le concept de *hypotensive ressuscitation*. Le concept d'*hypotensive ressuscitation* a été popularisé après la publication d'une étude nord-américaine en 1994. Dans cette étude, Bickell et al. ont comparé une stratégie de remplissage immédiat versus retardé chez 598 patients présentant une PAS ≤ 90 mmHg à la prise en charge et un traumatisme pénétrant du tronc. Le risque relatif de décès dans le groupe « remplissage immédiat » était de 1,26 (1,00-1,58) (Bickell, Wall et al. 1994). Le concept proposé par Bickell et al. a alors été d'amener au plus vite le patient au centre de traumatologie sans réaliser d'expansion volémique. Cependant, aucune donnée dans la littérature ne permet actuellement de recommander une telle stratégie dans les traumatismes fermés, lors de temps prolongés de transport vers le centre de traumatologie et chez des patients présentant des comorbidités. Une revue de la librairie Cochrane a été incapable de trancher entre les deux attitudes (Kwan, Bunn et al. 2003).

L'importance et le délai du remplissage sont deux questions qui restent en suspens, mais qui sont certainement conditionnées par la capacité de réaliser rapidement une hémostase chirurgicale ou radio interventionnelle.

Quel que soit le soluté de remplissage utilisé, cristalloïde ou colloïde, les modalités d'administration restent communes. Les recommandations conjointes de la Société de réanimation de langue française et de la Société française d'anesthésie-réanimation sur le remplissage vasculaire au cours des hypovolémies préconisent « l'utilisation des cristalloïdes lorsque la perte sanguine est estimée à moins de 20% de la masse sanguine et pour un choc hémorragique patent ; avec perte estimée supérieure à 20% de la masse sanguine ou si la PAS est d'emblée inférieure à 80 mmHg, l'utilisation de colloïdes est recommandée en première intention ». Les recommandations européennes vont dans ce sens en proposant l'usage des cristalloïdes en première intention, avec la possibilité d'ajouter des colloïdes dans les limites recommandées pour chaque type de solution (Spahn, Cerny et al. 2007).

Concernant l'albumine, une revue de la librairie Cochrane est parue en 2004 au sujet de l'utilisation de l'albumine humaine en réanimation (Alderson, Bunn et al. 2004). Les auteurs ont conclu à l'absence de bénéfice de l'utilisation d'albumine. Les auteurs se sont appuyés, notamment, sur les résultats de l'étude SAFE (Finfer, Norton et al. 2004). Dans cette étude multicentrique et randomisée portant sur près de 7000 patients parue en 2004, les auteurs ont cherché à établir que le remplissage vasculaire par albumine n'était pas délétère par rapport à un remplissage par sérum salé. Cette équivalence a bien été retrouvée, mais dans le sous-groupe (sous-groupe prédéfini) des patients traumatisés, les auteurs ont retrouvé une tendance à une augmentation de la mortalité dans le groupe albumine.

Le sérum salé hypertonique (SSH) peut être une option thérapeutique. L'attrait du SSH réside en partie dans ses propriétés pharmacologiques et dans la faible quantité qu'il est nécessaire de perfuser. Le SSH mobilise le liquide intracellulaire vers le secteur vasculaire par le biais de l'hypertonicité plasmatique qu'il entraîne. Cet effet remplissage vasculaire est obtenu avec de faibles quantités de liquide salé hypertonique de l'ordre de 4 ml/kg de solution de NaCl 7,5%. Le SSH favorise ainsi la perfusion des organes en réduisant la formation de l'œdème périvasculaire et l'adhésion des polynucléaires à l'endothélium grâce à une baisse de l'expression membranaire de protéines d'adhésion endothéliale (Gurfinkel, Poggetti et al. 2003). L'effet du SSH est transitoire mais l'association de ce dernier avec un colloïde de synthèse de type hydroxyéthylamidon en prolonge significativement les effets. Cependant, son utilisation reste discutée au cours du choc hémorragique et nécessite des études complémentaires afin de définir son impact sur la mortalité et sa place dans l'arsenal thérapeutique.

1.2 LES CATECHOLAMINES

À la phase initiale, l'administration de catécholamines vasoconstrictrices se justifie afin de maintenir une pression de perfusion si le remplissage vasculaire ne permet pas à lui seul de restaurer la pression artérielle. De plus, une administration précoce des vasopresseurs limite les effets délétères d'une expansion volémique excessive associée à une dilution des facteurs d'hémostase.

Dans un modèle murin de choc hémorragique non contrôlé, une étude a comparé une prise en charge conventionnelle basée sur un remplissage abondant versus l'introduction précoce de noradrénaline. Les auteurs ont montré que l'introduction précoce de noradrénaline améliorait significativement la survie des souris (Poloujadoff, Borron et al. 2007).

Par ailleurs, lorsque le choc hémorragique est d'origine traumatique, il peut être associé à un traumatisme crânien sévère. Or, la prévention des lésions cérébrales ischémiques secondaires impose un contrôle strict de la pression artérielle, nécessitant fréquemment l'emploi de vasopresseurs pour assurer une pression de perfusion cérébrale satisfaisante (Chesnut, Marshall et al. 1993).

Enfin, l'utilisation de catécholamines prend tout son sens lors du choc hémorragique prolongé. En effet, si l'état de choc hypovolémique perdure, une vasoplégie s'installe dont le traitement symptomatique, une fois le remplissage vasculaire optimisé, est la mise sous amine alpha-pressive. Alors que le tonus vasoconstricteur prédomine lors de la phase initiale de l'hypovolémie en rapport avec une stimulation sympathique, il s'installe au cours du choc prolongé une vasoplégie qui persiste malgré une restauration *ad integrum* de la volémie (Dalibon, Schlumberger et al. 1999). La priorité thérapeutique au cours d'un état de choc étant de restaurer la pression artérielle, il peut être proposé d'introduire un vasopresseur si une expansion volémique s'avère inefficace. La noradrénaline, du fait de son action alpha-adrénergique prédominante peut être recommandée.

2. TRANSFUSION AU COURS DU CHOC

L'objectif de la transfusion de produits sanguins labiles au cours du choc hémorragique est double : la restauration d'une hémostase favorable à la coagulation biologique et la restitution d'un transport en oxygène adéquat. En effet, la vocation de la transfusion de culots globulaires est l'apport d'hémoglobine afin de maintenir un apport en oxygène suffisant aux tissus et de prévenir l'hypoperfusion d'organe. De nombreuses recommandations ont été proposées quant aux seuils d'hémoglobine à atteindre chez les patients de réanimation (Hebert, Wells et al. 1999).

3. ANTIFIBRINOLYTIQUES ET CONCENTRES EN FACTEUR DE LA COAGULATION

Malgré la transfusion de facteurs de la coagulation contenus dans le plasma frais congelé (PFC) et malgré l'administration de plaquettes et de globules rouges, la coagulopathie peut rester difficile à corriger au cours du choc hémorragique et le saignement persiste parfois alors que l'hémorragie n'est plus du ressort de la chirurgie ou de l'embolisation.

Plusieurs agents hémostatiques sont utilisés dans la prévention et le traitement des hémorragies majeures. Parmi eux figurent les antifibrinolytiques tels que l'acide tranexamique (analogue de la lysine) ou l'aprotinine (inhibiteur direct de l'activité fibrinolytique de la plasmine). Le facteur VII activé a également montré une efficacité dans certaines situations hémorragiques sévères.

4. TRAITEMENT ETIOLOGIQUE

Le traitement des lésions hémorragiques liées au traumatisme est pluridisciplinaire et fait appel à des interventions thérapeutiques orchestrées entre les chirurgiens, les radiologues, les anesthésistes, les réanimateurs et les urgentistes. Si le remplissage vasculaire, la correction des troubles de l'hémostase ou la correction d'une anémie contribuent à la stabilisation du patient, ils ne doivent pas retarder une chirurgie d'hémostase ou une artério-embolisation qui sont seules aptes à arrêter un saignement actif. Ainsi, le bilan initial a pour vocation de cibler et de hiérarchiser les interventions thérapeutiques.

OBJECTIFS DE LA THESE

Chocs septiques, cardiogéniques ou hypovolémiques ont en commun des conséquences sur l'organisme indépendantes de l'étiologie initiale du choc, liées à la survenue d'une ischémie/ reperfusion. L'objectif général de ce travail de recherche est l'étude des mécanismes physiopathologiques du choc hémorragique et de l'ischémie/reperfusion mésentérique mais également de leurs conséquences sur la réactivité vasculaire, l'hémodynamique (*in vivo* et *ex vivo*), la réponse inflammatoire, la génération de radicaux libres et enfin, l'implication des canaux potassiques vasculaires.

Deux modèles animaux ont été mis au point et différentes molécules à visée thérapeutiques ont été administrées. Leurs effets sur les modèles animaux doivent permettre d'expliciter les voies métaboliques impliquées.

Une première partie du travail (Etude 1) a porté sur l'étude des mécanismes d'action d'un gazotransmetteur endogène, le sulfure d'hydrogène (H_2S). Ce gaz suscite un intérêt particulier en réanimation du fait de son potentiel thérapeutique (propriétés vasodilatatrices) mais il possède aussi des effets délétères.

Nous avons mis au point un modèle d'ischémie-reperfusion par choc hémorragique et nous avons étudié les effets d'H_2S et d'un inhibiteur de sa synthèse (PAG) sur l'hémodynamique, le métabolisme tissulaire, la production de radicaux libres et sur les canaux potassiques.

L'objectif de ce premier travail est d'approfondir les propriétés de ce gazotransmetteur, de décrire la modification des mécanismes physiopathologiques du choc hémorragique sous H_2S et de discuter son éventuel intérêt en réanimation.
Ce travail a donné lieu à une publication présentée en annexe.

Dans une seconde partie du travail (Etude 2), nous nous sommes intéressés à 2 molécules utilisées dans le traitement du choc septique, la PCa et de la Dexaméthasone, afin d'étudier leur intérêt dans l'ischémie-reperfusion mésentérique expérimentale.

Nous avons mis au point un modèle d'ischémie/reperfusion mésentérique (intestinale) chez le rat par clampage de l'aorte abdominale.

L'objectif de ce second travail est d'évaluer les effets cytoprotecteurs de l'administration de la PCa et de la dexaméthasone sur notre modèle d'ischémie/reperfusion intestinale, par l'étude des paramètres hémodynamiques et physiopathologiques, de la réactivité vasculaire et des voies de signalisation dans le but d'expliciter les mécanismes physiopathologiques mis en œuvre dans les chocs induisant une ischémie-reperfusion.

Ce travail a donné lieu à une publication en cours de rédaction.

ETUDES REALISEES

<u>*ETUDE 1:*</u> *EFFET PROTECTEUR DE LA PRODUCTION ENDOGENE ET DE L'ADMINISTRATION EXOGENE DE L'HYDROGENE SULFURE DANS UN MODELE EXPERIMENTAL D'ISCHEMIE/REPERFUSION*

1. LE SULFURE D'HYDROGENE (H_2S)

Récemment, un nouveau concept de « gazotransmetteur » est arrivé. Les gazotransmetteurs sont de petites molécules de gaz endogènes. Le sulfure d'hydrogène (H_2S) est le troisième gazotransmetteur décrit après le monoxyde d'azote (NO) et le monoxyde de carbone (CO). Les fonctions physiologiques d'H_2S endogène ne sont pas bien connues. La localisation des enzymes qui participent à sa synthèse et la détection des teneurs endogènes suggèrent que le système cardiovasculaire est une source de génération d'H_2S. Ce gaz relaxe les muscles lisses vasculaires aussi bien *in vitro* qu'*in vivo* probablement en ouvrant les canaux K^+_{ATP} du muscle lisse. Étant un agent réducteur, H_2S peut modifier l'état redox. Il est capable de produire des radicaux libres thiyls : $SH°$ et $S°$. Les avancées dans les recherches sur l'H_2S pourraient révolutionner beaucoup de doctrines établies dans le champ cardiovasculaire.

H_2S est un gaz incolore caractérisé par son odeur d'œuf pourri. Il est soluble dans l'eau et dans certains solvants organiques. Il est instable dans les solutions aqueuses, avec une part variable d'H_2S générée, avoisinant les 50%. Entre autres formes, H_2S peut être obtenu à partir de NaHS, l'hydrosulfure de sodium. Il s'agit de la forme utilisée dans notre étude. A partir d'une forme anhydre et de soluté salé isotonique, nous avons reconstitué NaHS. Le sulfure d'hydrogène, H_2S est donc généré par dissociation spontanée de NaHS (Koenitzer, Isbell et al. 2007), dans une solution aqueuse selon les équations suivantes:

$$NaHS \rightarrow Na^+ + HS^-$$

$$2HS^- \leftrightarrow H_2S + S^{2-}$$

$$HS^- + H^+ \leftrightarrow H_2S$$

C'est un gaz toxique utilisé comme réactif chimique. Le mécanisme mis en jeu dans ses activités toxiques passe par différents processus intracellulaires, en particulier par une inhibition réversible des cytochromes C oxydases mitochondriales. Il est reconnu maintenant que des taux tissulaires de base existent physiologiquement et s'échelonnent entre 50 et 200 µM.

1.1 PROPRIETES BIOCHIMIQUES D'H_2S

Il traverse facilement les membranes et existe sous deux formes à pH 7,4, la forme moléculaire H_2S, mais aussi la forme anionique HS^-. Sa principale voie de synthèse endogène a pour base la L-cystéine (Cys) et la cystine **(Figure 5)**. Des enzymes spécifiques sont impliquées et sont les suivantes : la cystathionine bêta-synthase (CBS) et la cystathionine gamma-lyase (CSE). Au niveau du système cardiovasculaire, la CSE est plus représentée que la CBS. Au niveau du cœur de rat, une activité CSE existe, il en est de même dans d'autres organes comme le rein et des vaisseaux tels que l'aorte, l'artère mammaire, l'artère pulmonaire ou la veine portale (Wang 2002; Webb, Lim et al. 2008). Le gène exprimant CBS est localisé sur le chromosome 21 et serait d'ailleurs surexprimé selon Kamoun et *al.* (Kamoun, Belardinelli et al. 2003) dans le syndrome de Down. Il est à noter, qu'au cours de ces dernières années, les études ont principalement porté sur les mécanismes cérébraux impliquant la synthèse d'H_2S et que nos connaissances au niveau périphérique, en particulier cardiaque et vasculaire, sont plus fragmentaires mais riches d'ouvertures potentielles.

Les concentrations plasmatiques de cystine (100 – 200 µM) sont dix fois supérieures à celles de la Cys (10 – 20 M) ou de l'homocystéine (Hcy) : 3 – 15 µM (Ji and Kaplowitz 2004). On connaît, depuis ces dernières années, l'importance de l'Hcy et de la Cys comme facteurs de risques cardiovasculaires ; des taux plasmatiques élevés étant associés au développement de l'athérosclérose et initialement à une dysfonction endothéliale (Guilland, Favier et al. 2003). Les voies du métabolisme de l'H_2S impliquent des phénomènes oxydatifs mais il a été également envisagé qu'H_2S puisse être méthylé (CH_3SCH_3) ou piégé par des métalloprotéines (Wang 2002).

1.2 RÔLES PHYSIOLOQUES D'H_2S

Si de nombreuses études tendent à prouver qu'H_2S est neuroprotecteur (Qu, Lee et al. 2008), il est admis qu'H_2S joue un rôle modulateur complexe. Expérimentalement, H_2S s'est révélé un agent *scavenger* de H_2O_2, mais aussi du peroxynitrite (Whiteman, Cheung et al. 2005). H_2S est capable de générer, au niveau de certaines cellules, où sont présentes des peroxydases, des radicaux thiyls : les radicaux $HS^°$ et $S^°$. Il s'agit d'un chapitre de la biochimie radicalaire particulièrement complexe, ses effets au niveau neuronal, seraient associés à une production de glutathion réduit et par conséquent à une limitation des processus d'apoptose impliquant le stress oxydatif radicalaire.

En revanche, sur les processus ischémiques cérébraux mettant en jeu un évènement vasculaire, les conclusions sont beaucoup moins homogènes. Récemment, Wong et al. (Wong, Qu et al. 2006) ont démontré sur un modèle d'occlusion de l'artère cérébrale moyenne chez l'animal, que des inhibiteurs de la synthèse d'H_2S étaient capables de réduire l'étendue de l'infarctus cérébral.

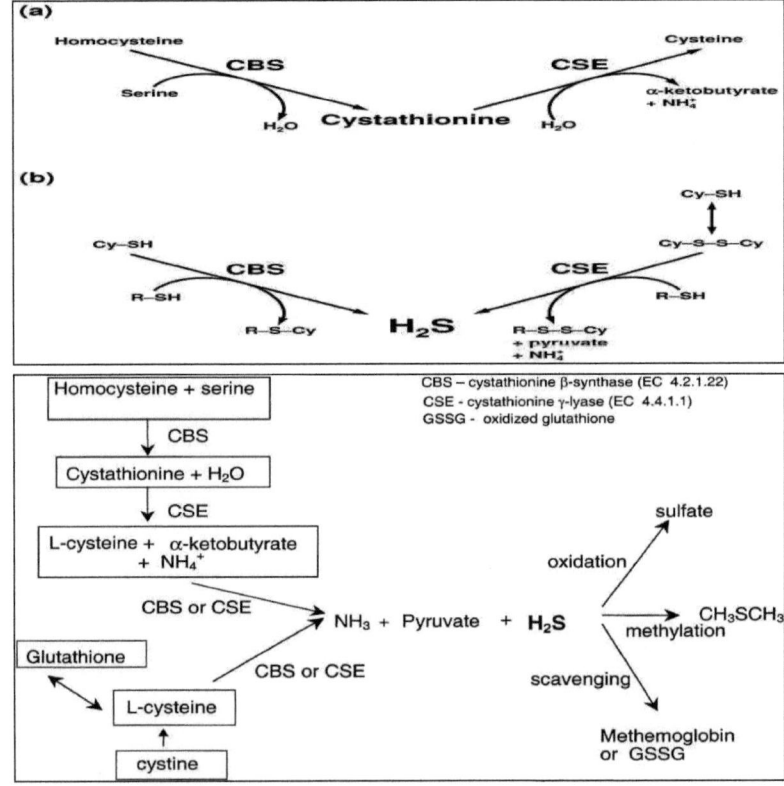

Figure 5 : Production endogène et métabolisme d'H_2S

D'après (Wang 2002) une production endogène d'H_2S, à partir de la L-cystéine dans une réaction catalysée soit par la cystathionine-β-synthase (CBS), soit par la cystathionine-γ-lyase (CSE)

Ce composé se comporterait alors comme un médiateur impliqué dans la survenue des dommages ischémiques cérébraux. Ces travaux demandent à être confirmés dans d'autres modèles expérimentaux d'ischémie cérébrale.

1.2.1 RÔLES D'H_2S DANS L'HYPOMETABOLISME INDUIT

En comparaison à l'état basal, au cours des états de choc, la consommation en oxygène est plus importante. Plutôt que d'augmenter l'apport en oxygène pour répondre à cette demande accrue, un état d'hypométabolisme permettrait par la diminution de la consommation d'oxygène de limiter la défaillance d'organes au cours de pathologies aiguës, comme le sepsis. L'hypothermie induite permet en diminuant le métabolisme d'améliorer le pronostic neurologique ou de préserver les tissus des lésions hypoxiques (Polderman 2008).

L'H_2S peut induire un état réversible d'hypothermie et d'hypométabolisme (Safar and Tisherman 2002; Nozari, Safar et al. 2004) notamment chez les rongeurs (Blackstone, Morrison et al. 2005; Blackstone and Roth 2007), ressemblant à un état d'hibernation (Wagner 2009). L'effet de l'H_2S comme inducteur d'hibernation a initialement été mis en évidence chez les espèces inférieures, notamment chez les nématodes (Padilla and Roth 2001; Padilla, Nystul et al. 2002; Nystul and Roth 2004), associant la diminution de la consommation et de la production d'énergie. Il pourrait permettre à des espèces non hibernantes de survivre à des contraintes extrêmes comme les changemants de température ou la privation d'oxygène. Ceci a été démontré sur des souris : l'inhalation de faibles doses (80 ppm) d'H_2S induit à la fois une dépression respiratoire, une bradycardie, une hypothermie et une baisse de la consommation d'oxygène sans baisse de la pression artérielle et du débit cardiaque (Blackstone, Morrison et al. 2005), avec un effet concentration-dépendante d'H_2S inhalé. L'effet est parfaitement réversible en quelques minutes à l'arrêt de l'administration du gaz et les souris ne présentent pas de troubles fonctionnels ou comportementaux à court et moyen terme. Une autre étude de l'équipe de Blackstone, réalisée chez la souris, suggère même qu'une exposition préalable de 20 minutes à H_2S suivie d'une période d'hypoxie réduit la demande en oxygène, permettant de survivre à des fractions inspirées en oxygène (FiO_2) extrêmement basses pendant quelques heures (Blackstone and Roth 2007).

Une étude complémentaire de l'équipe de Volpato et *al.* en 2008 traite du même sujet. Ils ont étudié, chez le rat, dans des conditions similaires à celles de l'équipe de Blackstone, les fréquences cardiaques et respiratoires, la température centrale et le niveau d'activité de l'animal. Tous les paramètres étudiés chutent de façon certaine. Toutefois ils ont constaté qu'il n'y avait pas de chute de pression artérielle associée. Cet état est rapidement réversible après l'arrêt de l'administration d'H_2S. L'expérience a été répétée avec une température ambiante plus élevée (35°C vs 27°C) : cette étude permet alors d'objectiver une augmentation de la PAM en rapport avec une diminution du débit cardiaque et un maintien du volume d'éjection systolique (VES). L'H_2S pourrait donc permettre de prévenir les lésions tissulaires liées à l'hypoxie.

Une partie des effets protecteurs d'H_2S pourrait être liée à l'hypothermie induite, celle-ci conférant en effet une résistance à l'hypoxie chez les souris (Minard and Grant 1982). Dans un modèle porcin d'occlusion aortique, Simon et *al.* ont montré qu'un prétraitement par H_2S diminue les lésions d'ischémie/reperfusion et la dysfontion rénale par une diminution de l'inflammation et du stress oxydant (Simon, Scheuerle et al. 2011). L'H_2S pourrait ainsi être utilisé comme agent protecteur au cours de pathologies responsables d'ischémie locale ou systémique.

Certaines études rapportent que l'hypothermie spontanée et le contrôle de la fièvre peuvent aggraver le pronostic de sepsis (Remick and Xioa 2006). D'autres études décrivent une diminution de l'inflammation (Hagiwara, Iwasaka et al. 2007) et une survie augmentée après une hypothermie induite dans le sepsis (L'Her, Amerand et al. 2006). Chez des souris anesthésiées subissant une opération chirurgicale, l'inhalation d'H_2S ou l'hypothermie seule diminuent la libération de cytokines pro-inflammatoires de façon comparable dans le tissu pulmonaire. La combinaison hypothermie-inhalation d'H_2S diminue significativement l'expression d'IL-6 (Wagner, Georgieff et al. 2011).

Cependant, cet effet métabolique n'est pas retrouvé chez les mammifères de taille supérieure. L'effet bénéfique d'H_2S en tant qu'inducteur d'hypothermie et d'hypométabolisme est actuellement remis en question. Haouzi (Haouzi 2011) critique le modèle murin d'hypothermie/hypométabolisme de Blackstone et al (Blackstone, Morrison et al. 2005; Blackstone and Roth 2007) en le comparant à un gros mammifère, l'homme. En réponse à l'hypoxie, les petits mammifères sont capables d'abaisser leur métabolisme basal, sans aucune intervention pharmacologique. Les souris ont un métabolisme 15 à 20 fois supérieur au métabolisme basal de l'homme, en raison d'une importante production d'énergie par la thermogénèse non-induite par les frissons (*nonshivering thermogenesis*) liée à l'activité des protéines découplantes. Ce mécanisme est nécessaire au maintien de l'homéothermie chez le petit mamifère, mais est absent chez les plus gros animaux ou chez l'homme adulte. L'H_2S pourrait avoir un effet métabolique direct chez le gros mammifère (Wagner 2009; Derwall, Francis et al. 2011; Wagner, Georgieff et al. 2011).

1.2.2 EFFET *IN VIVO* D'H_2S

Avec le NO et CO, H_2S est le troisième médiateur gazeux de l'organisme (Lowicka and Beltowski 2007). Comme les autres gasotransmetteurs, H_2S traverse librement les membranes cellulaires, sans transporteur spécifique. Dans l'organisme, sa demi-vie est très courte, de l'ordre de 15 minutes. Il existe trois voies de dégradation d'H_2S : le principal est l'oxydation mitochondriale d'H_2S en sulfate ; la deuxième voie est la méthylation cystolique, puis l'élimination hépatique ; la troisième voie est responsable en partie de sa toxicité puisqu'H_2S est capable de se fixer aux protéines et notamment à l'hemoglobine. Ses cibles d'action et ses effets sont très variés. En effet, H_2S a de nombreuses propriétés (Lowicka and Beltowski 2007; Szabo 2007) dans des champs d'action assez diversifiés, plus généralement au niveau cellulaire dans l'inflammation et l'apoptose (Baskar, Li et al. 2007).

> **Rôle dans la réaction inflammatoire**

H_2S exercerait à la fois des effets pro-inflammatoires et anti-inflammatoires (Elrod, Calvert et al. 2007; Li, Zhao et al. 2008; Sivarajah, Collino et al. 2009; Ganster, Burban et al. 2010).

Certaines études mettent en évidence le rôle anti-inflammatoire de l'H_2S. L'évènement le plus précoce dans l'inflammation est l'adhérence des leucocytes à l'endothélium vasculaire et leur migration dans les tissus sous-jacents **(Figure 6)**. L'utilisation d'inhibiteurs de la CSE augmente l'adhérence des leucocytes à l'endothélium et l'infiltration leucocytaire (Zanardo, Brancaleone et al. 2006), alors que les donneurs d'H₂S (NaHS) diminueraient l'inflammation médiée par les leucocytes.

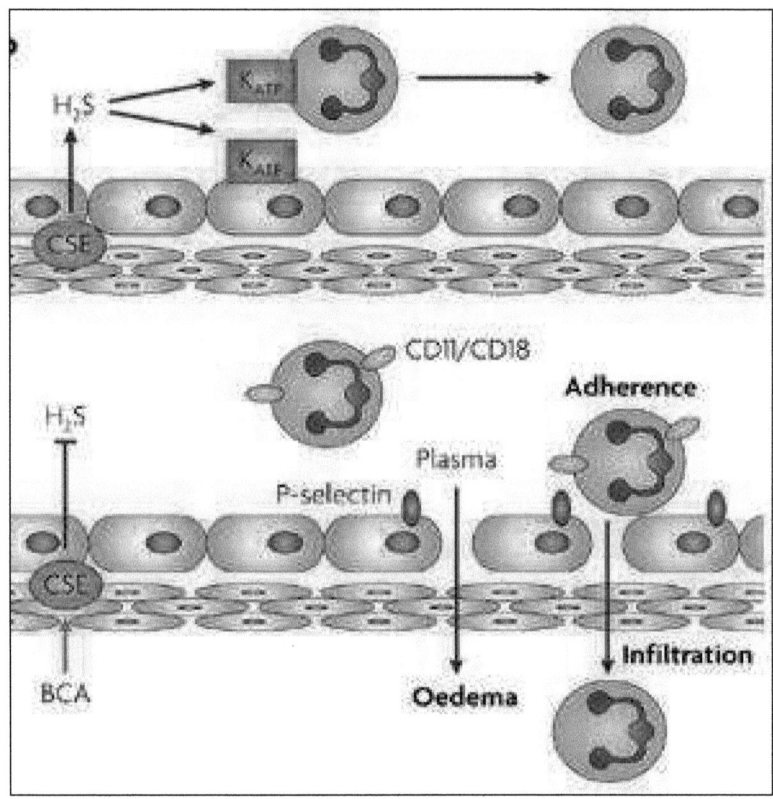

Figure 6 : Représentation schématique des mécanismes potentiels des effets protecteurs d'H₂S (Szabo 2007)

H_2S module le processus inflammatoire à l'interface leucocytes-endothélium. Dans des conditions physiologiques, H_2S est synthétisé dans les vaisseaux sanguins par la CSE qui est exprimée dans les cellules endothéliales et les cellules musculaires lisses. H_2S inhibe l'adhérence des leucocytes via l'activation des canaux K_{ATP} sur les leucocytes et l'endothélium. Lorsque la synthèse endogène d'H_2S est inhibée (par l'exemple avec la β-cyanoalanine, BCA), le roulement des leucocytes (« leukocytes rolling ») et l'adhésion à l'endothélium vasculaire sont augmentés, probablement dû en partie à une expression élevée des molécules d'adhésion sur les leucocytes (CD11/CD18) et les cellules endothéliales (P-sélectine). L'augmentation marquée de la perméabilité endothéliale provoque la formation d'œdèmes qui perdurent lorsque la synthèse d'H_2S est supprimée.

Dans un modèle de lésions pulmonaires chez des rongeurs, la NaHS diminue l'influx des neutrophiles au niveau pulmonaire et la production de cytokines pro-inflammatoires (Faller, Ryter et al. 2010). Chez la souris, le traitement par H_2S diminue la concentration tissulaire d'IL-1β et augmente celle d'IL-10, diminue l'oxydation des protéines dans le poumon et augmente la survie des souris (Li, Zhao et al. 2008). Des donneurs et des inhibiteurs d'H_2S ont été testés dans des modèles d'inflammation divers comme sepsis, le syndrome de détresse respiratoire par inhalation de fumée, ou encore la pancréatique aiguë. En effet, H_2S aurait également des propriétés intéressantes dans le choc septique (Hui, Du et al. 2003). Dans un modèle de choc septique par péritonite bactérienne chez la souris, Spiller et al ont montré qu'H_2S restaure la capacité de migration des neutrophiles vers le site infectieux et augmente la survie dans le sepsis sévère par un mécanisme dépendant des canaux potassiques ATP-dépendants.

De plus, les effets de l'H_2S sur l'inflammation pourraient aussi dépendre du choix du donneur et de la vitesse de formation d'H_2S : une libératon prolongée de faibles quantités d'H_2S serait alors plus efficace qu'une libération massive et courte pour réduire l'inflammation (Whiteman, Li et al. 2010). Cependant, la diversité des modèles et la grande variation des concentrations d'H_2S utilisées rendent ces résultats difficilement comparables. Ces disparités entre les résultats observés sont probablement dues à des différences méthodologiques (modèles animaux différents, modes et doses d'administration d'H_2S différents) et ne permettent pas de conclure sur ces rôles pro et/ou anti-inflammatoires (Wagner 2009). Il est envisageable que H_2S ait des propriétés différentes à faible et haute concentration (Szabo 2007).

> **Rôle dans l'apoptose**

Par ailleurs, H_2S peut réagir avec les espèces réactives d'oxygène et/ou les espèces nitrogénées, limitant leurs effets toxiques et atténuant leurs fonctions physiologiques. Plusieurs études rapportent les effets pro-apoptotiques d'H_2S (**Figure 7**). L'H_2S exogène induit de façon dose-dépendante l'apoptose via l'activation de la voie MAPK-ERK (mitogen activated protein kinase, extracellular signal-regulated kinases) (Yang, Sun et al. 2004) alors que l'activation d'ERK est généralement associée à un signal prolifératif et anti-apoptotique.

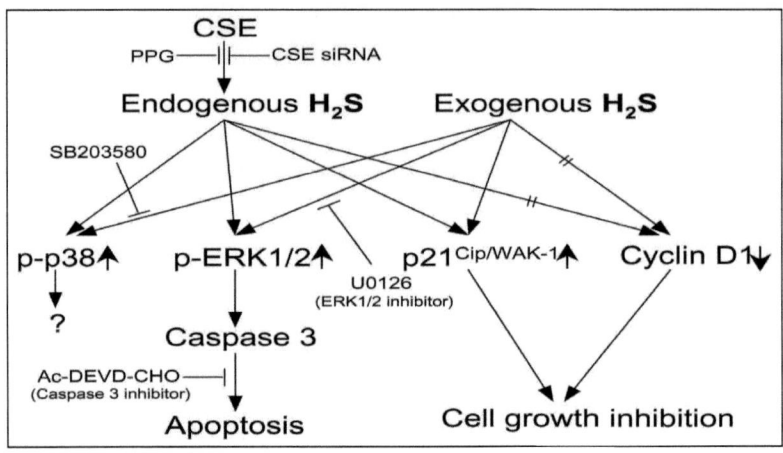

Figure 7 : Schéma des voies de transduction des signaux qui sous-entend les changements induits par H₂S sur la croissance cellulaire (Yang et al 2006).

Le préfixe « p » indique une forme phosphorylée.

L'H₂S endogène a également des effets pro-apoptotiques au niveau des cellules musculaires lisses surexprimant la CSE (Yang, Wu et al. 2006). L'utilisation d'un donneur d'H₂S, le NaHS sur des fibroblastes pulmonaires humains provoque des lésions de l'ADN dose-dépendantes et un arrêt du cycle cellaire (phase G1) initié par la stabilisation de la protéine p53, facteur de transcription impliqué notamment dans les processus d'apoptose (Baskar, Li et al. 2007). Certaines études sont en désaccord avec ces résultats : l'H₂S pourrait être neuroprotecteur en limitant les processus d'apoptose impliquant le stress oxydant (Kimura, Dargusch et al. 2006). En effet, grâce à son groupement -SH permettant la réduction des ponts disulfures et l'épuration des radicaux libres, à des concentrations micromolaires, H₂S a également des propriétés anti-oxydantes (Ganster, Burban et al. 2010).

> **Rôle dans l'endothélium**

Un effet endothélium-dépendant semble participer aux propriétés vasodilatatrices d'H₂S qui stimulerait la vasorelaxation NO-dépendante et inhiberait l'enzyme de conversion de l'angiotensine. Toutefois, l'interaction avec le NO reste mal comprise. D'un côté, il semberait qu'à faible concentration H₂S favorise l'inactivation de la captation de NO (Ali, Ping et al. 2006). De l'autre côté, H₂S serait un inducteur enzymatique de NO synthase (iNOS) (Laggner, Hermann et al. 2007). Le NO est connu pour ses propriétés de facteur relaxant dérivé de l'endothélium (*endothelial derived relaxing factor*, EDRF), responsable de la vasorelaxation des vaisseaux sanguins induite par l'acétylcholine. H_2S est également un facteur vasorelaxant endogène par l'activation des canaux potassiques ATP-dépendants et l'hyperpolarisation de la membrane des cellules musculaires lisses (Zhao, Zhang et al. 2001). H_2S endogène n'aurait pas un rôle vasodilatateur direct, mais jouerait un rôle dans la régulation de la production vasculaire et l'activité du NO (Ali, Ping et al. 2006; Elsey, Fowkes et al. 2010). La combinaison de NaHS avec donneur de NO inhibe l'effet vasorelaxant de l'acétylcholine et de l'histamine sur des anneaux d'aorte de rats. L'injection intraveineuse d'H_2S provoque une diminution de la pression artérielle chez le rat sans modification de la fréquence cardiaque et agirait spécifiquement au niveau du muscle lisse vasculaire (Zhao, Zhang et al. 2001). En effet, l'injection intraveineuse d'un donneur d'H_2S, le NaHS chez des rats anesthésiés est responsable d'une augmentation significative de la pression artérielle moyenne. Cette réponse est réduite en présence d'un inhibiteur de la NO synthase (L-NAME). L'H_2S endogène pourrait donc jouer un rôle dans la physiopathologie du choc. Hui et *al.* ont montré que la production d'H_2S est significativement augmentée dans les artères de rats en choc septique et endotoxinémique (Hui, Du et al. 2003). Dans un modèle de choc hémorragique non retranfusé chez le rat, des niveaux élevés d'H_2S plasmatiques sont observés. L'administration d'inhibiteur de la CSE permet une restauration partielle de la pression artérielle des rats en choc, de manière temps-dépendante (Mok, Atan et al. 2004) suggérant qu'H_2S a un rôle dans le choc hémorragique. Les inhibiteurs de la CSE pourraient constituer une approche thérapeutique mais reste le problème du choc hémorragique non retransfusé qui est bien loin de la pratique clinique (**Figure 8**).

H_2S est donc impliqué dans la régulation de la contractilité du muscle lisse vasculaire et aurait des propriétés vasodilatatrices, indépendantes de l'endothélium (Elsey, Fowkes et al. 2010). Cependant, certaines études attribuent à H_2S un rôle vasoconstricteur. Alors que les concentrations physiologiques sont de l'ordre de 50 à 160 mM, l'effet vasodilatateur d'H_2S est observé à des concentrations de 200 mM. Ali et *al.* ont montré qu'à faible concentration (10 à 100 µM) H_2S exerce un effet vasoconstricteur (Ali, Ping et al. 2006). Selon Dombkowski et al, H_2S peut être responsable d'une vasodilatation ou d'une vasoconstriction, selon les espèces et les organes considérés (Dombkowski, Russell et al. 2005). De plus, l'effet dépend de la concentration en oxygène : Koenitzer et al montrent qu'H_2S entraîne une contraction artérielle en présence d'une concentration en oxygène élevée et une relaxation à des concentrations en oxygène plus faibles. A des concentrations d'H_2S et d'oxygène physiologiques, H_2S aurait un effet vasorelaxant (Koenitzer, Isbell et al. 2007).

Les données de la littérature en ce qui concerne les états de choc sont également contradictoires. Dans un modèle de choc hémorragique non retransfusé, Mok et *al*. rapportent que les rats traités par des bloqueurs de la synthèse d'H_2S ont une pression artérielle moyenne augmentée (Mok, Atan et al. 2004) alors que des effets bénéfiques sur la survie des animaux ont été rapportés par Morrison et al (Morrison, Blackwood et al. 2008). Derwall et *al*. ont montré qu'H_2S entraîne une vasoconstriction pulmonaire dose-dépendante avec hypertension artérielle pulmonaire et vasodilatation systémique majeure (Derwall, Francis et al. 2011).

> **Rôle dans le myocarde**

La découverte des propriétés d'H_2S comme inducteur d'hibernation à la demande a suscité un grand intérêt dans son potentiel thérapeutique. Dans des myocytes en culture, des cœurs perfusés isolés et dans différents modèles animaux de ligature coronaire et reperfusion, H_2S entraîne une protection myocardique (Szabo 2007). Ces effets pourraient s'expliquer par la capacité d'H_2S à activer les canaux potassiques ATP-dépendants myocardiques. Chez l'animal et dans les cellules, l'inhibition de ces canaux se traduit par une diminution de l'effet cardioprotecteur de l'H_2S (Pan, Feng et al. 2006; Sivarajah, McDonald et al. 2006). Yong et *al*. ont montré que l'H_2S pouvait être impliqué dans l'augmentation de la production de NO en stimulant l'activité de l'eNOS (Yong, Lee et al. 2008). Par ailleurs, les effets cardioprotecteurs de l'H_2S pourraient initier la voie de RISKs (reperfusion injury salvage kinase) (Hu, Chen et al. 2008). L'administration d'H_2S exogène ou l'augmentation de la synthèse endogène d'H_2S permettrait de limiter les lésions d'I/R myocardiques (**Figure 8**).

Le rôle de l'H_2S endogène dans l'I/R myocardique n'est pas clairement établi (Elsey, Fowkes et al. 2010). Les effets bénéfiques du pré- et du postconditionnement impliquent la régulation de l'ouverture du pore de transition de perméabilité mitochondriale (mPTP), élément clé de la physiopathologie des lésions cellulaires liées à la reperfusion. Si celui-ci est maintenu fermé au moment de la reperfusion, les lésions cellulaires sont considérablement réduites.

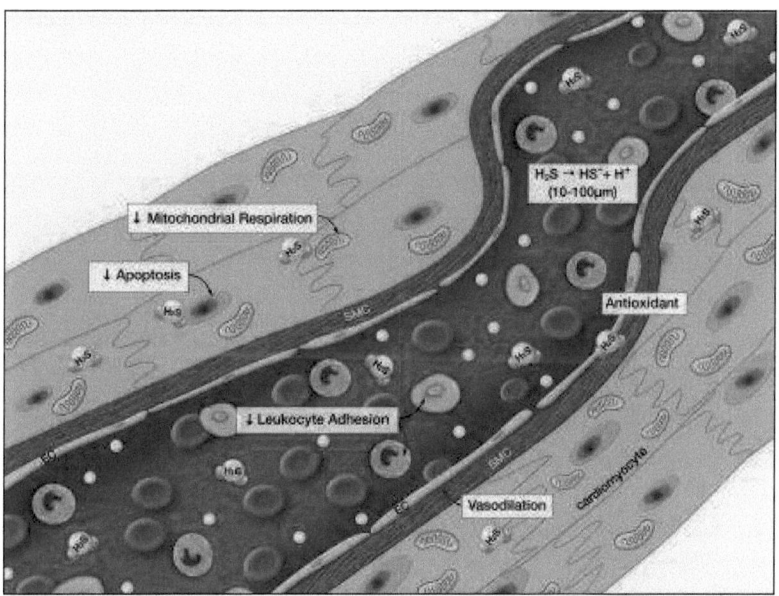

Figure 8 : Résumé des actions physiologiques d'H$_2$S, un profil idéal pour la protection du système cardiovasculaire contre les états pathologiques (Lefer et al. 2007).

H$_2$S est produit à des concentrations de l'ordre de 10-100 µM et exerce un certain nombre d'effets sur le système cardiovasculaire : vasodilatation, inhibition des interactions endothéliales des leucocytes dans la circulation, effet anti-oxydant, inhibition de l'apoptose cellulaire et inhibition de la respiration mitochondriale.

H$_2$S exogène améliorerait la dysfonction myocardique associée à une I/R et réduirait les dommages de la muqueuse gastrique (Fiorucci, Distrutti et al. 2006). Johansen et al ont montré que l'H$_2$S exogène limite la taille de l'infarctus de façon concentration dépendante après I/R myocardique chez le rat, via l'activation des canaux potassiques ATP-dépendants (Johansen, Ytrehus et al. 2006). L'administration de très faibles doses d'H$_2$S juste avant la reperfusion permettrait de limiter la taille de l'infractus et de préserver la fonction ventriculaire gauche chez la souris (Elrod, Calvert et al. 2007). Une diminution de 47% de la taille de l'infractus après 45 minutes d'occlusion de la coronaire gauche et 72 heures de reperfusion a pu être observée. Alors que ces résultats ont été observés sans induire d'hypothermie, l'atténuation des lésions myocardiques passerait par la préservation de la fonction mitochondriale et de l'intégrité de ses membranes.

> **Rôle dans la mitochondrie**

La mitochondrie est l'une des cibles intracellulaires d'H_2S. En inhibant la respiration mitochondriale, H_2S entre en compétition avec l'oxygène au niveau du cytochrome c oxydase, réduisant alors la consommation cellulaire d'oxygène. L'inhibition de la chaîne respiratoire mitochondriale jouerait un rôle dans la diminution de la taille de la zone infarcie par diminution des ROS et augmentation de l'activité du complexe I et du complexe II de la chaîne respiratoire. Des effets réversibles d'H_2S sur la chaîne mitochondriale ont été démontrés *in vivo* et *in vitro* chez le rat. En effet, en inhibant de façon réversible le cytochrome c oxydase du complexe IV, H_2S bloque la chaîne repiratoire et la production d'ATP.

Par cette voie, il exerce à la fois ses effets toxiques et peut provoquer un état d'hibernation selon les concentrations. L'activation des canaux potassium ATP-dépendants est l'un des mécanismes d'action essentiels d'H_2S puisque, chez des animaux qui reçoivent un bloqueur des canaux K^+_{ATP}-dépendants, l'effet cardioprotecteur d'H_2S est atténué (Sivarajah, Collino et al. 2009). Cette voie est impliquée dans les effets bénéfiques observés lors du préconditionnement à l'I/R, la cardiomyoprotection, et pourrait induire une vasodilatation (Zhang, Zhi et al. 2007). Un autre mécanisme possible de l'action cytoprotectrice sur la fonction mitochondriale est sa capacité à moduler la respiration mitochondriale durant la reperfusion. L'inhibition de la respiration étant connue pour protéger des lésions dues à l'I/R permet de limiter la production de radicaux libres et préserver la fonction mitochondriale (Chen, Camara et al. 2007). Cette étude met en évidence que la fonction et la structure mitochondriale sont préservées après un infractus chez des souris traitées avec H_2S. H_2S est capable d'inhiber la progression de l'apoptose après une I/R en diminuant l'activation la caspase (**Figure 7**). Dans un modèle d'I/R myocardique, l'équipe de Elrod (Elrod, Calvert et al. 2007) a montré que H_2S, administré de manière dose dépendante à des souris, joue un rôle de cardioprotection. Cette protection est accompagnée par une diminution de l'inflammation cardiaque, une inhibition de la respiration mitochondriale, une préservation des fonctions mitochondriales *in vitro* et de l'intégrité des membranes *in vivo*.

> ## Rôle dans le rein

Les effets bénéfiques d'H_2S ont été mis en évidence dans des modèles d'I/R sur le poumon (Wagner, Georgieff et al. 2011), le système nerveux (Kimura and Kimura 2004), le foie (Jha, Calvert et al. 2008) et le rein (Tripatara, Patel et al. 2008). Il joue également un ou des rôles au niveau du tractus intestinal (Fiorucci, Distrutti et al. 2006), du sytème nerveux (Qu, Chen et al. 2006).

Plusieurs études ont suggéré que l'H_2S endogène et exogène protégerait le rein des lésions d'I/R. Au cours d'épreuves de clampage de l'artère rénale chez le rat, Tripatara et al ont démontré que le blocage de la production endogène d'H_2S par un inhibiteur de CSE est délétère sur la fonction rénale (Tripatara, Patel et al. 2008). Dans le même expérience, l'effet néphroprotecteur d'un donneur d'H_2S, le NaHS, administré 15 minutes avant le clampage bilatéral des artères rénales a été mis en évidence 6 heures après la reperfusion. L'effet bénéfique est observé aussi bien au niveau de la fonction rénale qu'au niveau histologique où les lésions de nécrose tubulaire aiguë sont moins importantes (Tripatara, Patel et al. 2008). Xu et al (2009) a étudié si la dysfonction rénale pouvait être liée à une diminution de l'activité de CBS dans le rein. Une diminution significative d'H_2S et une augmentation de créatinine sérique ont été observées chez les rats ayant subi une ischémie rénale. L'effet néphroprotecteur d'H_2S a également été mis en évidence chez de plus gros animaux, comme le porc (Simon, Scheuerle et al. 2011). Ces modèles sont principalement fondés sur des épreuves de clampage de l'artère rénale et ne reflètent que partiellement la complexité de la réponse inflammatoire systémique et la réalité du choc hémorragique.

L'effet d'H_2S et ses mécanismes d'action sur le rein dans le choc hémorragique ont très peu été étudiés. En 2011, Chai et al a étudié l'effet d'H_2S administré juste avant la reperfusion sur un modèle murin de choc hémorragique contrôlé. Les auteurs ont rapporté un effet bénéfique d'H_2S aussi bien sur l'hémodynamique globale que sur la fonction rénale. Cependant, le niveau de PAM après la reperfusion n'étant pas équivalent dans les deux groupes, il est difficile d'établir si l'effet sur la fonction rénale est à attribuer aux propriétés propres d'H_2S, ou à l'amélioration de la perfusion rénale.

L'hydrogène sulfuré aurait également des propriétés anti-hypertensives. En effet, H_2S active les canaux K^+_{ATP}-dépendant dans ces cellules, conduisant à une hyperpolarisation membranaire, une réduction de l'influx calcique voltage-dépendant et une vasorelaxation (Zhang, Zhi et al. 2007). En plus de cette capacité à induire une vasorelaxation, H_2S contrôle la pression artérielle en régulant l'excrétion sodée. Bien que l'existence d'une synthèse rénale soit connue depuis de nombreuses années, l'effet rénal de ce gaz était complètement ignoré. Récemment, Xia et al (2009) ont rapporté qu'un donneur d'H_2S exerçait un effet diurétique, natriurétique et kaliurétique. Ainsi, H_2S agirait de façon similaire au furosémide en inhibant le co-transporteur $Na^+/K^+/2Cl^-$ (NKCC) situé au niveau de la branche ascendante de Henlé (Beltowski 2011).

2. HYPOTHESES ET OBJECTIFS DU TRAVAIL

Après la synthèse des différents travaux qui se sont intéressés aux effets du sulfure d'hydrogène (H_2S), nous avons distingué que l'H_2S plus connu pour être un gaz toxique de l'environnement (Couch, Martin et al. 2005), est aussi synthétisé de manière endogène (Lowicka and Beltowski 2007) et est associé à un certain nombre d'effets physiologiques variés, aux propriétés à la fois pro- et anti-inflammatoires (Li, Zhao et al. 2008). En effet, l'administration d'H_2S permettrait de réduire la taille d'un infarctus du myocarde dans certaines circonstances et d'induire une cardioprotection suite au mécanisme d'ischémie-reperfusion myocardique (Sivarajah, McDonald et al. 2006). Inversement, Mok et *al.* (2004) ont rapporté les effets hémodynamiques de l'inhibition de la synthèse d'H_2S par PAG, avec une restauration rapide de la pression artérielle moyenne (PAM) et de la fréquence cardiaque (FC) dans un modèle de choc hémorragique non réanimé chez le rat.

Cette discordance entre les effets bénéfiques potentielles d'H_2S et les effets bénéfiques de son inhibition ont conduit à la première partie de notre étude. Notre hypothèse basée sur ces mécanismes d'action est qu'H_2S administré au moment de la reperfusion a un effet bénéfique sur l'hémodynamique et le métabolisme tissulaire en diminuant la production de NO et de radicaux libres de l'oxygène. Pour le démontrer, nous avons mis au point un modèle d'ischémie-reperfusion par choc hémorragique puis nous avons étudié les effets d'H_2S et d'un inhibiteur de sa synthèse (PAG) sur l'hémodynamique, le lactate plasmatique, l'anion superoxyde, le NO ainsi que ses métabolites.

Parmi ses nombreuses propriétés, H_2S agit aussi sur les canaux potassiques dépendant de l'ATP (K_{ATP}) dans les cellules musculaires lisses des parois des vaisseaux et les cardiomyocytes. L'action vasculaire d'H_2S par cet intermédiaire devrait être une hypotension.

Nous avons émis comme deuxième hypothèse qu'un bolus d'H_2S après l'administration *in vivo* de PNU-37883A, inhibiteur pore-spécifique des canaux K^+_{ATP}, pourrait, par ses mécanismes cellulaires et moléculaires induire une amélioration hémodynamique.

3. MATERIELS ET METHODES

3.1 EXPERIMENTATION ANIMALE

Les animaux ont été traités en accord avec la réglementation française et européenne concernant l'expérimentation animale. Des rats males Wistar (325 ±15 g ; Dépré, Saint Doulchard, France) ont été hébergés dans des conditions contrôlées (pièce thermorégulée à 22 °C et éclairée 12 heures sur 24, animalerie réglementaire) et de stress minimal. Les animaux ont eu accès libre à l'eau et à la nourriture.

Quatre groupes de 7 rats ont été étudiés i) le groupe sham, ii) le groupe de choc hémorragique HS, iii) le groupe HS+NaHS et iv) le groupe HS+PAG.

Des enveloppes de randomisation ont été préparées avant le début du protocole et une enveloppe était tirée au sort au début de chaque manipulation. Un 2ème expérimentateur préparerait le bolus (produit testé ou sérum physiologique), afin de réaliser ce test en « double aveugle ». Un bolus de NaHS (0.2 mg/kg de poids, concentration 0,04 µg/ml) a été injecté 10 min avant la reperfusion (soit à la 50ème minute).

3.2 PROCEDURE CHIRUGICALE

Chaque rat a été anesthésié par administration intrapéritonéale de thiopental (Hospira SAS, France). L'animal a ensuite été installé sur le dos puis un rasage chirurgical a été réalisé sur les zones d'incision, le cou et le Scarpa gauche. Les extrémités de l'incision ont été le bord supérieur du cartilage glottique et la fourchette sternale. Ensuite, nous avons trachéomisé sous le deuxième anneau trachéal puis le rat a été ventilé au moyen d'une sonde d'intubation de 3,5 mm (tracheal tube, Lo-Contour® Murphy) connectée à un respirateur (Harvard Appartus ®, rodent ventilator 683). Un capteur de débit ultra son (Transonic® Flowprobe) a été posé sur la carotide gauche. Des cathéters ont été introduits par voie chirurgicale dans l'artère et la veine fémorale gauche afin d'enregistrer la pression artérielle.

Le capteur de débit et la tête de pression ont été connectés à un ordinateur PC qui a retransmis des courbes au moyen d'un logiciel IOX (Emka Technology, France).

Après cette phase initiale de conditionnement, le rat est stabilisé pendant 20 minutes avant de débuter le choc hémorragique. Les rats présentant une PAM inférieure à 100 mmHg sont exclus de l'étude.

3.3 CARACTERISATION DU CHOC DANS LES MODELS EXPERIMENTAUX UTILISES

> *Choc hémorragique : phase d'ischémie*

Un volume de sang était retiré à la seringue par voie artérielle (6-10mL environ pour des rats de 300-340g) sur une durée de 10 min jusqu'à atteindre 40±2 mmHg de pression artérielle moyenne (PAM). Le sang est conservé à 37°C dans des seringues héparinées (200 UI d'héparine, soit 0.04mL pour une seringue de 10mL). La PAM est maintenue à 40 mmHg pendant 60 minutes. Si la PAM baisse en dessous de 38 mmHg une réinjection de sang est effectuée. A l'inverse, si la PAM est supérieure à 42 mmHg une exsanguination supplémentaire est réalisée.

> *Retransfusion: phase de reperfusion*

Après le maintien du choc pendant 60 minutes (**Figure 9**), l'intégralité du sang prélevé depuis le début de la manipulation est retransfusé au rat par voie veineuse sur une durée de 10 minutes.

> *Sacrifice de l'animal et prélèvements*

A la fin de l'expérimentation, les rats sont sacrifiés par une dose létale de thiopental. Des prélèvements sanguins sont réalisés au moment de sacrifice de l'animal puis centrifugés (10 minutes à 4000 tours/min) pour le dosage sérique de nitrite/nitrate. Des échantillons de cœur et d'aorte sont prélevés immédiatement puis congelés dans l'azote liquide (-80°C) afin d'évaluer l'effet de NaHS par biologie moléculaire (RT-PCRq).

Parallèlement à cela, des fragments de cœur et d'aorte sont prélevés puis congelés dans l'azote liquide (-80°C) afin de mesurer le stress oxydant par la technique de Résonance Paramagnétique Nucléaire (RPE), par des dosages de monoxyde d'azote (NO) et d'anion superoxyde (O_2^-).

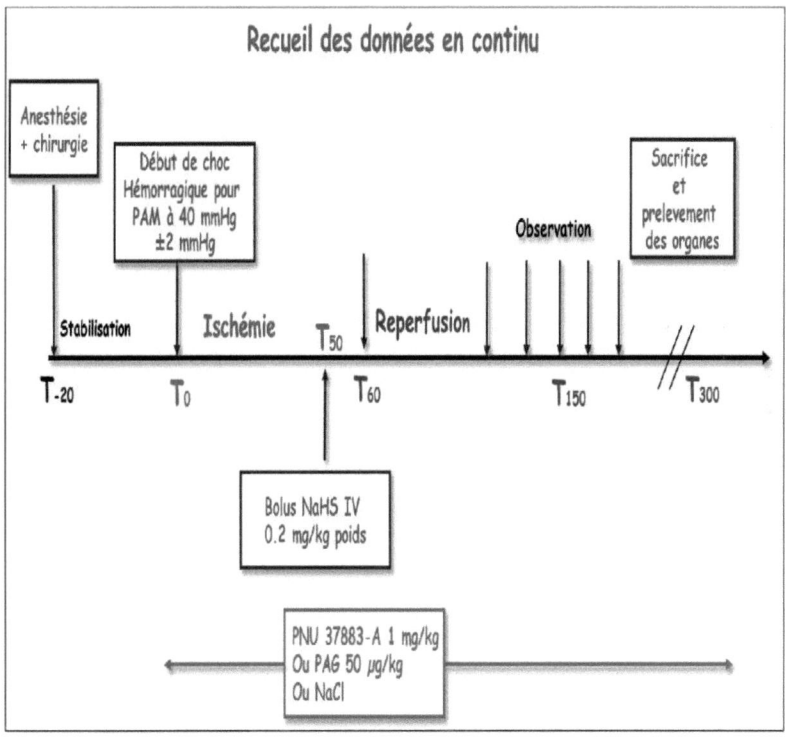

Figure 9 : Synopsis de l'étude.

3.4 ETUDE *IN VIVO*

3.4.1 EVALUATION DES EFFETS DU SULFURE D'HYDROGENE SUR LA PRESSION ARTERIELLE ET LE DEBIT SANGUIN AORTIQUE

Le début du choc hémorragique marque le temps T_0 de l'enregistrement des différentes données (première mesure donc réalisée à -20 min). La durée de l'expérimentation est de 300 minutes à compter de T_o. Un recueil des données est effectué toutes les 10 minutes pour la PAM, la fréquence cardiaque, le débit carotidien et la température.

3.4.2 MODULATION PHARMACOLOGIQUE

Pour diverses raisons, nous avons choisi d'utiliser le sulfure d'hydrogène sous forme de NaHS. En effet, le produit fourni sous forme anhydre a été dissout dans du soluté salé isotonique, sous hotte afin d'éviter les émanations de gaz toxique pour obtenir une solution mère à 1 mol/L de NaHS. Ensuite nous avons réalisé des dilutions successives, jusqu'à l'obtention d'un produit à 40 mmol/L, administré sous forme de bolus intraveineux. Cette forme a été choisie pour faciliter son utilisation sous forme d'aliquots de 5ml. NaHS est injecté à la 50ème minute du choc.

Le PNU-37883A (guanidine; chlorhydrate de 4-morpholinecarboximidine-N-1-adamantyl-N'-Cyclohexyl) et le PAG (DL-propargylglycine) ont été dissous séparement dans un mélange 1:1 de DMSO. L'administration de PNU ou PAG selon le groupe a été faite à la dose de 1 mg/kg pour PNU (1mg/1ml c.à.d 0,35ml/h pour un rat de 350 g) et 50 µg/kg pour PAG, après 15 minutes de stabilisation, soit 5 minutes avant le début du choc hémorragique, et ce pour le reste de la durée du protocole.

3.5 ETUDE *EX VIVO*

3.5.1 DETERMINATION DU pH ARTERIEL ET DE LA LACTATEMIE

Une gazométrie artérielle est effectuée au début du choc hémorragique (prélèvement de 0.5 ml sur l'artère fémorale), puis à la 70ème minute et en fin de manipulation. Les gaz du sang ont permis la mesure du pH, de la PaO_2, de la $PaCO_2$, de la SaO_2, du lactate et de l'excès de base en utilisant l'appareil de mesure ABL 735, Radiometer, Copenhague, Danemark.

3.5.2 MESURE DU NO AORTIQUE ET DE L'ANION SUPEROXYDE PAR RESONANCE PARAMAGNETIQUE ELECTRONIQUE (RPE)

Grâce à sa spécificité et sa grande sensibilité, la résonance paramagnétique électronique (RPE), ou résonance de spin électronique (RSE), est l'une des seules techniques qui permet la détection, l'identification et la quantification des espèces paramagnétiques, parmi lesquelles figurent les radicaux libres intervenant dans une multitude de réactions chimiques telles que l'oxydation. La RPE est une technique spectroscopique basée sur la mesure et l'interprétation de phénomènes de transitions de niveaux énergétiques des électrons soumis à un champ magnétique.

La plupart des espèces radicalaires ont une demi-vie trop courte (de la microseconde à la nanoseconde) pour pouvoir être détectées directement et nécessitent une stabilisation préalable à leur étude en RPE. La technique du *spin trapping*, ou capture de spin, permet de stabiliser le radical libre à l'aide d'un piégeur moléculaire, appelé *spin trap*. La réaction de piégeage produit un nouveau composé paramagnétique, résultant de la liaison covalente du *spin trap* avec le radical libre concerné, plus stable et d'une durée de vie considérablement augmentée. Ce composé, lui aussi radicalaire, appelé *spin adduct* ou *adduit*, est détectable en spectroscopie RPE.

Des ligands organiques ont été synthétisés, caractérisés puis appliqués à la complexation du fer(II) pour développer des piégeurs de spin spécifiques du NO et de l'anion superoxyde O_2^-.

➢ *Quantification du NO*

Ainsi, nous avons utilisé le complexe de diéthyldithiocarbamate ferreux ($Fe(DETC)_2$) pour déterminer la quantité de NO produit au niveau des échantillons aortiques. Ce dernier, en réagissant quantitativement avec le NO pour former un complexe paramagnétique, présente un signal caractéristique en spectroscopie RPE. L'intensité du signal RPE est proportionnelle à la quantité d'espèce paramagnétique $Fe(DETC)_2$-NO présente dans l'échantillon, et donc proportionnelle à la quantité de NO produit. Le complexe $Fe(DETC)_2$ étant insoluble dans l'eau pure, la solution de $Fe(DETC)_2$ a été réalisée en présence de BSA.

Ainsi, les échantillons aortiques ont été incubés pendant 30 minutes dans un tampon Krebs- HEPES contenant de la BSA (20,5 g/L), du $CaCl_2$ (3 mM) et de la L-arginine (0,8 mM). Le NaDETC (3,6 mg) et le sulfate ferreux heptahydraté $FeSO_4,7H_2O$ (2,25 mg) ont été dissous séparément dans 10 ml de tampon Krebs-HEPES glacé sous bullage d'azote gazeux, puis leur mélange a permis d'obtenir une solution colloïdale jaune pâle-brun opalescente de $Fe(DETC)_2$ (0,4 mM). La solution de $Fe(DETC)_2$ a immédiatement été ajoutée aux échantillons aortiques, suivie d'une incubation pendant 45 min à 37°C. Les échantillons ont ensuite été immédiatement congelés dans l'azote liquide. Le spectre RPE des échantillons a été enregistré à 77 K (puissance micro-ondes 10 mW, modulation d'amplitude 1 mT et de fréquence 100 kHz, temps de balayage 60 s, nombre de scans 5) en utilisant un vase Dewar. Les niveaux de NO ont été exprimés en amplitude du signal par rapport au poids sec de l'échantillon (Amplitude / Wd).

➢ *Quantification d'O_2^-*

La production d'anion superoxyde a été mesurée de façon analogue par spectroscopie RPE en

utilisant le *spin trap* 1-hydroxy-3-méthoxycarbonyl-2,2,5,5-tétraméthyl-pyrrolidine (CMH, Noxygen, Allemagne).

Les échantillons aortiques ont été incubés dans une solution de Krebs-HEPES contenant de la 1-hydroxy-3-méthoxycarbonyl-2,2,5,5-tétraméthylpyrrolidine (CMH, Noxygen, Allemagne) (500 µM), de la déféroxamine (25 µM) et du DETC (5 µM) à température constante (37°C) pendant 1 heure. La réaction a été stoppée en plaçant les échantillons dans la glace. Les échantillons ont ensuite été congelés dans l'azote liquide et analysés dans un vase Dewar par spectroscopie RPE. Le spectre RPE des échantillons a été enregistré à 77 K (puissance microondes 1 mW, modulation d'amplitude 0,5 mT et de fréquence 100 kHz, temps de balayage 60 s, nombre de scans 60). Les résultats ont été exprimés en amplitude du signal par rapport au poids sec de tissu (Amplitude / Wd).

3.5.3 MESURE DU TAUX DE CYTOKINES PAR ELISA
(Enzyme-Linked Immunosorbent Assay)

Les cytokines (IL-6 et TNF-α) ont été dosées par la technique ELISA (Enzyme Linked ImmunoSorbent Assay), c'est une technique immuno-enzymatique de détection qui permet de visualiser une réaction antigène/anticorps grâce à une réaction colorée produite par l'action sur un substrat d'une enzyme préalablement fixée à l'anticorps. Le système est ensuite révélé par l'addition d'un substrat qui se transforme en produit générant une densité optique qui sera mesurée.

Les avantages de la technique sont l'utilisation d'anticorps monoclonaux qui rend la détection spécifique, et la quantification grâce à la réalisation d'une gamme d'étalonnage.

3.5.4 ETUDE DE LA REACTIVITE VASCULAIRE PAR MYOGRAPHIE

➢ *Réactivité vasculaire*

On entend par vasomotricité la propriété qu'ont les vaisseaux de faire varier leur diamètre grâce à la mise en jeu d'éléments élastiques et musculaires constitutifs de leur paroi. Cette capacité d'adaptation est le résultat d'un contrôle nerveux, humoral et hémodynamique. La classification actuelle permet de distinguer deux types d'artères en fonction de leurs différences structurales et fonctionnelles :
– les artères de conductance ou élastiques, de gros calibre (chez l'homme de 1 à 2 cm de diamètre), très élastiques du fait de leur composition élevée en élastine (environ 40%) et dont la fonction principale est le transport du sang. L'aorte, en particulier, joue un rôle capital dans la transformation du débit pulsatile à la sortie du coeur en un débit continu dans les petites artères puis dans les capillaires. La conduction sanguine suppose le maintien de l'intégrité de la paroi artérielle.
– les artères de résistance ou musculaires, sont classiquement définies comme des artères de diamètre inférieur à 300 µm, beaucoup moins élastiques (seulement 10% d'élastine), contenant comparativement une plus grande proportion de cellules musculaires lisses, et jouant un rôle prépondérant dans la régulation systémique de la pression artérielle pour une distribution optimale du sang dans chaque tissu.

Le contrôle de l'activité contractile et relaxante de la paroi vasculaire résulte de l'action sur le muscle lisse vasculaire de médiateurs d'origine nerveuse (noradrénergiques vasoconstricteurs, cholinergiques vasodilatateurs) ou endocrinienne (adrénaline vasoconstricteur,...) et de facteurs paracrines libérés localement (comme le NO vasodilatateur).

➢ *Principe technique*

Deux tiges métalliques sont insérées dans la lumière du vaisseau aortique prélevé, tandis que deux fils sont glissés dans la lumière du vaisseau mésentérique. L'une d'elles est reliée à un support dont la position peut être modifiée grâce à un micromètre. L'autre tige ou fil métallique est reliée à un capteur de force (jauge de contrainte, mesure de force isométrique) connecté à un amplificateur et à un système d'acquisition et de traitement des données **(Figure 10)**. Chaque segment est immergé dans une cuve de 10 ml contenant une solution physiologique de la composition suivante : 119 mM NaCl - 14,9 mM $NaHCO_3$ - 4,7 mM KCl - 2,5 mM $CaCl_2$ - 1,2 mM $MgSO_4$ 7 H_2O - 1,18 mM KH_2PO_4 - 5,5 mM glucose. Le pH est de 7.4, la solution est bullée avec un mélange de 95% O_2 et 5% CO_2 et rincée toutes les 15 min. Les segments d'aorte thoracique sont étirés à une tension de 9 mN, et les segments mésentériques à 4 mN, ce qui permet le développement d'une tension suffisante pour qu'ils puissent à nouveau exercer leur activité vasomotrice. Ils sont ensuite soumis à l'action de différents agents pharmacologiques vasoconstricteurs (phényléphrine, L NAME,...) ou vasodilatateurs (acétylcholine) à différentes concentrations et la contraction ou relaxation du vaisseau est enregistrée en continu (Miksa, Wu et al. 2007).

> *Mesures ex vivo par myographie.*

A la fin de protocole, les segments d'aorte et d'artères mésentériques (SMA) (de 200 à 230 µm de diamètre) ont été soigneusement disséqués et montés sur un myographe (danois Myo technologie, Arhus, Danemark) selon le schéma de la **figure 10**.

Après une période de stabilisation de 20 minutes, la contraction maximale des vaisseaux a été mesurée en deux étapes : dépolarisation dans un bain de KCl (100 mM), puis contraction au KCl (100 mM) + phényléphrine (10 µM).

La courbe « concentration-réponse » à la phényléphrine a été déterminée par l'administration de cet agoniste vasoconstricteur cumulatif (1 nM à 100 µM) et a permis de déterminer la concentration de phényléphrine produisant un niveau égal de contraction dans les différents groupes.

Pour étudier le rôle du NO sur l'implication des canaux potassiques (K_{ATP}), les expériences de réactivité vasculaire ont été menées en présence ou en l'absence de l'inhibiteur 1400W de l'iNOS (100 µM).

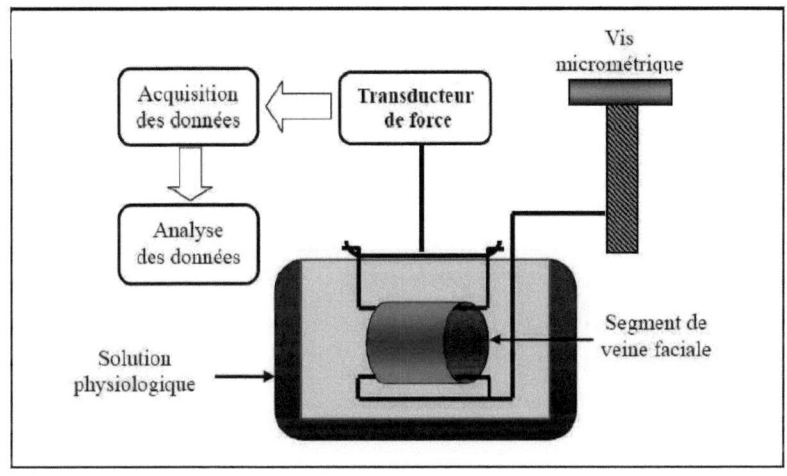

Figure 10 : Représentation schématique d'un myographe

3.5.5 ANALYSE DE L'EXPRESSION DES ARN MESSAGERS D'iNOS ET DES SOUS-UNITES DES CANAUX POTASSIQUES VASCULAIRES K^+_{ATP} PAR PCR QUANTITATIVE EN TEMPS REEL.

Au terme de chaque expérimentation, ont été notamment prélevées l'aorte et les SMA. Ces vaisseaux ont été immédiatemment congelés dans l'azote liquide puis conservés à -80 °C dans l'attente de l'analyse en biologie moléculaire.

Nous avons réalisé une réaction en chaîne par polymérase (PCR pour *Polymerase Chain Reaction*) afin d'étudier l'influence de l'état de choc hémorragique expérimental sur l'expression des ARNm des sous-unités vasculaires des canaux K_{ATP}, soit Kir6.1 et SUR2B, au niveau de l'aorte, des artères mésentériques. Par ailleurs, l'expression vasculaire de l'ARNm de la iNOS a également été déterminée.

> *Extraction des ARN totaux*

Les ARN totaux ont été extraits et purifiés à l'aide d'un protocole couplant une extraction par Trizol/chloroforme et une purification sur colonne (RNeasy Mini Kit, Quiagen S.A., Saint Ulis, France). Pour chaque échantillon, le tissu a été broyé dans l'azote liquide puis homogénéisé dans 1 mL de Trizol (Euromedex, Souffelweyersheim, France). Après ajout de 200 µL de chloroforme, homogénéisation et incubation pendant 3 minutes à température ambiante (TA), une centrifugation [12 000 g, 15 min, +4°C] a permis d'isoler et de collecter les ARN restés exclusivement dans la phase aqueuse supérieure. Après ajout d'un volume égal d'éthanol 70 %, les ARN totaux ont ensuite été purifiés sur colonne, traités par de la DNase I (Quiagen) [30 U – 15 min - TA], puis de nouveau purifiés sur colonne. Enfin, les ARN ont été élués par de l'eau RNase free.

> *Evaluation quantitative et qualitative des ARN extraits*

La concentration en ARN totaux a été déterminée par mesure de l'absorbance à 260 nm (BioPhotometer, Eppendorf, Le Pecq, France) [on estime qu'une unité d'absorbance à 260 nm correspond à 40 µg/mL d'ARN]. De plus, le ratio des absorbances A_{260}/A_{280} a permis de rendre compte de la pureté des échantillons et d'une éventuelle contamination par des protéines ou par les solvants utilisés lors de l'extraction. Ce ratio doit être compris entre 1,8 et 2,0 pour garantir la pureté de l'extraction de l'ARN.

L'intégrité des ARN extraits a été confirmée par migration électrophorétique sur gel d'agarose à 0,8 % contenant 0,5 µg/mL de bromure d'éthidium (BET, Sigma Aldrich) et distinctions des trois bandes correspondantes aux ARN ribosomaux (28S - 18S et 5,8S) après visualisation sous UV (Bio-Rad Gel Doc 1000, Bio-Rad, Marnes-la-Coquette, France). La **figure 11** rapporte l'un des gels réalisé (migration d'ARN extraits à partir d'échantillons myocardiques)

> *Transcription inverse (Reverse Transcription ou RT)*

La transcription inverse a été effectuée avec l'iCycler (Bio-Rad). Cette étape a permis la synthèse d'ADN complémentaire (ADNc) à partir d'1 µg d'ARN total sous l'action d'une enzyme, la reverse transcriptase. Les ARN ont été préalablement dénaturés [95°C – 2 min] puis figés dans la glace. Pour chaque échantillon, le mix de RT a été préparé sur la glace avec des concentrations finales de 1 mM de dNTP (Fermentas, saint Rémy Les Chevreuse, France), 0,5 µM d'oligod(T)$_{18}$, 1 U/µL de RNase inhibitor (Fermentas), 1x de Buffer (Fermentas), 10 U/µL de MuLV Reverse Transcriptase (Fermentas) et de l'eau RNase free pour ajuster le volume réactionnel final de RT à 20 µL.

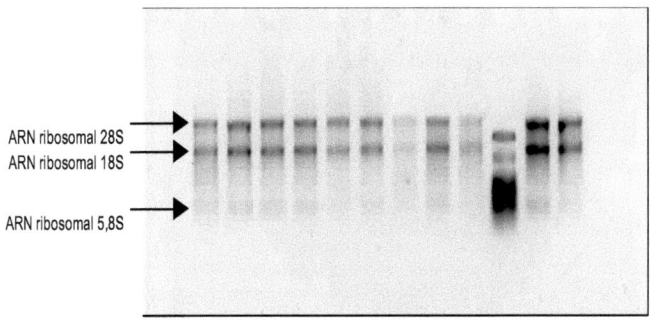

Figure 11 : Migration électrophorétique d'ARN totaux extraits de cœur et contrôle de leur intégrité sur gel d'agarose 0,8 %.

L'échantillon n°10 montre des ARN dégradés avec présence de smears. Les ARN donnant ce type d'image après migration n'ont pas été étudiés par RT-PCR. Les autres puits présentent des ARN intègres avec présence des 3 ARN ribosomaux (28 - 18 et 5,8S). Le but n'étant pas ici de quantifier mais de contrôler l'intégrité des ARN extraits, les dépôts ont été faits à volume égal et non à quantité égale d'où les différences d'intensité observées entre les échantillons.

Au cours de chaque RT, un contrôle négatif a été inclus en remplaçant la reverse transcriptase par de l'eau RNase free afin de détecter une éventuelle contamination des ARN extraits par de l'ADN génomique après réalisation de la PCR. L'ADNc a été synthétisé à 42°C pendant 90 minutes suivi de 10 minutes à 70°C de manière à inactiver la MuLV Reverse Transcriptase. Les échantillons d'ADNc ont été conservés à -20°C dans l'attente de la réalisation de la PCR quantitative en temps réel.

> *PCR quantitative en temps réel*
- **Principe**

La PCR est une technique d'amplification exponentielle d'un segment d'ADN d'un gène cible (amplicon) par un procédé d'extension d'amorces (**Figure 12**). Elle consiste à utiliser deux amorces oligonucléotidiques complémentaires des extrémités 3' des deux brins d'ADN encadrant ainsi la séquence à amplifier. Sous l'action de l'ADN polymérase, chaque amorce est allongée dans le sens 5'3' d'une séquence complémentaire du brin matrice. La répétition des cycles de température aboutit à une amplification exponentielle de la séquence cible considérée.

La technique de PCR en temps réel permet de détecter les produits de PCR par fluorescence au cours de chaque cycle et en temps réel. Cette technique présente l'avantage de permettre une quantification reproductible, d'une grande sensibilité et d'être rapide.

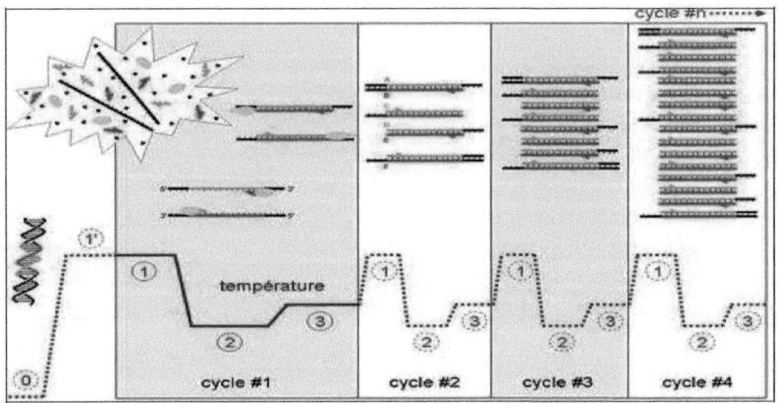

Figure 12 : Evolution de la température et des différents types de brin d'ADN au cours des 4 premiers cycles de la PCR.

Les amorces sont représentées en orange et l'amplicon en rose.
- *Phase 1' : phase de dénaturation initiale ;*
- *Phase 1 : phase de dénaturation ;*
- *Phase 2 : phase d'hybridation ou d'appariement des amorces ;*
- *Phase 3 : phase d'élongation du brin d'ADN matrice par les amorces.*

Les Taq Polymérases utilisées à l'heure actuelle ont une bonne efficacité à des températures de l'ordre de 60°C, ce qui permet de travailler pour l'élongation à la même température que l'hybridation.

- **Choix du gène de référence**

L'utilisation du gène de référence permet de normaliser les variations quantitatives (processus d'extraction non reproductible, dosage des ARN extraits, efficacité de la RT) et qualitatives (conservation des ARN) entre les échantillons.

Le gène de référence idéal devrait être exprimé à un taux constant dans toutes les cellules, taux qui ne devrait pas être modifié par les conditions expérimentales. Par ailleurs, son expression devrait se faire à un niveau proche de celui de la cible à étudier. Après avoir testé deux gènes de référence, que sont la GAPDH et la β-Actine, nous avons choisi d'utiliser le gène de la bêta-actine, celui-ci présentant le moins de variation entre les échantillons.

- **Choix des amorces**

La séquence des gènes à amplifier (β-Actine, Kir6.1, SUR2B et iNOS) a été déterminée à partir de la NCBI GenBank (http://www.ncbi.nlm.nih.gov/). Puis, chaque paire d'amorces a été dessinée à l'aide du logiciel Primer3 (http://frodo.wi.mit.edu/cgi-bin/primer3/primer3 www.cgi) de manière à ce qu'elles soient les plus efficaces et spécifiques possible (**Tableau 3**). La spécificité des amorces ainsi obtenue a été évaluée par le logiciel d'alignement de séquences BLAST (http://www.ncbi.nlm.nih.gov/blast/). Les couples d'amorces utilisées sont répertoriés dans le **tableau 4**.

Avant l'analyse, nous avons dû vérifier la spécificité des amorces choisies pour le type de tissu extrait (aorte). Ceci a été vérifié d'une part grâce à la courbe de fusion réalisée après chaque PCR. Les différentes courbes de fusion n'ont montré qu'un pic de température. D'autre part, la migration sur gel d'agarose à 2 % des produits post-PCR n'a montré qu'un seul amplicon pour chaque couple d'amorce et ce quel que soit le tissu étudié. Nous avons également vérifié que la taille de ces amplicons correspondait bien à celle attendue. La **figure 13** rapporte, pour exemple, un gel correspondant à la migration des amplicons obtenus après amplification du gène de la bêta-actine dans le tissu étudié.

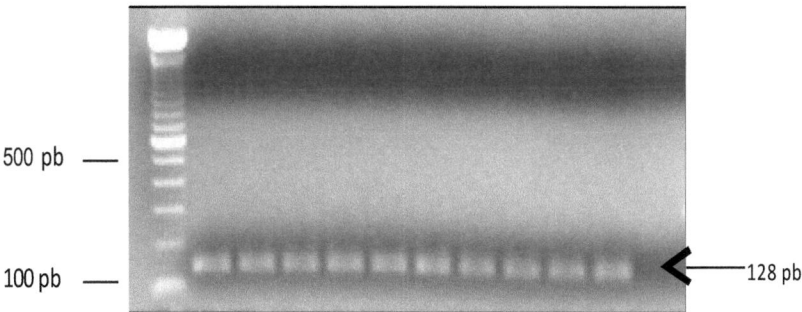

Figure 13 : Migration électrophorétique des produits post-PCR du gène de la β-actine sur gel d'agarose a 2%.
On observe bien une seule bande correspondant à un unique amplicon et qui se situe à la taille attendue de 128 paires de bases.

Longueur des amorces	20 – 25 bases
Teneur en GC des amorces	40 – 60 %
T_m des amorces	60 – 62 °C
Taille de l'amplicon	50 – 200 paires de bases
Localisation des amorces	entre différents exons ou à la jonction exon-intron (évite la co-amplification d'ADN genomique contaminant)

Tableau 3 : Critères de choix des amorces utilisées au cours de la PCR quantative.

Gène	NCBI GenBank	Amorce sens (5'-3')	Amorce antisens (3'-5')	Amplicon (pb)
Kir6.1	D42145/KCNJ8	GAAGAGTGGCCTGGAGTCTG	CGCAGAAGTGAATGACCTGA	58
SUR2B	AF087838	GTATGCCTGGGAGCACATTT	GGTTTCAGGTTGTTGCCACT	183
iNOS	NM_012611	AGGGAGTGTTGTTCCAGGTG	TCTGCAGGATGTCTTGAACG	81
β-Actine	NM_031144	CCTCTATGCCAACACAGTGCTGTCT	GCTCAGGAGGAGCAATGATCTGA	128

Tableau 4 : Gènes d'intérêt, amorces spécifiques et taille de l'amplicon

- **Protocole**

Les PCR en temps réel ont été effectuées grâce au MyiQ™ Single-Color Real-Time PCR Detection System (Bio-Rad). À 5 µL de l'ADNc à amplifier ont été ajoutés 12,5 µL d'iQ™ SYBR® Green Supermix (Bio-Rad), ainsi que 10 µM des amorces sens et antisens (Eurogentec, Angers, France) correspondant à la séquence d'intérêt et de l'eau RNase free pour ajuster le volume final total à 25 µL. Chaque plaque de PCR comporte pour chaque gène étudié (ADNc remplacé par de l'eau RNase free), le contrôle négatif de la RT et un étalon interne (ADNc de cœur de rat) de manière à pallier les variations inter-plaques.

Les conditions de PCR ont été les suivantes : une activation de la TaqPolymerase « Hot Start » à 95°C pendant 3 minutes, suivies de 40 cycles d'amplification (dénaturation à 95°C pendant 10 secondes puis hybridation et élongation des amorces à 62°C pendant 30 secondes). Puis au terme de chaque PCR, une courbe de fusion a été programmée (incrément de température par pas de 0,5°C de 60 à 95°C).

- **Vérification de la taille des amplicons et de la spécificité des couples d'amorces**

Dans un premier temps, la courbe de fusion établie au terme de chaque PCR a permis de contrôler la spécificité des amorces. En effet, la dérivée de cette courbe doit présenter un pic unique correspondant à la température de déshybridation des brins d'ADN, caractéristique d'un amplicon donné (**Figure 14**).

Dans un deuxième temps, la migration des produits post-PCR sur gel d'agarose à 2 % contenant 0.5 µg/ml de BET nous a permis la vérification de la taille des amplicons obtenus et un contrôle ultime de la spécificité de nos amorces.

- **Quantification relative du niveau d'expression des gènes cibles**

L'unité de quantification utilisée en PCR en temps réel est le Ct (Threshold cycle ou cycle seuil), correspondant au cycle de PCR pour lequel la fluorescence dépasse de manière
significative le bruit de fond. Il est corrélé aux nombres de copies initiales d'ADN cible selon la formule : $X = X_0 (1+E)^{Ct}$ où X est la quantité d'ADN au cycle Ct, X_0 la quantité d'ADN initiale et E l'efficacité de la PCR. Le Ct est calculé par un logiciel intégré au thermocycleur. L'efficacité de chaque couple d'amorces a été déterminée par l'établissement de gammes étalon (dilutions au 10ème d'un ADNc de l'aorte de rat, gammes en 6 points passés en double), et doit être comprise entre 95 et 105%.

La quantification utilisée est dite relative car elle exprime le niveau d'expression des gènes cibles chez les rats malades par rapport à celui chez les rats contrôles et est normalisée par l'expression du gène de référence (bêta-actine) dans ces différents groupes. L'efficacité des amorces des gènes cibles n'étant pas la même que celle du gène de référence, nous avons quantifié par la méthode de Pfaffl, grâce au logiciel Bio-Rad, selon la formule :

$$\text{Ratio normalisé} = E_{(\text{gène cible})}^{\Delta Ct(\text{contrôle-choc})} / E_{(\text{gène de référence})}^{\Delta Ct(\text{contrôle-choc})}$$

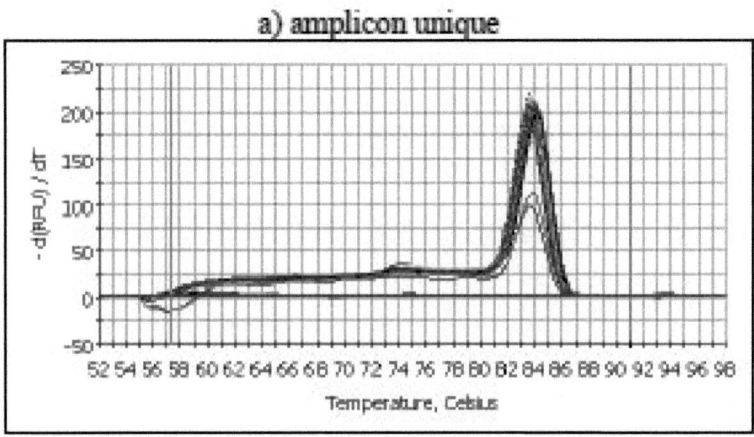

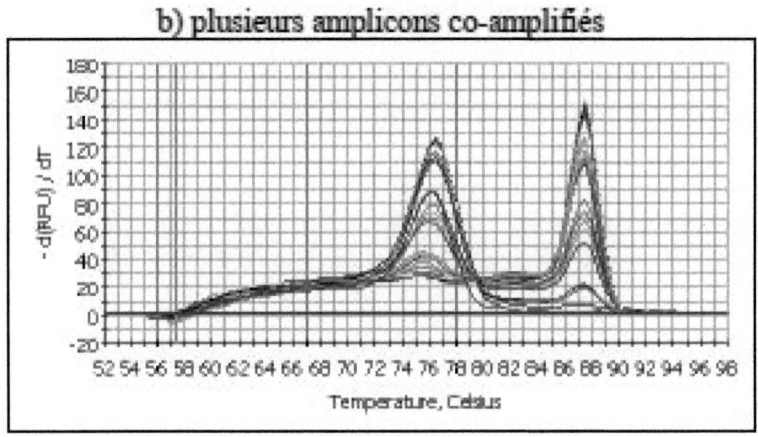

Figure 14 : Exemples de courbe de fusion

3.5.6 ANALYSE DE L'EXPRESSION PROTEIQUE PAR WESTERN BLOT.

Nous avons étudié l'influence de l'état de choc hémorragique sur l'expression protéique d'iNOS, et des protéines clés pour certaines voies de signalisation, au niveau de l'aorte et des artères mésentériques.

> *Extraction des protéines*

Les vaisseaux congelés ont été broyés dans l'azote liquide puis homogénéisés dans 200 µl de solution de lyse des protéines (Cell Lysis Buffer, Cell Signaling Technology, USA) contenant un comprimé d'inhibiteurs de protéases (complete Mini-EDTA free, Roche diagnostics, Meylan, France). Les échantillons ont ensuite été centrifugés [12 000g − 15 min - +4°C] et les surnageants collectés. Les protéines extraites ont été dosées grâce au kit DC protein assay (Bio-Rad), puis préparées à la concentration voulue dans le bleu de migration [25 µl de bleu XTSB + 5 µl d'agent réducteur + eau qsp 100 µl] (Bio-Rad). Les protéines ont été conservées à -80°C.

> *Western Blot*

• **Electrophorèse sur gel de polyacrylamide**

Après chauffage préalable [95°C - 5min], les protéines de chaque échantillon ont été séparées en fonction de leur taille par électrophorèse sur gel de polyacrylamide en présence de sodium dodécylsulfate (Criterion XT Bis-Tris Gel 4-12%, Bio-Rad). Pour chaque gel, ont été déposés le marqueur de poids moléculaire (Page Ruler PreStained Protein Ladder Plus, Fermentas), et 15 µg de protéines issues de l'aorte et des SMA par puits. L'électrophorèse s'est déroulée à 150 V le temps nécessaire à la migration des protéines (Criterion Cell, Bio-Rad).

• **Transfert sur membrane de polyfluorure de vinylidène (PVDF)**

Afin de rendre les protéines accessibles à la détection par anticorps, celles-ci ont été transférées sur une membrane de PVDF (Millipore, Saint Quentin-en-Yvelines France), préalablement activée par du méthanol. Le transfert a été réalisé en milieu liquide (**Tableau 5**) à 80V pendant 90 minutes (Criterion Blotter, Bio-Rad). L'efficacité du transfert a été vérifiée par coloration de la membrane au rouge Ponceau (Sigma Aldrich).

• **Blocage ou saturation**

Le blocage des sites d'interactions non spécifiques entre la membrane et les anticorps a été réalisé par incubation de la membrane avec une solution de lait écrémé (Régilait) dilué à 5% dans du TBS-T 0,1% (**Tableau 5**) pendant 1h30 à température ambiante.

Tampon de transfert 10X		Tampon de transfert 1X		TBS-T 0,1%	
Tris-base 15,6 mM	19,3g	Tp de tran 10X	100 ml	Tris-base 0,1 M	12,1 g
Glycine 120 mM	90 g	Méthanol 20 %	200 ml	NaCl 0,15 M	8,76 g
				Tween 0,1 %	1 ml
H_2O	qsp 1l	H_2O	qsp 1l	H_2O	qsp 1l
pH	8,3			pH	7,6

Tableau 5 : Comparaison des tampons utilisés dans le western blot.

- **Détection des protéines**

Les anticorps ont été dilués dans du lait écrémé dilué à 5% dans du TBS-T 0,1%. Les conditions d'utilisation des anticorps sont indiquées dans le tableau 6.

Selon la masse moléculaire de la protéine d'intérêt (**Tableau 6**), l'incubation de l'anticorps primaire a eu lieu sur les membranes (iNOS, p-AKT, p-eNOS, p-p38, p-SAPK/JNK, p-p44/42 (ERK), α-tubuline) [+4°C - sur la nuit]. Après lavage par du TBS-T 0,1% [5x5min], les membranes ont été incubées avec les anticorps secondaires spécifiques conjugués avec la horseradish peroxydase (HRP) [1 heure – TA]. Après lavage par du TBS-T 0,1% [5x5min], ces membranes ont pu être révélées (se reporter au paragraphe suivant).

Par la suite, la membrane a été strippée [20 minutes – 37 °C] avec du Restore™ Western Blot Stripping Buffer (Thermofisher Scientific, Illkirch, France) et les protéines totale ont été détectée de la même manière que décrit précédemment afin de normaliser les éventuelles variations quantitatives de protéines chargées dans chaque puits.

- **Révélation par chimiluminescence**

Nous avons procédé à la détection des protéines par incubation des membranes [5 min – TA] avec du SuperSignal West Femto (Thermofisher Scientific). Les membranes ont été scannées par une caméra CDD (Las-4000, Fujifilm, Clichy, France) et les images chimiluminescentes obtenues ont été numérisées.

Anticorps primaires	PM proteine cible	Facteur de dilution	Anticorps secondaire/HRP	Facteur de dilution
Anti-iNos	140 kDa	1/1000	Polyclonal sheep anti-mouse IgG (GE Healthcare)	1/2500
Anti-phospho-eNOS (Ser1177) rabbit	140 kDa	1/1000	Polyclonal donkey anti-rabbit IgG (GE Healthcare)	1/2500
Anti-eNOS rabbit	140 kDa	1/1000	Polyclonal donkey anti-rabbit IgG (GE Healthcare)	1/2500
Anti-phospho-AKT (Ser473) rabbit	60 kDa	1/1000	Polyclonal donkey anti-rabbit IgG (GE Healthcare)	1/2500
Anti-AKT (C73H10) rabbit	60 kDa	1/1000	Polyclonal donkey anti-rabbit IgG (GE Healthcare)	1/2500
Anti-phospho-p38 MAPK (Thr180/Tyr182) mouse IgG1 monoclonal	43 kDa	1/1000	Polyclonal sheep anti-mouse IgG (GE Healthcare)	1/2500
Anti-p38 MAPK rabbit	43 kDa	1/1000	Polyclonal donkey anti-rabbit IgG (GE Healthcare)	1/2500
Anti-phospho-SAPK/JNK (Thr183/Tyr185) mouse IgG1 monoclonal	46 kDa phospho –JNK1 54 kDa phospho-JNK2/3	1/2000	Polyclonal sheep anti-mouse IgG (GE Healthcare)	1/2500
Anti-SAPK/JNK rabbit	46 kDa JNK1 54 kDa JNK2/3	1/1000	Polyclonal donkey anti-rabbit IgG (GE Healthcare	1/2500
Anti-phospho-p44/42 MAPK (ERK1/2) (Thr202/Tyr204) rabbit	42, 44 kDa	1/1000	Polyclonal donkey anti-rabbit IgG (GE Healthcare	1/2500
Anti-p44/42 MAPK (ERK1/2) rabbit	42, 44 kDa	1/1000	Polyclonal donkey anti-rabbit IgG (GE Healthcare	1/2500
Anti-α-tubulin mousse IgG1 monoclonal, clone B-5-1-2 (Sigma Aldrich)	55 kDa	1/4000	Polyclonal sheep anti-mouse IgG (GE Healthcare)	1/2500

Tableau 6 : Anticorps utilisés au cours du western blot

- **Quantification**

Chaque bande a été analysée par densitométrie grâce au logiciel MultiGauge 4.0 (Fujifilm). La quantité relative de chaque protéine cible a ainsi été déterminée par rapport à celle de la tubuline, protéine exprimée en théorie de manière constante dans les tissus.

3.5.7 DOSAGES DES NITRITES ET NITRATES SERIQUES PAR LA TECHNIQUES DE GRIESS.

Il s'agit d'une réaction de diazotation en deux étapes : les nitrites forment un sel de diazonium avec l'acide sulfanilique qui est ensuite couplé avec une amine, le N-naphtyléthylène diamine, pour donner un colorant azoïque qui absorbe à 540 nm. L'échantillon déprotéinisé est incubé à 37 °C pendant 10 min avec l'acide sulfanilique (25 mM) dissous dans HCl (1,3 mM) et avec la N-naphtyléthylène diamine (1,8 mM).

> *Déprotéinisation des échantillons*

La déprotéinisation des échantillons est nécessaire car la turbidité due à la présence de protéines entraîne une interférence sur la réaction de Griess. Ainsi, on obtient des résultats faussement augmentés si l'échantillon n'est pas déprotéinisé. La déprotéinisation a été réalisée par filtration. La filtration est pratiquée à partir de 500 µL d'échantillon (centrifugation 10000 g pendant 20 min à + 20 °C). La détermination des nitrites/nitrates est directement réalisée à partir du filtrat obtenu.

> *Réduction des nitrates en nitrites*

La réaction de Griess permet uniquement la mesure des nitrites. Les nitrates devront donc être préalablement réduits en nitrites pour être quantifiés. La concentration ainsi mesurée représente la somme des nitrites et des nitrates. La méthode utilisée pour transformer les nitrates en nitrites est basée sur une réaction enzymatique à l'aide du nitrate réductase.

La réduction enzymatique sur plaque consiste à faire incuber 50 µL d'échantillon pendant 30 min à 37 °C avec le nitrate réductase (280 µM), et le NADPH (2 µM) dans un tampon phosphate (25 mM, pH 7,4).

> *Standards*

Les courbes de calibration sont préparées à partir d'une solution mère de $NaNO_2$ ou de KNO_3 (200 mM) par dilutions successives dans l'eau. Six points de gammes sont ainsi préparés : 0 ; 2,5 ; 5 ; 10 ; 20 et 50 µM.

3.6 ANALYSES STATISTIQUES

Les valeurs numériques obtenues pour chaque groupe ont été caractérisées par leur moyenne assortie de leur déviation standard (S.D.). Les données ont été analysées en utilisant, le cas échéant, l'analyse de variance à un facteur, ou *one-way ANOVA*, l'analyse de variance pour mesures répétées ou l'analyse de variance à deux facteurs, ou *two-way ANOVA* (le temps et le traitement étant considérés comme des variables indépendantes). Lorsque l'analyse de variance n'a pas permis de conclure que les moyennes des groupes étaient identiques, d'autres comparaisons par paires ont été réalisées en utilisant le test de Dunnett, pour l'effet du temps, et la correction de Bonferroni, pour les effets du traitement à des moments précis. Les différences ont été considérées comme statistiquement significatives lorsque le pourcentage de signification $p < 0,05$. Toutes les analyses statistiques ont été effectuées avec le logiciel GraphPadPrism 4 (GraphPad Software, San Diego, CA, USA).

4. RESULTATS

4.1 CARACTERISATION DU CHOC HEMORRAGIQUES DANS LES MODELES EXPERIMENTAUX UTILISES

Le groupe du choc hémorragique « HS », présente une PAM et un débit aortique abdominal significativement diminués par rapport au groupe « Sham ». De même, nous avons noté une acidose lactique (pH artériel significativement diminué et une hyperlactatémie dans le modèle de choc par rapport aux contrôles), autre caractéristique de l'état de choc **(Tableau 7)**.

Une hyporéactivité vasculaire dans le groupe HS est induite par un bolus de 1 µg / kg de noradrénaline. La réactivité vasculaire est entièrement restaurée suite à l'administration de 1400 W, un inhibiteur sélectif de la iNOS, ainsi que le PNU-37883A, un inhibiteur vasculaire des canaux K^+_{ATP} **(Figure 15)**. L'I/R a été associée à une augmentation de l'expression génique et protéique de l'iNOS, Kir6.1 et SUR2B au niveau thoracique et mésentérique **(Tableau 8)**. Les taux de nitrite de plasma/nitrate (NOx), de TNF-α et d'IL-6 sont également augmentés au cours du choc. L'ensemble de ces critères nous a permis de valider nos modèles comme modèles de choc hémorragiques par ischémie-reperfusion.

	Sham (n=6)	HS (n=6)
PAM (mmHg)	149 ± 12	114 ± 9*
DC (ml/min)	4,9 ± 0,6	3,3 ± 0,9*
pH	7,43 ± 0,1	7,15 ± 0,3*
Lactates (mM)	1,6 ± 0,1	6,98 ± 0,2*

Tableau 7 : Paramètres hémodynamiques.
*Caractérisation hémodynamique et métabolique des différents groupes d'animaux (pression artérielle moyenne (PAM), débit carotidien (DC), pH et lactates). *p < 0.05 vs sham*

		HS (n=7)
iNOS	Thoracique	15±6
	Mésentérique	25±7
Kir6.1	Thoracique	21±5*
	Mésentérique	7±2*
Sur2B	Thoracique	12±7*
	Mésentérique	3±0,3*

Tableau 8 : Expression génique d'iNOS, Kir6.1 et SUR2B normalisé avec le groupe Sham.
*P < 0.05, différence significative entre HS et Sham.

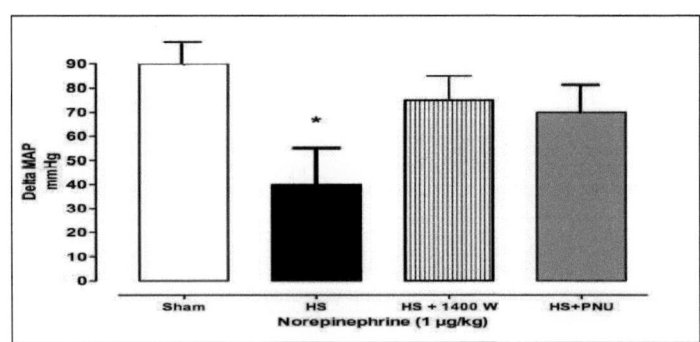

Figure 15 : Effet du 1400W et PNU sur la réponse vasculaire *in vivo* dans le groupe HS apres injection d'un bolus de 1 µg/kg de noradrénaline.

*Valeurs exprimées en moyenne ± écart type (n=7 par groupe). * p < 0.05, différence significative entre HS et les autres groupes*

4.2 EFFET DE NaHS SUR LES PARAMETRES HEMODYNAMIQUES

Sur le plan hémodynamique, aucune différence significative n'est observée entre les différents groupes au cours de l'état de choc hémorragique. La retransfusion, après le choc hémorragique (HS) et quel que soit le groupe, n'a pas permis la restauration de la pression artérielle moyenne (PAM) en comparaison avec le groupe Sham (**Figure 16A**).

A T_{300} min, nous avons observé une augmentation significative de la PAM dans le groupe traité au NaHS, par rapport au groupe « HS », de même le temps de survie est significativement plus important dans le groupe traité au NaHS par rapport au groupe HS. Il y a une diminution significative ($p < 0,05$) de la PAM dans le groupe traité au PAG « HS + PAG » versus le groupe« HS ».

Par ailleurs, nous n'avons observé aucune différence significative entre les groupes « HS» et « HS + NaHS ». De même, l'administration de PAG au groupe « HS + PAG » n'a pas permis d'améliorer le débit carotidien (**Figure 16B**). Les variations de fréquence cardiaque de chaque groupe sont rapportées dans la **figure 16C**. À la fin des traitements, nous n'avons pas observé de différence significative de la fréquence cardiaque entre les groupes « HS + NaHS » « HS + PAG » et « HS ».

4.3 EFFET DE NAHS SUR LES PARAMETRES METABOLIQUES

La production de lactate à un échelon local ou régional constitue un indicateur fiable de l'ischémie pour la majorité des organes (à l'exception du foie). L'acidose lactique est en général définie par une lactatémie supérieure à 5 mmol/l et une acidose métabolique (pH < 7,25).

Le choc hémorragique suivi de reperfusion a provoqué à T_{300} min (fin de l'expérience), une augmentation majeure de la lactatémie (1,6±0,05 vs 6,98±2 mmol/L) (p<0,05). Cette hyperlactatémie est fortement diminuée dans le groupe NaHS (3,0±0,7 mmol/L) (p< 0.05). Le PAG ne modifie pas l'hyperlactatémie induite par le choc (**Figure 17A**).

Après la reperfusion (T_{70} min), nous avons observé une diminution significative du pH jusqu'à 6,98 ± 0,1 dans le groupe de choc hémorragique « HS » par rapport au groupe contrôle « Sham » (**Figure 17B**). L'administration de NaHS dans le groupe « HS + NaHS » a augmenté significativement le pH (7,11 ± 0,1) en comparaison au groupe « HS » (6,98 ± 0,1). Par ailleurs, dans les groupes « HS +PAG », PAG n'a pas eu d'effet sur le pH (6,97 ± 0,1) par rapport au groupe « HS ».

Dans chaque groupe, y compris le groupe « HS », entre T_{70} et T_{300} min, nous avons observé une amélioration du pH. Le traitement par NaHS a permis d'augmenter le pH qui est passé de 7,15 ± 0,3 à 7,24 ± 0,2. Une amélioration du pH est aussi observée dans le groupe traité au PAG.

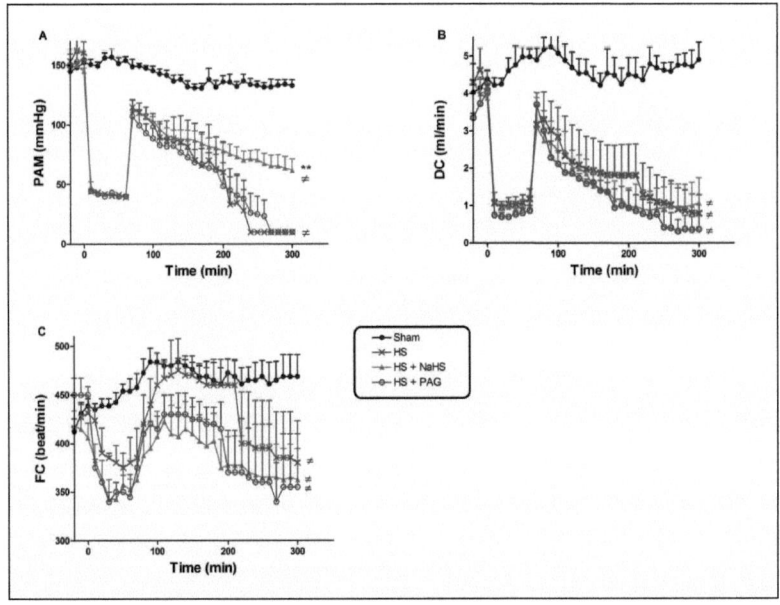

Figure 16 : Effet de NaHS sur la pression artérielle moyenne (PAM) (A), Débit carotidien (DC) (B) et Fréquence cardiaque (FC) (C).

Evolution de la pression artérielle moyenne (PAM), débit Carotidien (DC) et Fréquence cardiaque (FC) des groupes « Sham », « HS », « HS + NaHS », et « HS + PAG », au cours des 300 minutes de l'étude. Les données sont exprimées sous forme moyenne ± écart-type (M ± SD), n = 6 rats pour chaque groupe. **p<0.001 vs « HS », ≠p<0.001 vs Sham

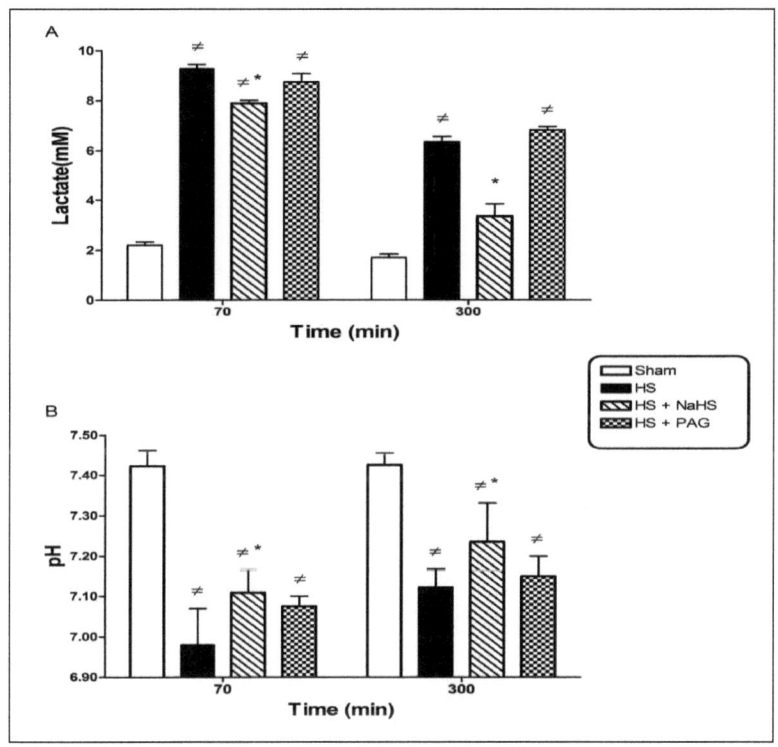

Figure 17 : Effet de NaHS sur le taux de lactates (A) et du pH (B).

*Evolution des lactates et du pH dans les groupes Sham, HS, HS + NaHS et HS+PAG à T70, et T300 min. Les données sont exprimées sous forme moyenne ± écart-type (M ± SD), n = 6 rats pour chaque groupe. *p<0.05 vs « HS », ≠p<0.05 vs Sham.*

4.4 EFFET DE NaHS SUR LA PRODUCTION DE NO ET O_2^- EN RPE DANS L'AORTE ET COEUR

Cette production pour des raisons de temps a été uniquement mesurée pour les groupes Sham, HS et HS+NaHS.

Notre modèle était associé à une surproduction de NO et d'O^{2-} dans le cœur et l'aorte, tandis que le traitement au NaHS diminuait cette surproduction dans les deux organes (**Figure 18**).

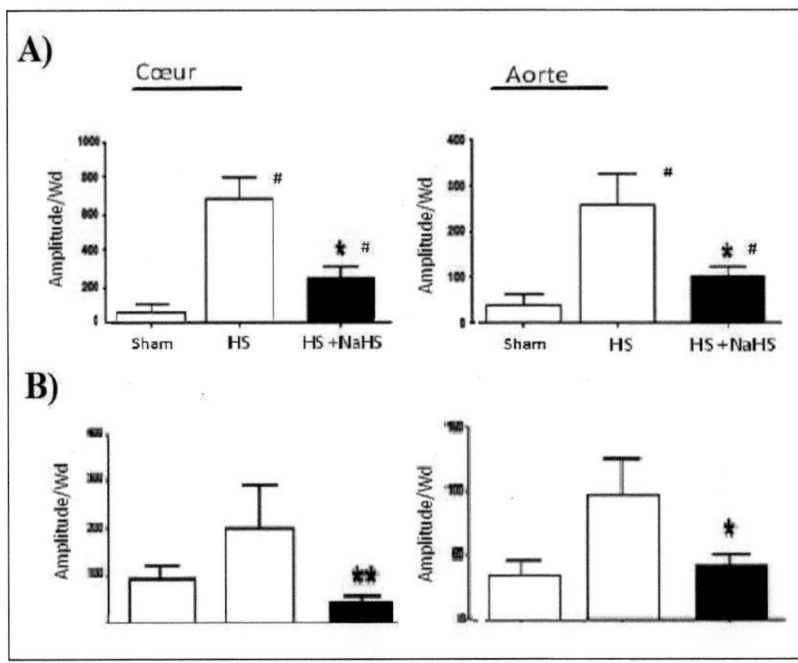

Figure 18 : Effet de NaHS sur la production de NO (A) et O2- (B) dans le cœur et l'aorte.

L'administration de NaHS réduit la production de NO, O^{2-} dans le cœur et l'aorte. Les valeurs sont apportés par quantification de l'amplitude du signal de NO-Fe(DETC)$_2$ / poids dans le cœur (A) et l'aorte (B) des trois groupes de rats.
$*p<0.05$ vs « HS », $\#p<0.05$ vs Sham

4.5 EFFET DE NAHS SUR LES MEDIATEURS INFLAMMATOIRES

Les prélèvements sanguins effectués, pour tous les groupes, montrent que les taux de nitrite/nitrate, TNF-α et d'interleukine 6 (**Figure 19**) sont significativement supérieurs pour le groupe HS n'ayant pas de traitement comparé au groupe Sham. L'administration de NaHS permet de diminuer ces différents taux de manière significative. Par contre l'administration de PAG augmente significativement ces taux.

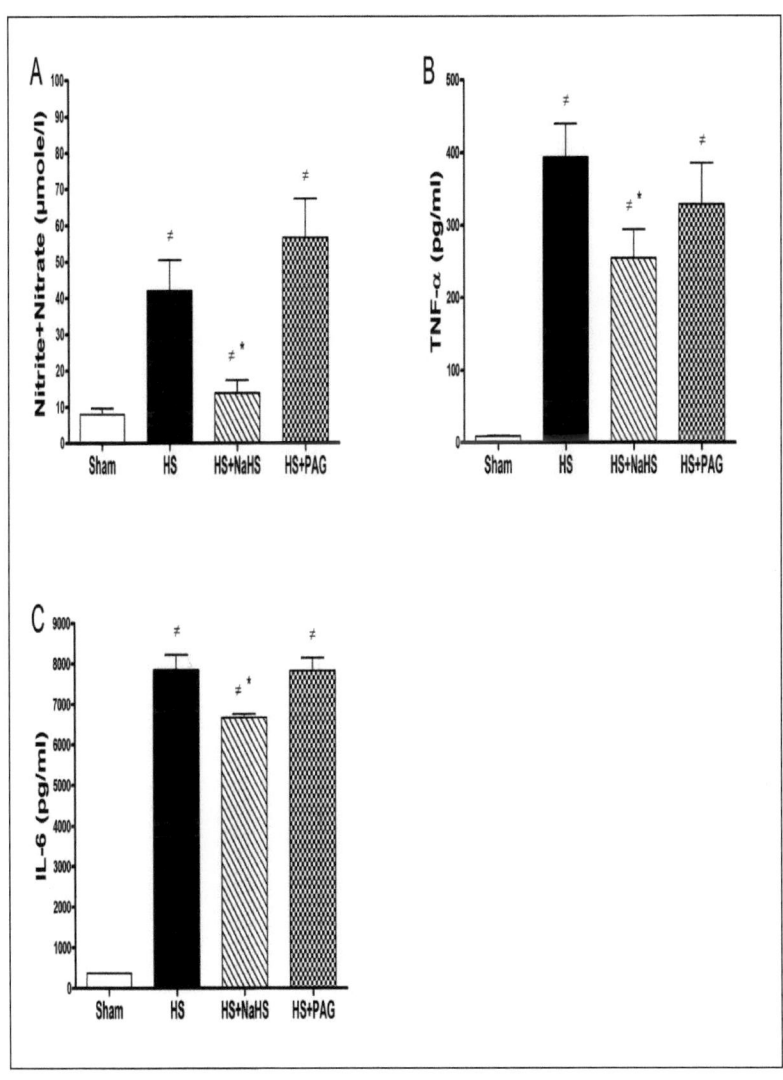

Figure 19 : Mesure des taux de Nitrite/Nitrate (A), du TNF-α (B) et d'interleukine 6 (C)

Evolution dans les groupes Sham, HS, HS + NaHS et HS+PAG à T300 min. Les données sont exprimées sous forme moyenne ± écart-type (M ± SD), n = 6 rats pour chaque groupe.
$p<0.05$ vs « HS », ≠$p<0.05$ vs Sham.

4.6 EFFET DE NAHS SUR LA REACTIVITE VASCULAIRE

Nous avons étudié l'impact des traitements sur la réponse contractile à la phényléphrine mais aussi l'impact de ces traitements sur la relaxation à l'acétylcholine des anneaux issus d'aortes thoraciques et d'artères mésentériques.

La phényléphrine provoque une contraction dose dépendante au niveau des aortes et des artères mésentériques dans le groupe contrôle. Dans le groupe HS non traité la contraction est altérée que ce soit au niveau des aortes ou des artères mésentériques ($p<0.01$). L'hyporéactivité vasculaire à la phényléphrine observée a été partiellement atténuée par le NaHS, tant au niveau des anneaux aortiques que des SMA (**Figure 20A, 20C**) alors que PAG n'a pas eu d'effet.

De même, l'acétylcholine conduit a une relaxation dose dépendante des aortes et des artères mésentériques dans le groupe contrôle. La réponse vasculaire à l'acétylcholine est altérée dans le groupe HS et le groupe traité par PAG et non dans les groupes traités par NaHS comparativement aux groupes Sham ($P < 0.05$) (**Figure 20B, 20D**).

4.7 EFFET DE NaHS SUR L'EXPRESSION PROTEIQUE

L'expression de certaines protéines clés impliquées dans la relaxation vasculaire a été étudiée. Dans le groupe HS, nous avons mis en évidence une augmentation de l'expression de la iNOS inductible comparée au groupe Sham. Cette augmentation est prévenue par l'administration de NaHS et pas par PAG (**Figure 21A**).

Les résultats obtenus montrent que l'ischémie/reperfusion entraîne une modification d'expression ou de phosphorylation de la protéine Akt. En effet, le ratio phospho Akt (ser 473)/Akt est diminué chez le groupe HS (**Figure 21B**) comparé au groupe contrôle et Sham. Cette diminution est restaurée à son niveau initial par le traitement NaHS ($p<0,05$ vs HS). En revanche le traitement par PAG aggrave cette diminution.

Des résultats similaires ont été trouvés pour le ratio phospho eNOS/eNOS (**Figure 21C**).

NaHS réduit à la fois la phosphorylation de p38 et de JNK à la fois (**Figure 21D, 21E**). Inversement, le PAG a augmenté cette phosphorylation. PAG et NaHS n'ont pas d'influence sur la phosphorylation d'ERK (**Figure 21F**).

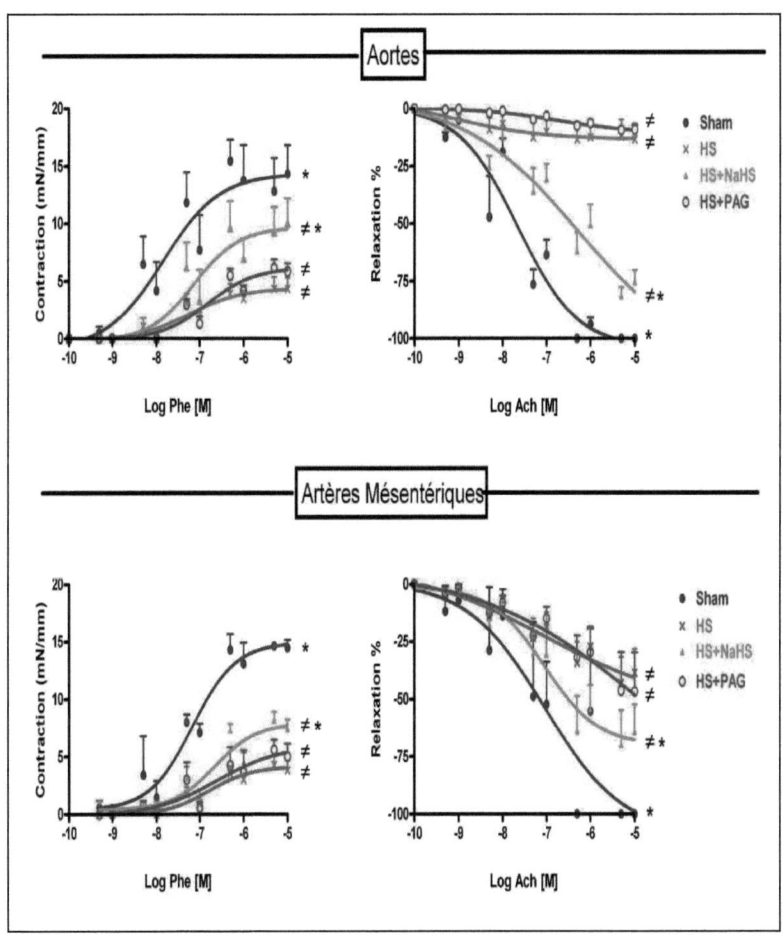

Figure 20 : Mesure de la réactivité vasculaire de l'aorte thoracique et de l'artère mésentérique.

La réactivité vasculaire a été évaluée dans les groupes Sham, HS, HS + NaHS et HS + PAG par mesure :
- *de la contraction provoquée par la phényléphrine (Phe) à différentes concentrations, au niveau de l'aorte thoracique (A) et de l'artère mésentérique (C)*
- *de la relaxation provoquée par l'acétylcholine (Ach) à différentes concentrations, au niveau de l'aorte thoracique (B) et de l'artère mésentérique (D)*

*p<0.05 vs « HS », ≠p<0.05 vs Sham

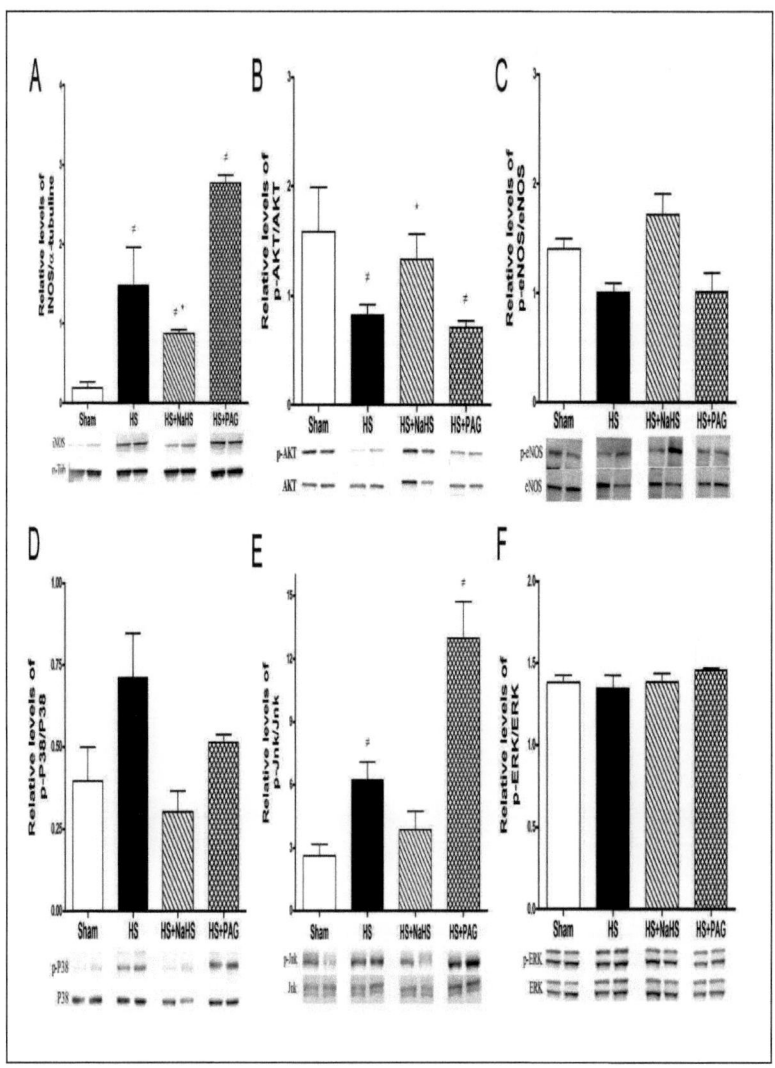

Figure 21 : Effets de NaHS et de PAG sur l'expression protéique.

L'expression protéique des gènes pour iNOS (A), Akt (B), eNOS (C), p38 (D), SAPK/Jnk (E), ERK (F) est présentée soit sous forme du rapport phosphorylé/ non phosphorylé, soit normalisé avec α-Tubuline, dans les groupes Sham, HS, HS + NaHS et HS + PAG. Les données sont exprimées sous forme moyenne ± écart-type (M ± SD), n = 6 rats pour chaque groupe. *p<0.05 vs « HS », ≠p<0.05 vs Sham

4.8 EFFET SYNERGIQUE DU PNU-37883A ET NAHS

Nous avons observé une augmentation significative de la PAM à T_{300} des groupes « HS + PNU », par rapport aux « HS », cette augmentation est encore plus importante dans le groupe « HS + NaHS + PNU » (**Figure 22A**). Tous les animaux traités au PNU et/ou NaHS, présentent un temps de survie important de 300 min par rapport au groupe HS.

Les variations de débit carotidien de chaque groupe sont rapportées dans la **figure 22B**. Nous n'avons pas observé une différence significative du débit carotidien à T_{300} min entre le groupe « HS » et le groupe « HS + PNU ». De même, l'administration de PNU et NaHS dans le groupe « HS + NaHS + PNU » n'a pas amélioré ce débit.

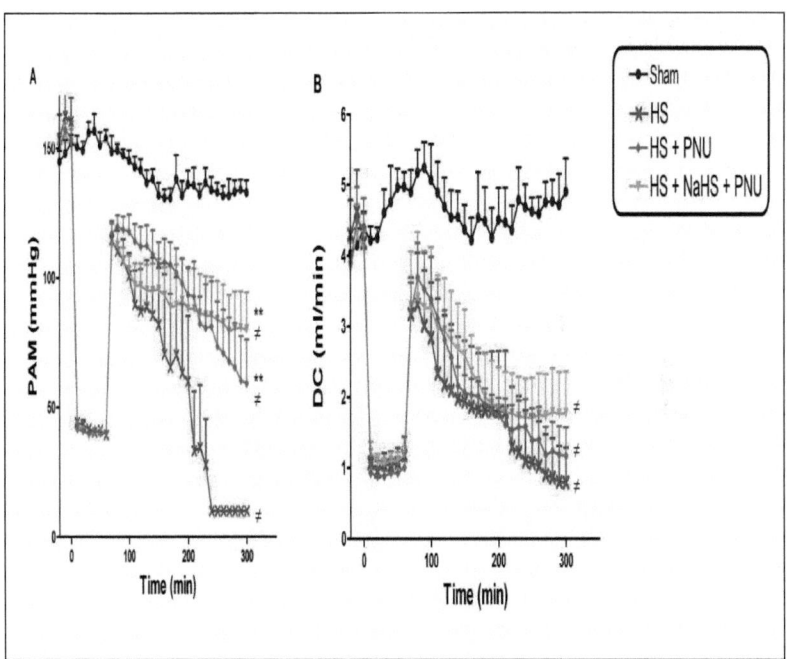

Figure 22 : Effet synergique de PNU et NaHS sur la pression artérielle moyenne (PAM) (A) et débit carotidien (DC) (B).

*Evolution de la pression artérielle moyenne (PAM) dans les groupes « Sham », « HS », « HS + PNU », et « HS + NaHS + PNU », enregistrés au cours des 300 minutes de l'étude. Les données sont exprimées sous forme moyenne ± écart-type (M ± SD), n = 6 rats pour chaque groupe. *p<0.05 vs « HS », ≠p<0.05 vs Sham*

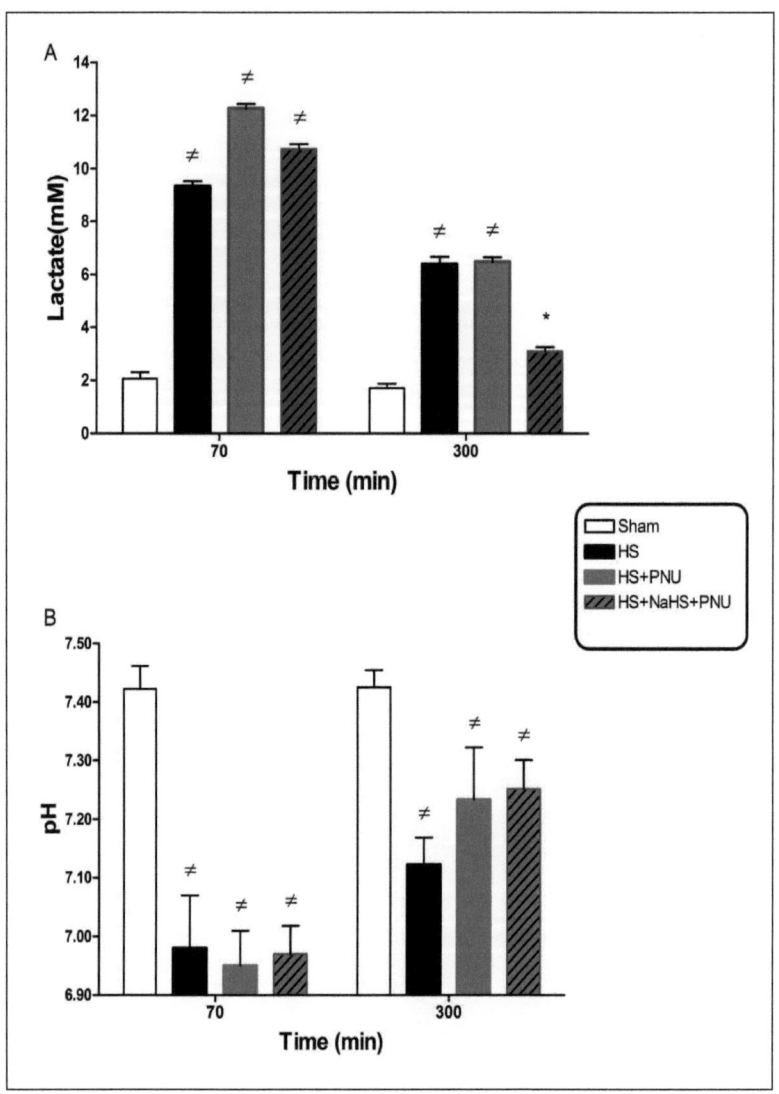

Figure 23 : Mesure des taux de lactates (A) et du pH (B).

*Evolution des lactates et du pH dans les groupes Sham, HS, HS + PNU et HS+NaHS+PNU à T70, et T300 min. Les données sont exprimées sous forme moyenne ± écart-type (M ± SD), n = 6 rats pour chaque groupe. *$p<0.05$ vs « HS », ≠$p<0.05$ vs Sham*

5. DISCUSSION

Bien que considéré comme un gaz à effets toxiques, H_2S joue un rôle prédominant dans la signalisation cellulaire. En effet, H_2S est maintenant considéré comme un gasotransmetteur chez les mammifères incluant le système nerveux central et le système circulatoire (Wang 2002). Moore al. (2003) ont commencé à montrer l'intérêt physiologique et physiopathologique d'H_2S. Il est maintenant établi que la synthèse d'H_2S à partir de la cystéine se produit naturellement dans les tissus de mammifères principalement par l'activité de deux enzymes, la CSE (cysthionine-γ-lyase) et le CBS (cysthionine-β–synthase). L'effet hémodynamique d'H_2S sur des animaux vivants a été étudié en premier par Zhao al. (2001) qui ont montré qu'H_2S diminuait la pression artérielle chez le rat anesthésié. L'effet vasorelaxant d'H_2S est probablement dû aux canaux K^+_{ATP} de la cellule musculaire lisse au niveau du vaisseau (Wang 2002) et n'est pas restreint aux mammifères car il est présent aussi dans les artères branchiales de la truite (Dombkowski, Russell et al. 2005). En dépit des précédents rapports montrant que le PAG (inhibiteur de la synthèse d'H_2S) restaure partiellement la pression sanguine après un choc hémorragique chez le rat (Mok, Atan et al. 2004), le rôle d'H_2S dans le choc hémorragique avec I/R n'est pas encore bien évalué.

Notre modèle entraîne une variation pour les paramètres hémodynamique et une réponse cytokinique proche de la réalité clinique. Nous avons cependant choisi de garder la pression artérielle moyenne (PAM) à 40 mmHg pendant 50 min pour obtenir un modèle sévère sur un plan hémodynamique. Comme décrit dans le tableau 7, notre modèle présente un état de choc bien caractérisé avec défaillance cardiovasculaire avec les conséquences tissulaires de la reperfusion que sont acidose et hyperlactatémie.

Nous illustrons dans cette étude le rôle majeur de NaHS (un donneur exogène d'H_2S) pour protéger l'organisme contre les conséquences d'un choc hémorragique par I/R. Nous avons montré que i) l'inhibition pharmacologique de la production endogène d'H_2S par le PAG pendant un choc hémorragique par I/R où la phase de reperfusion joue un grand rôle dans les perturbations hémodynamiques, n'a pas amélioré ou aggravé les conséquences du choc ce qui nous permet à dire que la production endogène d'H_2S est bénéfique dans la lutte contre les effets délétères d'I/R et l'inhibition de cette production aggrave le tableau hémodynamique induisant un décès précoce, ii) nous confirmons que NaHS, est bénéfique en termes de paramètres hémodynamiques, d'oxygénation des tissus et de réactivité vasculaire. Les effets de NaHS sont associés à une diminution de cytokines pro-inflammatoires et une expression réduite d'iNOS avec une restauration de la voie eNOS. Ces effets bénéfiques de NaHS semblent être liés aux effets anti-inflammatoires et par effet secondaire, à l'activation des canaux K^+_{ATP} où l'inhibition sélective de ces canaux vasculaires par PNU a amélioré les hémodynamiques ainsi que le métabolisme du lactate dans les rats traités par NaHS. En outre, les effets de NaHS n'étaient pas dus à une hibernation puisque la température du corps de l'animal a été constamment maintenue.

Notre modèle est caractérisé par des mécanismes profonds et finalement létaux (hypotension, diminution du débit sanguin, l'acidose lactique et une hyporéactivité vasculaire aux agents vasopresseurs). Ces perturbations hémodynamiques ont été associées à la stimulation d'iNOS, la production de cytokines pro-inflammatoires et l'activation/stimulation des canaux K_{ATP} vasculaire. Pour résumer, NaHS dans notre modèle améliore la pression artérielle sans changement significatif du débit carotidien et sans modification de la fréquence cardiaque, le tout évoquant par conséquent un effet vasoconstricteur et/ou une amélioration de l'hyporéactivité vasculaire induite par l'I/R. La performance cardiaque n'a pas été mesurée dans la présente étude toutefois, on peut supposer que, pour une circulation sanguine avec un rythme cardiaque similaire, la présence accrue de la pression artérielle= la présence d'une pression artérielle élevée/importante est évocatrice d'une meilleure performance cardiaque.

L'intérêt de H_2S augmente sensiblement puisqu'il est apparu clairement que ce gazotransmetteur peut réguler les activités métaboliques cellulaires et les processus inflammatoires. La plupart des revues classent H_2S comme vasodilatateur endogène, néanmoins tous les auteurs ne sont pas d'accord avec ce rôle. A basse concentration (10-100 µM H_2S), Ali et al. (2006) ont trouvé un effet vasoconstricteur de H_2S sur l'aorte de rongeur, tandis que Dombkovski (2005) a signalé que H_2S était responsable de vasodilatation ou de vasoconstriction, selon les conditions d'espèces et d'organe.

En outre, Mok et al. ont montré que l'inhibition de la synthèse de H_2S par différents inhibiteurs induisait une augmentation de PAM. Les différences trouvées avec notre étude sont probablement liées à l'absence de la reperfusion dans l'expérience de Mok et al. De même, Simon et al (2008) rapportent dans un modèle de clampage aortique qui est aussi un modèle d'I/R traité avec Na_2S, un autre donneur d'H_2S, un besoin moindre en vasopresseur.

Nos résultats démontrent que les canaux K_{ATP} vasculaires ont été suractivés et surexprimés au niveau des gènes et des protéines dans ce modèle, ce qui indique que ces canaux sont impliqués dans l'hyporéactivité vasculaire aux agents vasopresseurs. Nous avons aussi montré, que l'utilisation *in vivo* d'un inhibiteur sélectif des canaux potassiques, le PNU améliore la pression artérielle des rats traités, et cette amélioration est encore plus importante en présence de NaHS avec une meilleure vasoréactivité à la norépinéphrine. Cela peut expliquer pourquoi l'H_2S est généralement considéré comme un vasodilatateur endogène. Par résultat, nous pouvons affirmer que les canaux potassiques jouent bien un rôle dans l'hypotension induite par l'I/R et nous pouvons supposer que l'effet supérieur sur la pression artérielle obtenu en présence de PNU est dû à l'antagonisation de l'effet de NaHS sur les canaux potassiques.

Pour expliquer le mode d'action de NaHS, nous avons mesuré le NO et l'anion superoxyde tissulaire ainsi que les métabolites du NO au niveau plasmatique (nitrite/nitrate)

Le choc hémorragique a été choisi comme un modèle simple pour étudier les mécanismes de l'ischémie-reperfusion. Les lésions cellulaires, moléculaires tout comme les réponses inflammatoires sont dues à la fois à l'ischémie et à la reperfusion. L'organisme se défend par des processus adaptatifs comme la surproduction de NO par exemple. Le sérum salé isotonique n'est pas supposé avoir d'interaction avec la production d'H_2S, ainsi, les résultats observés sont dus à NaHS. Dans cette étude, nous avons démontré que la production de NO et d'anion superoxyde mesurés par RPE dans le cœur et l'aorte étaient significativement plus faible dans le groupe NaHS que dans le groupe contrôle (p<0,05). Les résultats de nitrite/nitrate confirment cette hypothèse.

De précédentes études (Thiemermann, Wu et al. 1993) ont impliqué la formation excessive d'oxyde nitrique (NO) produit par la NO synthase inductible (iNOS) dans l'hypotension associée à un choc hémorragique. H_2S potentialise l'expression d'iNOS à la suite de la stimulation par IL-1β dans les cellules musculaires lisses vasculaires en culture chez le rat (Jeong, Pae et al. 2006), alors qu'H_2S inhibe l'expression d'iNOS dans les macrophages stimulés avec du lipopolysaccharide (Oh, Pae et al. 2006). En effet, dans notre étude H_2S était associé à une baisse de l'expression myocardique d'iNOS. Ces résultats sont donc en accord avec ceux retrouvés dans la littérature.

Par ailleurs, H_2S et PAG exercent des effets opposés sur les voies impliquées dans l'insuffisance vasculaire. Gangster et al. ont démontré qu'H_2S améliore l'état cardio-vasculaire dans l'I/R en diminuant le stress oxydatif et l'inflammation par une diminution de l'activation de NF-kB. Notre modèle actuel a été associé à une augmentation des cytokines pro-et anti-inflammatoire, une surexpression d'iNOS et une altération de la phosphorylation d'eNOS. En plus, la phosphorylation de JNK a été augmentée sans changements significatifs dans le rapport p-P38/P38. En effet, ils ont montré que le JNK et P38 ont été activés suite à la stimulation des cellules endothéliales par le TNF et l'IL-1 (Surapisitchat et al. 2001) de ce fait, ils induisent l'expression des molécules proinflammatoires.

Pour conclure, dans un modèle de choc hémorragique avec ischémie/reperfusion, H_2S et non son inhibition améliore le statut hémodynamique mais également les conséquences tissulaires du choc en diminuant la production excessive de NO et d'anion superoxyde au niveau aortique et myocardique.

Limitations de l'étude. Les études précédentes de NO ont démontré que la manipulation complexe des voies cellulaires conduit parfois à des résultats désastreux en dépit des données initiales prometteuses. Il est clair que le modèle actuel présente plusieurs limites, tout d'abord, il implique l'utilisation d'un modèle anesthésié de pression fixe et de choc hémorragique qui ne représente pas complètement tous les modèles spécifiques d'un choc hémorragique humain. Deuxièmement, nous avons utilisé une dose fixe de NaHS que nous avons précédemment trouvé efficace sans effectuer une étude dose-réponse, laissant ainsi la possibilité que les effets potentiellement toxiques ou bénéfiques peuvent avoir été oubliés. Enfin, étant donné que notre modèle était très sévère, nous n'avons pas trouvé de différences entre le groupe de choc HS non traité et le groupe traité par PAG au niveau des paramètres hémodynamiques, métaboliques et des cytokines pro-inflammatoires. Néanmoins, les rats traités par PAG avaient une surexpression de l'iNOS et de JNK mais ils ne démontrent pas un effet protecteur par la production endogène d'H_2S.

ETUDES REALISEES

ETUDE 2 : EFFETS DE LA PROTEINE C ACTIVÉE ET DEXAMETHASONE DANS UN MODÈLE D'ISCHEMIE/REPERFUSION MESENTERIQUE

PREAMBULE

Le phénomène d'ischémie/reperfusion (I/R) est relativement fréquent en pathologie humaine, et est caractérisé par une réduction ou une interruption du flux sanguin, globale ou localisée (phase de l'ischémie), suivie d'un rétablissement de ce flux (phase de reperfusion). Ce phénomène est souvent observé par exemple lors d'une désobstruction d'une artère digestive, d'un arrêt cardiaque réanimé, de la réanimation initiale des états de choc ou de chirurgie vasculaire lourde avec clampage aortique (Mallick, Yang et al. 2004). Cette pathologie est associée à la production de nombreux médiateurs tels que les radicaux libres et les cytokines pro-inflammatoires. L'augmentation des espèces oxydatives peut causer plusieurs dommages au niveau cellulaire, allant de la mort cellulaire par apoptose jusqu'à l'arrêt de la fonction de l'organe. A l'échelle tissulaire, la dysfonction mésentérique provoque l'altération de la muqueuse intestinale, et augmente donc sa perméabilité. Ceci favorise le passage de bactéries ou produits bactériens (endotoxines) dans la circulation sanguine et lymphatique, c'est le phénomène de translocation bactérienne. De plus, l'ischémie/reperfusion intestinale altère l'endothélium mésentérique. Ceci provoque l'activation des polynucléaires, qui à leur tour produisent des cytokines pro-inflammatoires. Ces cytokines sont à l'origine du déclenchement d'une réponse inflammatoire et de l'installation du syndrome de réponse inflammatoire systémique.

Au cours de la reperfusion, qui est nécessaire pour limiter les conséquences délétères locales de l'ischémie, non seulement les lésions cellulaires locales continuent de s'étendre, mais de nombreux facteurs toxiques sont diffusés à travers l'ensemble de l'organisme. Elle est donc responsable de la dysfonction d'organes non impliqués dans l'ischémie initiale. Le syndrome de détresse respiratoire aigu de l'adulte, l'insuffisance rénale aigue et hépatocellulaire sont des complications classiques d'une ischémie/reperfusion qui à terme génère une défaillance multiviscérale, première cause de mortalité en réanimation.

Tous ces phénomènes sont observés dans la physiopathologie du choc septique. Par analogie avec le traitement de cette pathologie, nous avons testé deux molécules dans ce travail, dont l'utilisation est validée dans le traitement de choc septique, la Protéine C activée (PCa) et la Déxaméthasone (Dexa).

1. LA PROTEINE C

La protéine C (PC) est une glycoprotéine synthétisée par le foie à l'état zymogène inactif sous la dépendance de la vitamine K. Elle est codée par le gène PROC, et localisée au niveau du locus (2p13-14) du chromosome 2. Elle circule dans le plasma sous cette forme à une concentration moyenne de 70 nM (Gruber and Griffin 1992). Le système de la protéine C joue un rôle essentiel dans les processus d'inhibition physiologique de la coagulation. En effet, la thrombine formée lors de l'activation de la coagulation acquiert des propriétés anticoagulantes après fixation à un récepteur présent à la surface des cellules endothéliales, la thrombomoduline (TM) (**Figure 24A**). La PC fixée à son récepteur endothélial (EPCR) est activée par le complexe thrombine/TM. La forme active de la protéine C (PCa) est composée de 419 acides amines. Elle est formée des domaines suivants : **le domaine Gla** constituée de 37 acides aminés dont 9 résidus sont des résidus d'acides glutamiques (Glu) qui subissent une modification post-traductionnelle en résidus carboxyglutamique (Gla) (le résidu Gla facilite la liaison des ions calciques et de ce fait la transition structurale), **les 2 domaines EGF$_1$ et EGF$_2$** (*Epidermal Growth Factor*) et **le domaine à activité sérine protéase** (**Figure 24B**) (Griffin, Fernandez et al. 2007). La PCa est inhibée physiologiquement par l'α-1 protéinase inhibiteur, l'α-2 macroglobuline et par un inhibiteur plasmatique (PC inhibiteur) dont l'activité est augmentée par l'héparine.

Depuis longtemps, la PCa était étudiée comme modulateur de la voie de coagulation, vue sa capacité à inactiver par protéolyse les facteurs Va et VIIIa (Jhingan, Zhang et al. 1994). Récemment, des études ont mis en évidence pour la PCa en plus de l'effet anticoagulant, un effet cytoprotecteur, anti-inflammatoire et anti-apoptotique (**Figure 25**).

1.1 PRINCIPAUX EFFETS DE LA PROTEINE C

1.1.1 EFFET ANTICOAGULANT

Une fois activée, la PCa se lie à la protéine S (PS) à la surface des cellules activées et dégrade les cofacteurs Va et VIIIa en V et VIII. Indispensable au bon fonctionnement des complexes tenase et prothrombinase, la dégradation de ces deux cofacteurs est responsable d'une inhibition de la phase d'amplification de la coagulation. Elle limite ainsi la génération de thrombine (**Figure 26**).

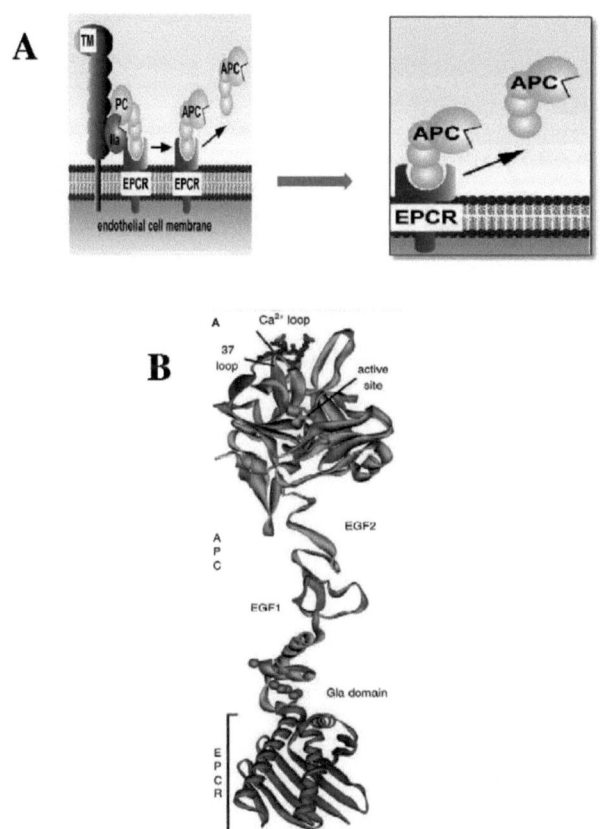

Figure 24 : Représentation schématique de l'activation et de la structure tridimensionnelle de la protéine C activée d'après (Griffin, Fernandez et al. 2007).

A)- *Activation de la PCa. La PCa, fixée à son récepteur (EPCR), est activée en présence de thrombine (IIa) et de thrombomoduline (TM).*
B)- *Le modèle de la structure de la protéine C activée entière a été réalisé à partir des domaines protéase à sérine et EGF$_1$ et EGF$_2$ humaine. Le domaine Gla en complexe avec le récepteur EPCR (representé en pourpre) d'origine humaine. La modélisation est réalisée avec le logiciel Modeller*

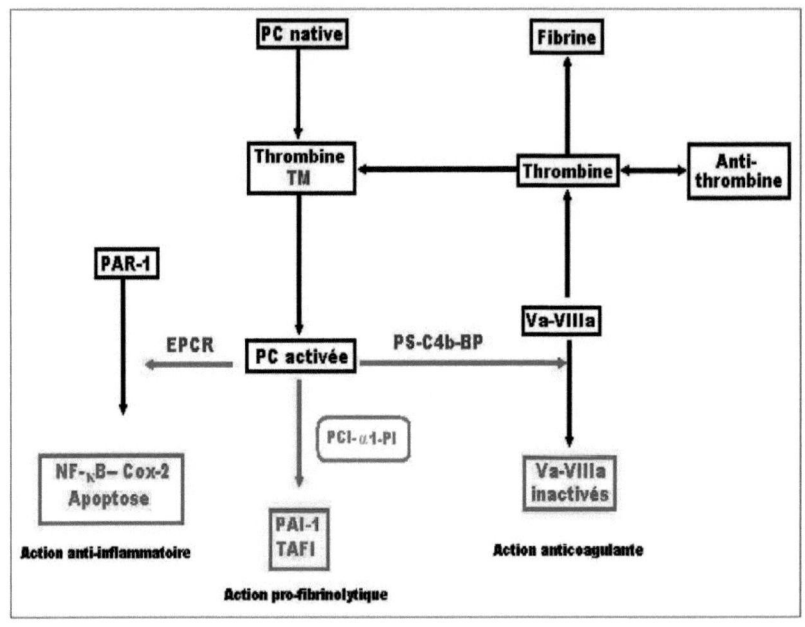

Figure 25 : Système protéine C native-protéine C activée, adapté de Rezaie (Rezaie 2003)

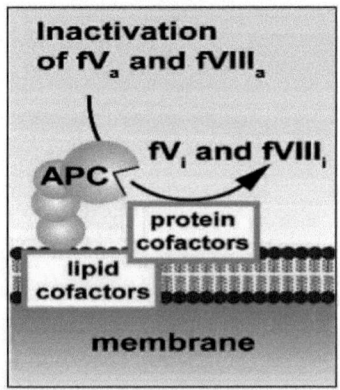

Figure 26 : Représentation schématique de l'effet anticoagulant de la PCa.

La PCA se dissocie de son récepteur, se fixe sur la membrane cellulaire et inactive les facteurs de coagulation V et VIII.

Dans cette réaction, la PS, glycoprotéine hépatocytaire vitamine K-dépendante, se comporte comme un catalyseur. La PS circule dans le plasma sous une forme libre et sous forme liée à une protéine transporteuse du complément, la C4b binding protein (C4bBP). Le taux de PS libre active dépend ainsi de cette liaison.

La PC exerce donc une rétroaction négative sur la production de thrombine, selon une cascade d'activation faisant intervenir le complexe thrombine-thrombomoduline comme mécanisme activateur du zymogène synthétisé par le foie, le récepteur cellulaire endothélial spécifique (EPCR) comme modulateur de l'activation et la PS libre comme cofacteur de l'activité anticoagulante (Faust, Heyderman et al. 2001; Taylor, Peer et al. 2001).

1.1.2 ACTIVITE PROFIBRINOLYTIQUE

La fibrinolyse est le processus qui entraîne la dissolution de la fibrine formée au niveau de la brèche vasculaire. Ce processus fait intervenir le plasminogène, une glycoprotéine plasmatique de synthèse hépatique, comportant dans sa structure cinq boucles lui permettant de se fixer au caillot de fibrine. Sous l'influence d'activateurs, le plasminogène est transformé en une sérine protéase, la plasmine, qui scinde la fibrine en produits de dégradation solubles dans le plasma qui seront emportés par le flux sanguin. Les cellules endothéliales synthétisent l'activateur tissulaire du plasminogène (tPA) et son inhibiteur, le *plasminogen activator inhibitor-1* (PAI-1).

Le TAFI (*thrombin activatable fibrinolysis inhibitor*) ou procarboxypeptidase B est synthétisé quant à lui par le foie et est présent dans le plasma. Il est transformé par le complexe thrombine-TM en carboxypeptidase. Son activité carboxypeptidase élimine les sites C-terminaux de la fibrine sur lesquels se lient le t-PA et le plasminogène , ayant ainsi un effet inhibiteur sur la fibrinolyse.

La protéine C activée exerce son activité profibrinolytique en inhibant l'activité de deux enzymes : le PAI-1 et le TAFI.

En ce qui concerne le PAI-1, l'inhibition est à la fois directe et indirecte, d'une part grâce à la formation d'un complexe stable PCa-PAI-1, et d'autre part grâce à la diminution de la libération de cette enzyme par les cellules endothéliales. En ce qui concerne le TAFI, l'inhibition est indirecte : l'activation du TAFI étant dépendante des concentrations de thrombine, l'inhibition de la thrombinoformation par la PCa limite indirectement l'activation du TAFI.

La conjonction de ces deux phénomènes a pour résultante une levée de l'inhibition exercée par le PAI-1 et le TAFI sur les deux acteurs de la fibrinolyse, t-PA et u-PA.

1.1.3 EFFET CYTOPROTECTEUR

Même si l'on sait depuis longtemps que la PCa est capable de se lier à des protéines membranaires (EPCR et TM), ce n'est que récemment que son mécanisme d'action cellulaire a été élucidé. Il semble en effet qu'une fois liée à l'EPCR, la PCa devienne capable de cliver le Protease Activated Receptor 1 (PAR1) présent à la surface de certaines cellules et conduit ainsi à l'activation de différentes voies de signalisation intracellulaires (Mosnier, Zlokovic et al. 2007), ceci aboutit à un effet cytoprotecteur (**Figure 27**). Cet effet cytoprotecteur inclut : une altération de l'expression génique, une activité anti-inflammatoire, une activité anti-apoptotique et une protection de la fonction endothéliale (Moore, Moore et al. 1994; Mosnier, Zlokovic et al. 2007). Par ce mécanisme cytoprotecteur, la PCa limite la synthèse des cytokines pro inflammatoires, des radicaux libres oxygénés et diminue la perméabilité endothéliale au cours du sepsis.

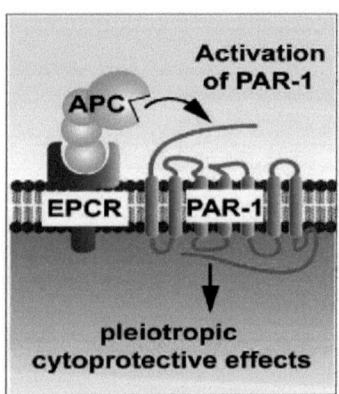

Figure 27 : Représentation schématique de l'activité cytoprotectice de la PCa.

La PCa fixée sur son récepteur provoque l'activation de Protease activated receptor-1 (PAR-1). Il en résulte un effet anti-inflammatoire, anti-apoptotique et de protection de la fonction de barrière endothéliale.

Il a été démontré dans une étude récente (Sennoun, Baron-Menguy et al. 2009) sur des aortes de souris stimulées *in-vitro* par du LPS que la PCa, en dehors de ses propriétés anticoagulantes, améliore la dysfonction endothéliale et potentialise la réponse contractile d'un vaisseau septique. En effet, la PCa possède un effet protecteur sur la dysfonction endothéliale induite par le LPS et cette amélioration de la dysfonction endothéliale par la PCa passe par la voie de signalisation AKt qui active l'eNOS améliorant ainsi la réponse dilatatrice des vaisseaux

1.1.4   EFFET ANTI-INFLAMMATOIRE

La protéine C activée se trouve impliquée dans le processus inflammatoire via différents mécanismes : de façon indirecte par diminution de la génération de thrombine, connue pour ses propriétés pro-inflammatoires, mais aussi de façon directe. Elle exerce des effets anti-inflammatoires en diminuant la sécrétion de TNFα et d'IL-6, en modulant l'expression des molécules d'adhésion et l'activation leucocytaire, en diminuant l'activation du NF-κB et les voies de l'apoptose cellulaire (Joyce and Grinnell 2002; Stearns-Kurosawa, Swindle et al. 2002; Rezaie 2003; Brueckmann, Horn et al. 2005).

En bloquant l'expression des sous unités p50 et p52 de NF-κB, la protéine C activée induit une inhibition de l'activation et de la translocation nucléaire de ce dernier. Cette inhibition existe même en présence de TNFα, principal activateur de NF-κB, dont le rôle est central dans la réaction pro-inflammatoire liée au sepsis. Sans ce facteur, l'expression des gènes codants pour les molécules d'adhésion (ICAM-1, VCAM-1, E-sélectine) et les cytokines pro-inflammatoires (TNFα, IL-1, IL-6, IL-8) ne peut être induite. Ces médiateurs voient leurs taux chuter, supportant ainsi l'activité anti-inflammatoire de la protéine C activée. Il en résulte une diminution de l'activation, de l'adhésion et du rolling des leucocytes.

Dans cette inhibition, la PCa n'agit pas seule : elle fait intervenir les deux récepteurs membranaires déjà impliqués dans ses propriétés anticoagulantes, l'EPCR et la thrombomoduline. Les mécanismes par lesquels l'EPCR et la PCa interviennent dans la modulation de l'expression des gènes sont vraisemblablement multiples. Il est établit qu'une fois liée à l'EPCR, la PCa est capable de cliver PAR-1, lequel bloque la voie de signalisation du facteur nucléaire NF-κB. L'EPCR et PAR-1 font ainsi le lien entre la PCa et la modulation de l'expression des gènes sous la dépendance du facteur

NF-κB. Toutefois, ce modèle n'explique pas par quels mécanismes sont régulés les gènes ne dépendant pas de NF-κB. Dans ce dernier cas, les propriétés de translocation intranucléaire de l'EPCR seraient mises en jeu, permettant au complexe EPCR-PCa d'agir directement comme facteur modulateur de l'expression des gènes. De plus, même si l'implication de PAR-1 dans ce système a été largement confirmée, il reste à élucider les mécanismes par lesquels la réponse est de type pro-inflammatoire lorsque ce récepteur est clivé par la thrombine alors qu'elle est de type anti-inflammatoire lorsqu'il est clivé par la PCa. La réponse réside probablement dans la différence des complexes activateurs, EPCR ou FT-VIIa-Xa.

Comme l'EPCR, la thrombomoduline intervient à plusieurs niveaux dans la régulation du processus inflammatoire. D'une part, elle possède des propriétés anti-inflammatoires indépendantes du système de la protéine C, via un domaine homologue à la lectine et point de départ d'une inhibition de la voie de NF-κB. D'autre part, elle est à l'origine de l'activation massive de la PCa puisqu'elle augmente d'un facteur mille son activation par la thrombine. Ainsi, en initiant la voie de la protéine C, elle inverse les propriétés de signalisation de la thrombine qui devient indirectement anti-inflammatoire via la PCa et l'EPCR alors qu'elle est initialement pro-inflammatoire.

1.1.5 EFFET ANTI-APOPTOTIQUE

En plus des effets anti-inflammatoires de la PCa, cette dernière serait douée d'une activité anti-apoptotique mise en évidence *in vitro* puis *in vivo*. Elle a en effet été impliquée dans l'inhibition de l'apoptose sur un modèle de cellules endothéliales dans un premier temps, puis *in vivo* sur un modèle d'ischémie cérébrale murin. Cet effet nécessite la présence du site actif de l'enzyme puisqu'une PC mutée au niveau de son site actif en est dépourvue. Enfin, comme pour ses effets anti-inflammatoires, il semble nécessaire que la PCa se fixe à l'EPCR puis clive le PAR-1 pour induire un effet antiapoptotique (Cheng, Liu et al. 2003). La réduction de l'activité apoptotique est associée à une réduction de la mortalité dans le sepsis. La PCa pour son action antiapoptotique agit à plusieurs niveaux de la voie de signalisation, incluant la dégradation de l'ADN, l'activation des caspases-3, et la translocation de la phosphatidylsérine. A ce jour, la voie de la PCa impliquée dans l'inhibition de l'apoptose n'a pas pu être déterminée avec certitude. Durant le stress hypoxique des cellules endothéliales cérébrales, la PCa réduit l'up régulation des Bax et maintient l'action protectrice de la protéine Bcl-2.

2. LES CORTICOÏDES

Les corticoïdes sont des hormones naturelles synthétisées par le cortex de la glande surrénale, elle même contrôlée par l'axe hypothalamo-hypophysaire. L'activité hormonale des corticoïdes concerne les régulations métaboliques organiques, notamment le métabolisme protido glucidique. Ils exercent une action anti-inflammatoire, ce sont des anti-inflammatoires stéroïdiens (AIS) et ont une action immunosuppressive, en outre, ils tendent à augmenter la destruction des lymphocytes qui maturent dans le thymus.

Depuis la découverte de la cortisone par Reichstein et Kendall en 1937, la corticothérapie est devenue un traitement de référence de la plupart des maladies inflammatoires et immunitaires. Les corticoïdes sont subdivisés en deux sous-classes en fonction de leur activité principale :

- Les glucocorticoïdes comme le cortisol, qui agissent essentiellement sur le métabolisme glucidique et protéique.

- Les minéralocorticoïdes comme l'aldostérone, qui agissent sur le métabolisme hydro-électrolytique (réabsorption de sodium, l'excrétion urinaire de potassium et de protons au niveau rénal).

La synthèse des corticoïdes est sous l'influence de la CRH (corticotropin releasing hormone) aussi désignée sous le nom de CRF (corticotropin releasing factor), constitué de 41 acides aminés, synthétisée au niveau hypothalamique puis véhiculée par le système porte de la tige pituitaire jusqu'à l'hypophyse où il stimule la sécrétion d'ACTH (adreno-corticotrophine hormone), appelée aussi corticotropine. L'ACTH stimule la biosynthèse et la sécrétion de cortisol, principal glucocorticoïde endogène, par la glande corticosurrénale. L'arginine vasopressine (AVP) stimule faiblement la sécrétion d'ACTH, mais augmente l'action de la CRH. La sécrétion d'ACTH est également stimulée par les catécholamines, l'angiotensine II, la sérotonine et le peptide intestinal vasoactif (VIP).

Certaines cytokines inflammatoires stimulent la sécrétion d'ACTH telles que l'IL 1, IL2, IL6, le *tumor necrosis factor* (TNF). D'autres cytokines inhibent la sécrétion d'ACTH comme le *transforming growth factor β*. La production de CRH est stimulée par les agonistes adrénergiques (noradrénaline), la sérotonine et inhibée par la substance P, les opiacés et l'acide γ-aminobutyrique. Il existe un rétrocontrôle négatif des glucocorticoïdes sur l'axe corticotrope : ils inhibent la production d'ACTH, de CRH et d'AVP (**Figure 28**).

Le squelette de base des glucocorticoïdes naturels est le 5 β-pregnane ou 10,13-diméthyl-cyclopentoperhydrophénantrène auquel s'ajoute une chaîne à 2 atomes de carbone sur le cycle D en position 17 (**Figure 29**).

Les dérivés des glucocorticoïdes synthétisés à partir du cortisol (**Tableau 9**) ont une durée d'action plus longue, une activité anti-inflammatoire plus importante, et des propriétés minéralocorticoïdes moindre que la molécule mère. Parmi ces dérivés, on trouve la dexaméthasone, analogue synthétique élaboré à partir des corticoïdes naturels qui sont la cortisone et l'hydrocortisone.

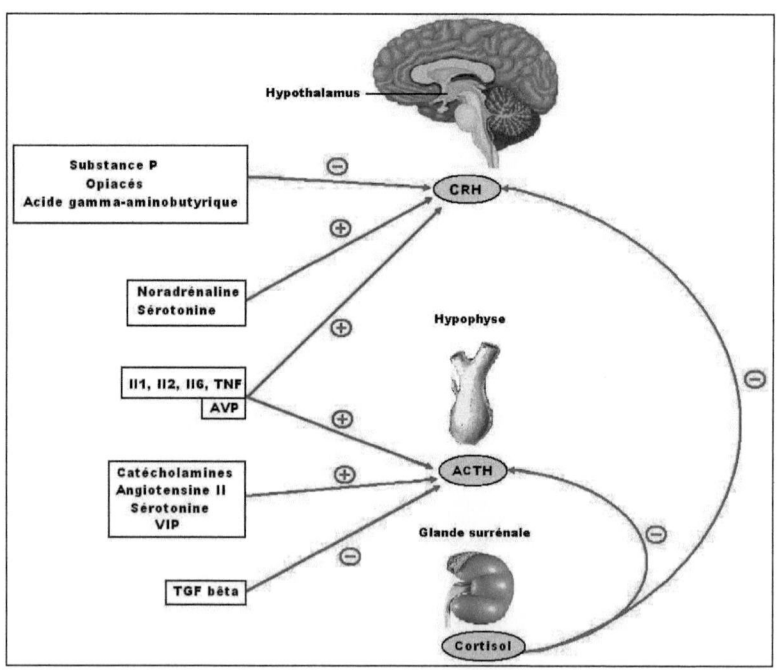

Figure 28 : Régulation de la synthèse de cortisol.

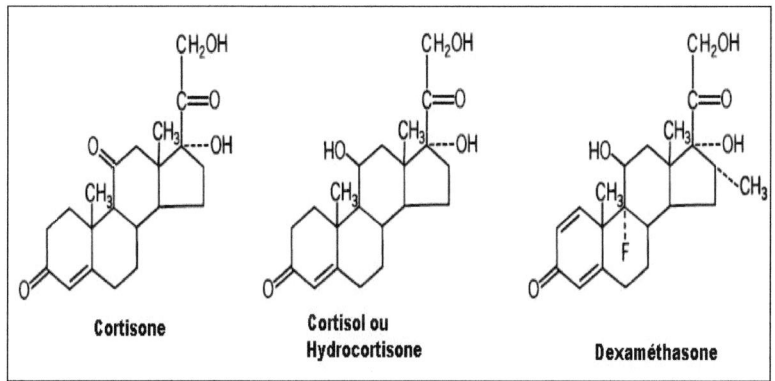

Figure 29 : Structure chimique des glucorticoïdes.

	Activité anti-inflammatoire	Activité minéralo-corticoïde	Demi-vie biologique (h)
Hydrocortisone	1	1	8-12
Cortisone	0.8	0.8	8-12
Prednisolone	4	0.8	12-36
Méthylprednisolone	5	0.5	12-36
Triamcinolone	5	0	12-36
Bétaméthasone	25	0	36-54
Dexaméthasone	25	0	36-54
Cortivazol	60	0	>60

Tableau 9 : Tableau comparatif de l'efficacité des différents glucocorticoïdes.

2.1 PRINCIPAUX EFFETS PHYSIOLOGIQUES

2.1.1 EFFETS IMMUNOLOGIQUES ET ANTI-INFLAMMATOIRES

Le cortisol agit sur quasiment toutes les cellules de l'immunité (polynucléaires neutrophiles, lymphocytes, monocytes, macrophages, éosinophiles, basophiles) en modulant d'importantes fonctions cellulaires telles que la migration, le chimiotactisme, l'apoptose, la phagocytose, le métabolisme anti-oxydatif, l'adhérence et la production de cytokines. Il favorise la migration des lymphocytes de la circulation vers les organes lymphoïdes et inhibe la migration des neutrophiles et des macrophages vers les sites inflammatoires, ce qui a pour conséquence une diminution de l'inflammation locale.

Les glucocorticoïdes stimulent la production de multiples facteurs anti-inflammatoires comme l'agoniste du récepteur à l'IL-1. L'équipe de Skundric (Skundric, Bealmear et al. 1997) a démontré que les corticoïdes augmentent le taux d'expression de l'agoniste au récepteur de IL-1 dans les cellules de Schwann ; d'autres auteurs ont montré une augmentation de l'activité de l'agoniste au récepteur de IL-1 dans les cellules épidermiques (Stosic-Grujicic and Lukic 1992) ; il a aussi été démontré qu'une stimulation des cellules hépatocytaires avec de l'IL-1 ou de l'IL-6 conduisait à une amplification de la libération d'IL1-ra (interleukin 1 receptor antagonist) (Gabay, Smith et al. 1997). Par ailleurs, les corticoïdes augmentent le taux d'IL-10 chez l'homme et chez la souris suite à une exposition au LPS (Marchant, Amraoui et al. 1996; van der Poll, Barber et al. 1996).

Les glucocorticoïdes inhibent la synthèse ou l'action de la plupart des cytokines pro-inflammatoires (IL-1, IL-6, IL-8, TNF-α) (McKenna 1990; Buttgereit, Brink et al. 1995), IL-2, interféron (IFN-γ) (Arya, Wong-Staal et al. 1984; John, Lim et al. 1998), IL-5 (Brinkmann and Kristofic 1995). Calandra et al ont démontré que les corticoïdes induisent la production de MIF (Macrophage Migration Inhibitory Factor) (Calandra, Bernhagen et al. 1995), un produit de l'hypophyse qui fut la première cytokine décrite en 1966. La production de MIF est down régulée par IL-10 (Wu, Cunha et al. 1993). Le MIF s'oppose aux effets inhibiteurs des corticoïdes sur la production de cytokines de l'inflammation par les monocytes humains activés par le LPS. La production des corticoïdes est également inhibée par l'α-defensine qui entre en compétition avec l'ACTH pour son récepteur (Zhu and Solomon 1992).

En favorisant la production de lipocortine1, les glucocorticoïdes inhibent la synthèse de phospholipase A2 et ainsi, la cascade de l'acide arachidonique permettant de réduire la production des leucotriènes pro-inflammatoires (Perretti and Flower 1993). Enfin, la synthèse de la COX-2 (Bailey, Makheja et al. 1988) et de la NO synthase inductible (Radomski, Palmer et al. 1990) est aussi inhibée par les corticoïdes (**Figure 30**). Il a été montré que les corticoïdes inhibent l'expression de l'iNOS (Radomski, Palmer et al. 1990; Barnes 1998), mais pas son activité. Ce qui réduit la production de NO, connu pour être un vasodilatateur, intervenant dans les défaillances cardiovasculaires au cours du sepsis.

Les glucocorticoïdes augmentent la synthèse et la transcription d'IκB, inhibiteur du NF-$_κ$B. Au cours du sepsis la stimulation des cellules provoque l'addition de groupements phosphates sur la protéine I$_κ$B, qui subit une dégradation protéolytique conduisant à la libération de NF-$_κ$B qui va transloquer dans le noyau pour activer ses gènes cibles (Hochstrasser 1996).

2.1.2 EFFET HEMODYNAMIQUE

Les effets hémodynamiques des corticoïdes sur l'élévation de la pression artérielle sont connus depuis fort longtemps. Un traitement prolongé par corticoïde est souvent à l'origine d'une hypertension artérielle tandis qu'à l'inverse, l'hypotension artérielle est l'un des symptômes de l'insuffisance surrénalienne. L'inhibition du cortisol endogène par l'administration de RU486 est responsable, sur un modèle de rat Wistar, d'une baisse de 20 mmHg de la pression artérielle moyenne sans altération du débit cardiaque et témoigne donc essentiellement d'un abaissement des résistances vasculaires périphériques (Grunfeld and Eloy 1987). Toujours dans cette étude, l'inhibition du cortisol par le RU486 s'accompagne d'une hypo-vasoréactivité aux catécholamines sans modification de l'activité de la vasopressine. Ces constatations sont probablement plus en rapport avec l'activité glucocorticoïde que minéralocorticoïde étant donné l'absence de modification du bilan sodé par le RU486 et la correction de l'hypo-vasoréactivité par l'administration de corticoïde exogène.

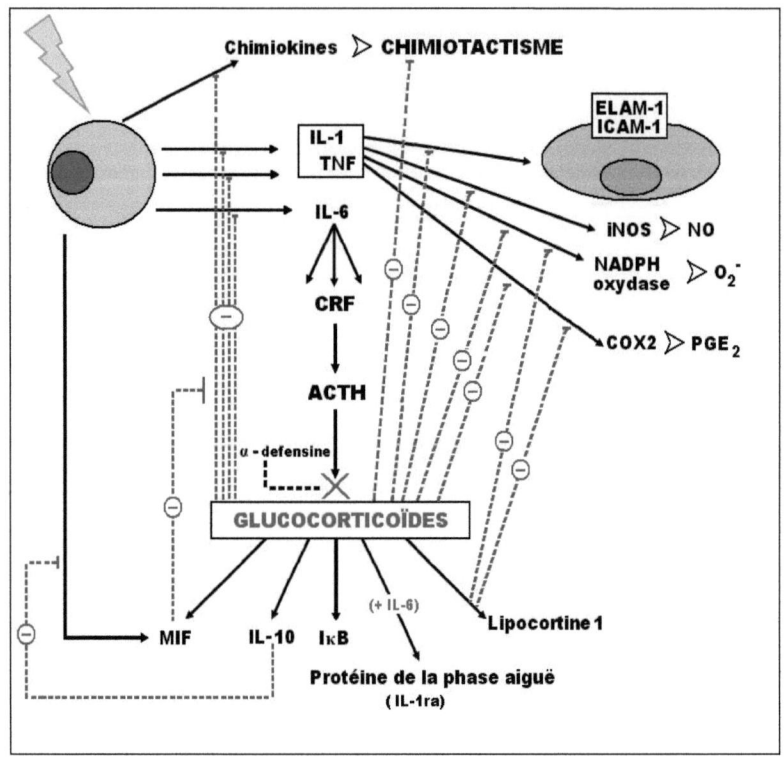

Figure 30 : Schéma illustrant les propriétés des corticoïdes d'après Annane (Annane and Cavaillon 2003)

Sur un modèle de choc endotoxinique par LPS chez le rat, l'administration concomitante de glibenclamide (inhibiteur des canaux potassiques ATP-dépendants) et de dexaméthasone limite les effets correcteurs du glibenclamide sur la pression artérielle. A l'inverse, l'administration de dexaméthasone seule corrige l'hypotension. Les auteurs concluent que la dexaméthasone limite l'activation des canaux potassiques ATP-dépendants (Levy, Collin et al. 2010). Cependant, aucune étude n'a, par la suite, mis en évidence un rôle direct des glucocorticoïdes sur les canaux potassiques ATP-dépendants. L'hypothèse la plus probable est que les glucocorticoïdes, en inhibant NF-κB, bloquent la synthèse d'iNOS et ainsi de NO, principal activateur de ces canaux (Levy, Collin et al. 2010). Par ailleurs, l'inhibition par la dexaméthasone de la conversion de l'acide arachidonique en prostacycline (PGI2) par la cyclo-oxygénase 2, au niveau des cellules musculaires lisses vasculaires, participe aussi très probablement à la restauration de la vasoréactivité. Enfin, une étude *in vitro* sur des cellules musculaires lisses vasculaires d'aorte de rat évoque l'implication du système des phospho-inositides. L'incubation de ces cellules avec du cortisol (0,02 à 5 µg/ml) entraîne une augmentation d'inositol-3-phosphate avec libération de calcium du réticulum sarcoplasmique et l'amélioration de la réactivité vasculaire (Steiner, Locher et al. 1989).

Ces travaux expérimentaux sont concordants et sont complétés par les résultats des différents essais cliniques menés chez l'homme. Une étude randomisée en *cross over* chez des volontaires masculins montre que les effets vasculaires précoces de l'administration d'hydrocortisone (200 mg sur une période de 3 heures) ne sont pas liés au NO (Williamson, Kohlhagen et al. 2005). Ces données chez le sujet sain confortent les résultats antérieurs du travail de Bhaghat *et al.* dans lequel l'hypotension induite par l'injection de LPS chez des volontaires était corrigée par l'administration deux heures avant de 100 mg d'hydrocortisone *per os* (Bhagat, Collier et al. 1996). L'utilisation d'inhibiteurs de la COX-2 ou de la NO synthase ne corrigeait pas, là aussi, l'hypovaso-réactivité. Chez les patients en choc septique, la réponse vasculaire à la noradrénaline est rétablie une heure après l'administration de 50 mg d'hydrocortisone en intraveineux (Annane, Bellissant et al. 1998). Le même résultat est retrouvé dans un autre travail avec non-implication du système rénine angiotensine ou du monoxyde d'azote.

De nombreux essais thérapeutiques randomisés ont été réalisés avec de faibles doses de corticoïdes sur une période prolongée et retrouvent de façon concordante une amélioration de l'hémodynamique périphérique et des résistances vasculaires sans augmentation du débit cardiaque (Annane, Bellissant et al. 1998; Bollaert, Charpentier et al. 1998; Briegel, Forst et al. 1999; Keh, Boehnke et al. 2003; Oppert, Schindler et al. 2005). La rapide normalisation (< 3 heures) de la pression artérielle par les corticoïdes oriente vers des mécanismes non génomiques tandis que, dans les suites, l'inhibition d'iNOS participe à l'amélioration de la vasoréactivité.

2.2 PRINCIPAUX MECANISMES D'ACTION

2.2.1 ACTION GENOMIQUE

La molécule de glucocorticoïde (G) traverse la membrane cellulaire par diffusion passive et se lie ensuite à un récepteur spécifique intracytosolique (RG). RG est une protéine de 94 kD, ubiquitaire qui présente de nombreux isoformes. RGα est la forme se liant aux glucocorticoïdes tandis que RGβ a probablement une fonction inhibitrice sur RGα en créant un hétéro dimère inactif RGα/RGβ (Bamberger, Bamberger et al. 1995). Ce récepteur appartient à la superfamille des récepteurs aux stéroïdes, on distingue 3 domaines fonctionnels (**Figure 31**):

- Domaine d'activation du gène (ou de régulation transcriptionnelle), ou domaine immunogénique.
- Domaine de liaison à l'ADN
- Domaine de liaison au ligand

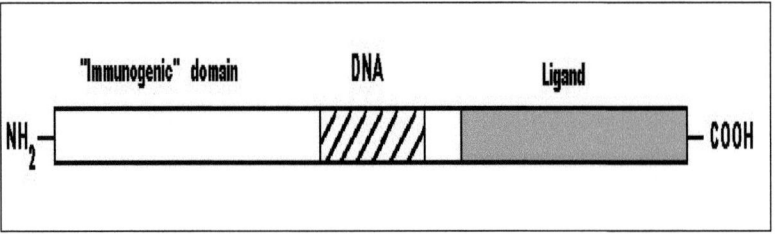

Figure 31 : Structure du récepteur aux corticoïdes.

Le RG est présent sous forme inactive dans le cytosol, lié à un complexe protéique dont la « heat-shock protein » HSP 90 (protéine de choc thermique) et l'immunophiline (IP) ainsi que d'autres protéines encore mal connues (Tsai and O'Malley 1994; Grad and Picard 2007). La liaison du ligand sur le récepteur va provoquer la dissociation du complexe protéique et l'ensemble ligand-récepteur migre dans le noyau. Le complexe interagit avec l'ADN au niveau de sites accepteurs appelés « Glucocorticoids-Responsive-Elements » ou GRE, et exerce ainsi soit une activation soit une inhibition de la transcription. Lorsque la transcription est activée il se produit une augmentation de production de protéines anti-inflammatoires comme la lipocortine-1 (ou annexine-1), IL-10, protéine IkB (Auphan, DiDonato et al. 1995; Scheinman, Cogswell et al. 1995), cette dernière participe aussi à la transrépression en empêchant la translocation nucléaire de NF-κB et sa fixation sur la séquence NF-κB *responsive element* (Heck, Bender et al. 1997). A l'inverse lorsque la transcription est inhibée par régulation négative directe via un site de liaison négatif ou nGRE, la transcription des gènes de l'inflammation comme l'interleukine-1 (IL-1) ou l'interleukine-2 (IL-2) est réprimée par l'interaction directe du RG activé avec des nGRE (Dostert and Heinzel 2004). Le complexe ligand-récepteur peut entrer en compétition directe avec les facteurs de transcription tels qu'AP-1 pour la fixation des co-activateurs nucléaires nécessaires à leur liaison à l'ADN, empêchant ainsi la promotion de gènes pro-inflammatoires (Mittelstadt and Ashwell 2001) (**Figure 32**).

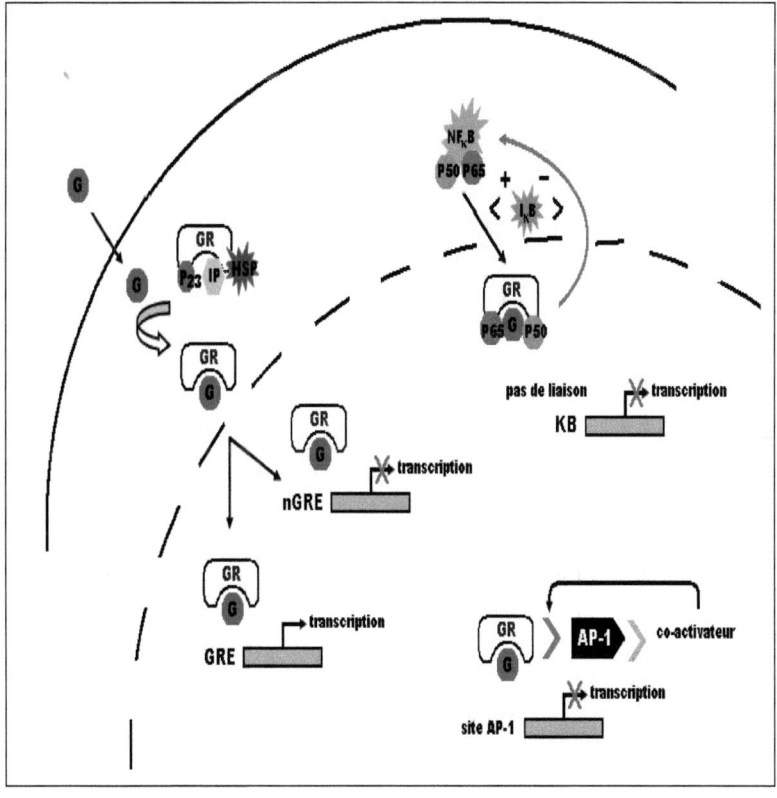

Figure 32 : Action génomique des corticoïdes.

2.2.2 ACTION NON GENOMIQUE

L'action non génomique peut être spécifique, avec la membrane elle-même, des canaux ioniques (Na^+, Ca^{++}), ou médiée par le récepteur aux glucocorticoïdes. Cette réponse est responsable des effets rapides des corticoïdes (de quelques minutes jusqu'à quelques heures).

➢ INTERACTION NON SPECIFIQUES AVEC LA MEMBRANE CELLULAIRE.

Les glucocorticoïdes peuvent interagir rapidement avec les membranes cellulaires cytosoliques et mitochondriales. Ils s'intercalent dans la membrane phospholipidique, modifiant ses propriétés physico-chimiques et ses interactions membrane-protéines (Buttgereit, Saag et al. 2005). En diminuant les flux transmembranaires de sodium dans les cellules de système immunitaire, les glucocorticoïdes participent à une immunosuppression rapide et à une diminution de la réponse inflammatoire (Buttgereit and Scheffold 2002). Il semblerait aussi que la production d'ATP soit diminuée dans les mitochondries des cellules du système immuntaires, altérant ainsi la réponse inflammatoire et anti-infectieuse.

➢ INTERACTIONS SPECIFIQUES AVEC UN RECEPTEUR MEMBRANAIRE AUX GLUCOCORTICOIDES.

Les récepteurs membranaires aux glucocorticoïdes sont de découverte récente, mis en évidence sur les monocytes circulants par immunofluorescence. Ils sont structurellement différents des récepteurs cytosoliques et leur origine reste encore incertaine. Dans les pathologies inflammatoires chroniques comme la polyarthrite rhumatoïde, le nombre de récepteurs aux corticoïdes membranaires est fortement augmenté sur les cellules de l'immunité comme les monocytes ou les lymphocytes B (Bartholome, Spies et al. 2004). Leur nombre, en particulier dans la polyarthrite rhumatoïde, peut d'ailleurs être un stigmate de l'activité de la maladie. L'une des hypothèses suggérées est que leur surexpression à la surface des cellules est un mécanisme protecteur dans ces situations inflammatoires chroniques.

Les effets immunosuppresseurs ont récemment été expliqués par la découverte, dans les lymphocytes T, des kinases p56lck (Lck) et p59fyn (Fyn), de la famille des tyrosines kinases Src, cibles cytosoliques des RG membranaires activés. Directement impliquées dans la transduction du signal des récepteurs lymphocytaires T, ces kinases jouent un rôle crucial dans la qualité de la transmission de l'activation lymphocytaire. Lck s'associe avec les corécepteurs CD4 ou CD8 tandis que Fyn est spécifique de CD3. Or, les glucocorticoïdes inhibent *in vitro* l'activité de Lck et de Fyn par un mécanisme dépendant du RG activé. Il semble aujourd'hui certain que, dans les lymphocytes T, les RG appartiennent à un complexe protéique incluant HSP 90 mais aussi Lck et Fyn lié étroitement au récepteur lymphocytaire T. Ainsi, la fixation d'un glucocorticoïde au RG disjoint le complexe multiprotéique lié au récepteur lymphocytaire T et redistribue les kinases Fyn et Lck, perturbant ainsi très rapidement la transmission de l'activation lymphocytaire et favorise l'effet immunosuppresseur des corticoïdes (Lowenberg, Tuynman et al. 2005).

> EFFETS MEDIES PAR LE RECEPTEUR AUX GLUCORTICOIDES.

Le récepteur aux corticoïdes, dans sa forme inactive, est retenu dans le cytoplasme par un complexe multiprotéique masquant ses sites de liaison à l'ADN. Cet ensemble comprend entre autres les HSP et une série de kinases de la famille du système de signalisation MAPK (mitogen-activated protein kinase) dont fait partie Src. Lors de l'activation du RG, outre la libération du site de liaison à l'ADN œuvrant pour les effets génomiques, Src est libéré du complexe HSP90. Src inhibe très rapidement le relargage de l'acide arachidonique de la voie de la phospholipase A2 (PLA2) en stimulant l'activation de la lipocortine 1, tous deux importants médiateurs de la synthèse des leucotriènes pro inflammatoires (Croxtall, Choudhury et al. 2000). Enfin, les glucocorticoïdes inhibent directement deux enzymes clefs de la réponse inflammatoire : iNOS (inductible nitric oxide synthase) responsable de la production de NO et la COX-2 (cyclo-oxygénase 2).

3. HYPOTHESE ET OBJECTIFS DU TRAVAIL

Le descriptif classique des états de choc essentiellement basé sur la présentation clinique (cardiogénique, hypovolémique, septique) doit maintenant être complété par une autre approche prenant en compte la réaction de l'organisme face au danger. Notre équipe a montré que la réaction de l'organisme face à un état de choc (cardiogénique, hypovolémique, septique) comportait de nombreux points communs indépendants de l'étiologie initiale de l'état de choc. Nous avons tout d'abord montré que le lactate était produit de manière aérobique en activant la pompe Na-K-ATPase, que les canaux potassiques ATP dépendants étaient activés et *up* régulés quel que soit le type d'état de choc (hémorragique, ischémie /reperfusion, LPS, péritonite) et partiellement modulés par le NO. Par ailleurs, nous avons mis évidence que l'hyporéactivité vasculaire aux vasoconstricteurs était présente dans tous les types d'états de choc et qu'elle était partiellement due au NO mais également aux canaux potassiques ATP-dépendants. Des travaux menés précédemment ont montré que PCa et les glucocorticoïdes amélioraient l'hémodynamique, la fonction myocardique, la réactivité vasculaire ainsi que le temps de survie dans le choc expérimental. Cette amélioration était liée à une *down regulation* d'iNOS, à une *up regulation* d'eNOS-AKT, à une diminution de la production de cytokines pro-inflammatoires, à une baisse de la translocation nucléaire de NF-κB et à une baisse de la production d'anion superoxyde.

Tous ces mécanismes étant impliqués dans la genèse des dysfonctions induites par l'ischémie/reperfusion, nous avons posé l'hypothèse que la PCa et les glucocorticoïdes pouvaient améliorer ces paramètres dans l'I/R expérimentale.

Pour cela, nous avons mis au point un modèle animal d'ischémie/reperfusion intestinale pour évaluer *in vivo* les effets de la PCa et de la dexaméthasone sur les paramètres hémodynamiques (débit cardiaque et pression artérielle moyenne), et sur les paramètres physiopathologiques (lactatémie et taux de nitrite/nitrate). Dans le but d'utiliser ces traitements pour limiter les effets délétères d'ischémie-reperfusion intestinale, nous avons étudié sur ce modèle les effets cytoprotecteurs de la PCa et de la dexaméthasone ainsi que leur impact dans la réactivité vasculaire, mais également leurs effets sur les voies de signalisation impliquées dans l'amélioration des paramètres hémodynamiques et de la microcirculation.

4. MATERIELS ET METHODES

4.1 EXPERIMENTATION ANIMALE

Un rasage chirurgical a été réalisé sur les zones d'incision : le cou et l'abdomen. L'animal a ensuite été installé sur le dos, fixé sur une plaque et placé sous une lampe-loupe. Une incision médiane, à l'aide d'un scalpel, au niveau du cou est faite pour aborder la trachée, la veine jugulaire gauche et l'artère carotidienne (en vue de la pose d'un cathéter). Une trachéotomie est ensuite réalisée, avec la mise en place secondaire d'une ventilation mécanique (ventilateur Harvard Robent 683, Harvard Instruments, South Natick, MA). Le mélange basal oxygène/air est obtenu afin de maintenir une PaCO2 aux alentours de 30 mmHg, une PaO2 > 100 mmHg. Le pH admis à l'issue de la phase de stabilisation est compris entre 7.35 et 7.45, sinon l'animal est exclu du protocole. L'adaptation des paramètres ventilatoires se fait en fonction des valeurs initiales de gaz du sang. L'oxygène est administré pendant toute la durée de la manipulation. Un cathéter sur la veine jugulaire gauche est mis en place en premier lieu pour la perfusion (NaCl ou PCa ou Dexaméthasone) et un deuxième cathéter artériel carotidien est ensuite mis en place, relié à une tête de pression pour mesurer une pression artérielle continue et effectuer les différents prélèvements sanguins. Les rats sont réchauffés à l'aide d'une couverture chauffante associée à une lampe à rayons infrarouges afin de maintenir une température entre 36.8°C et 37.8°C mesurée par thermomètre rectal dès le début de l'anesthésie. Après cette phase initiale de conditionnement, le rat est stabilisé pendant 20 min avant de débuter l'hypovolémie par le choc hémorragique. A noter que si la PAM < 100 mmHg à l'issue de la phase de stabilisation, l'expérimentation est stoppée et le rat euthanasié (**Figure 33**).

La phase d'ischémie commence par la mise en place d'un clamp au niveau de l'aorte abdominale au ras du départ de l'artère mésentérique supérieure à T_0. Cette phase dure 40 min (T_0-T_{40}). Pendant ce temps, le rat est mis sous surveillance continue en prenant chaque 10 min la mesure de la pression artérielle. Le clamp est enlevé à T40 min, c'est le début de la phase de reperfusion.

Quatre groupes de 7 rats ont été étudiés i) le groupe sham, ii) le groupe de l'ischemie/reprfusion intestinale « I/R », iii) le groupe I/R+PCa, iv) le groupe I/R+Dexa.

4.2 ETUDE IN VIVO

4.2.1 EVALUATION DES EFFETS DE LA DEXAMETHASONE (Dexa) ET DE LA PROTEINE C ACTIVEE (PCa) SUR LA PRESSION ARTERIELLE

Le début de la phase d'ischémie marque le temps T_0 de l'enregistrement des différentes données (première mesure donc réalisée à -10 min). La durée de l'expérimentation est de 150 minutes à compter de T_0. Un recueil des données est effectué toutes les 10 minutes pour la PAM et la température.

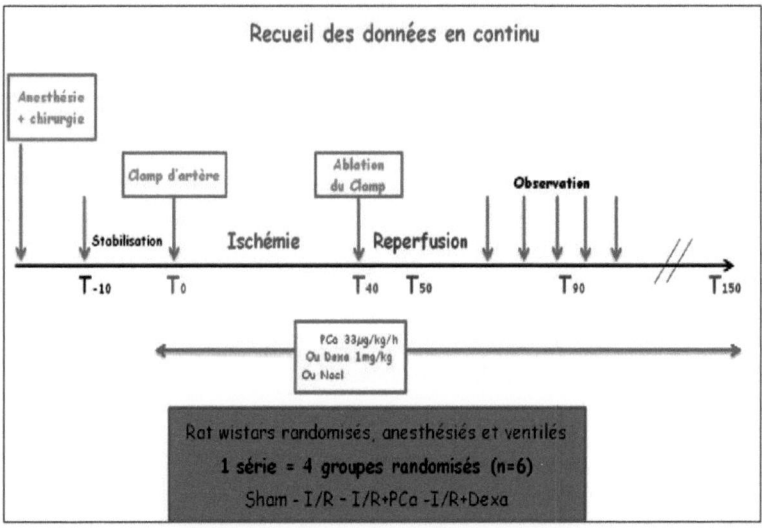

Figure 33 : Schéma du modèle expérimental de l'étude.

4.2.2 MODULATION PHARMACOLOGIQUE

Dans notre étude nous avons cherché à nous rapprocher de la dose utilisée en clinique (24µg/kg/h) et à limiter l'action anticoagulante de la PCa. Plusieurs doses de PCa ont été testées et la concentration 33µg/kg/h qui a montré son efficacité sur le plan hémodynamique par amélioration de la dysfonction cardiovasculaire, a été choisie. Concernant la Dexa, son efficacité a été montrée à une concentration de 1mg/kg.

4.3 ETUDE *EX VIVO*

Au terme des expérimentations, une gazométrie artérielle est effectuée au début de la phase d'ischémie à T_0, puis à la 50ème minute et en fin de manipulation en utilisant l'appareil de mesure ABL 735 (Radiometer, Copenhague, Danemark). Elle permet la mesure du pH, de la PaO2, de la PaCO2, du lactate et de l'excès de base.

La réactivité vasculaire, l'analyse de l'expression des ARNm (iNOS, récepteurs adrénergique (Adra-1α et Adra-2β)) et des protéines clées pour certaines voies de signalisation ont été réalisée respectivement par myographe, PCR quantitative en temps réel et Western blot selon la méthodologie détaillée dans la section « **Etude 1** », paragraphes **3.5.4, 3.5.5 et 3.5.6**.

4.4 PREPARATIONS DE SPECIMENS PLASMATIQUES

Le sang des rats est recueilli dans des tubes monovette® (Sarstedt) contenant une solution de citrate 106 mM à raison de 1 volume de citrate pour 9 volumes de sang. La préparation des différents spécimens plasmatiques a été réalisée selon les protocoles suivants et résumés sur la **Figure 34**.

➢ **Plasma dépourvu en plaquettes (PDP)**

Le PDP est obtenu après 3 centrifugations successives, décrits dans la figure 35. Il est ensuite congelé à -80°C. La décongélation a été effectuée à 37° C pendant 15 min

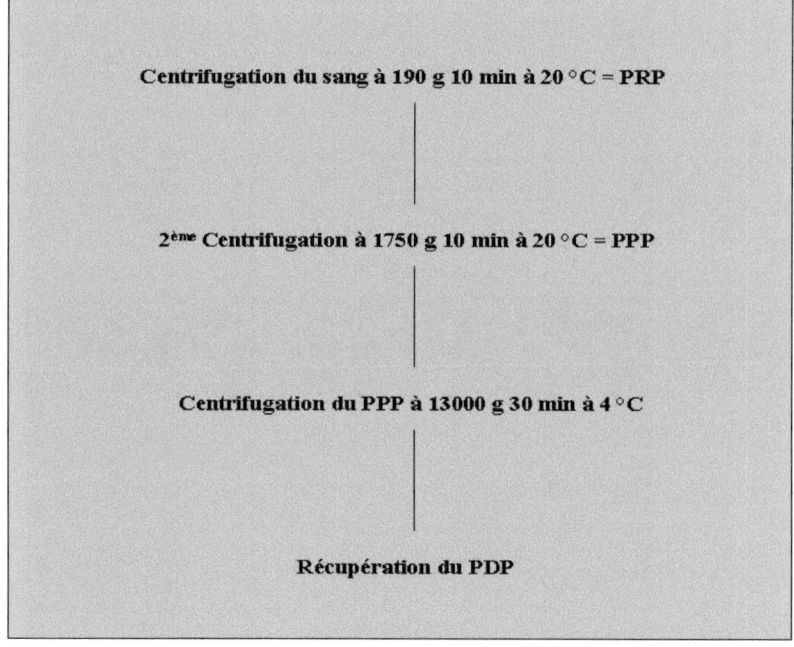

Figure 34 : Préparation de plasma dépourvu en plaquette à partir de sang des rats.

4.5 LA THROMBINOGRAPHIE

> *Définition générale de la technique*

La thrombinographie est une méthode d'étude *in vitro* de la génération d'activité thrombinique au cours du temps après déclenchement de la coagulation par une faible quantité de facteur tissulaire (de l'ordre de quelques pM). Elle ne doit pas être confondue avec les méthodes d'études de génération de thrombine *in vivo*, basées sur la mesure des concentrations plasmatiques de certains marqueurs d'activation de la coagulation (fragments 1+2 de la prothrombine, D-dimères, ...).

> *Conditions de réalisation du test*

La thrombine est l'enzyme-clé de la coagulation permettant la transformation du fibrinogène en fibrine insoluble, à la fois amplifiant et limitant sa propre génération. Le travail thrombinique étant généré à plus de 95% après la gélification du plasma, la très grande majorité des tests de coagulation usuels sont pris en défaut et sont donc insuffisants pour obtenir une vision globale du processus de coagulation et du travail thrombinique. Cette méthode non seulement permet une étude globale et presque complète du déroulement de la coagulation, mais est aussi considérée à ce jour comme plus proche des conditions *in vivo* (en revanche le système hémostatique n'est pas exploré dans sa globalité puisque l'hémostase primaire et la fibrinolyse ne sont pas prises en compte). Le principe de la méthode est ancien et sa mise en pratique s'est heurtée à de nombreuses difficultés techniques (conditions non coagulantes par utilisation de plasma défibriné, détection chromogénique empêchant l'utilisation d'échantillons cellulaires...). L'équipe de Hemker a développé depuis plusieurs années une méthode « rénovée » nommée Calibrated Automated Thrombogram® (CAT).

Calibrated Automated Thrombogram®
- Ascent Fluoroskan (Thermo Lab system).
- Logiciel Thrombinoscope® version 3.0.0.29 (Thrombinoscope BV).
- PPP Reagent® (Diagnostica Stago) = mélange de facteur tissulaire en présence de phospholipides procoagulants (concentrations finales dans le puits 5 pM et 4 µM respectivement).

- PPP LOW® (Diagnostica Stago) = mélange de facteur tissulaire en présence de phospholipides procoagulants (concentrations finales dans le puits 1 pM et 4 µM respectivement)
- PRP Reagent® (Diagnostica Stago) = facteur tissulaire (concentration finale dans le puits 1 pM)
- Thrombin calibrator (Diagnostica Stago).
- Substrat fluorogénique Z-GGR-AMC (Bachem) : reconstitué et conservé en aliquotes à 100 nM dans DMSO. Préparation extemporanée à chaque utilisation.
- Tampon Fluobuffer : 20 mM HEPES ; BSA 60 g/L ; $CaCl_2$ 102 mM, pH=7,4.
- FluCa : substrat fluorogénique resuspendu dans Fluobuffer, concentrations finales : Z-GGR-AMC 2,4 mM ; $CaCl_2$ 100 mM.
- Plaque 96 puits Immulon 2 HB (Diagnostica Stago)

80 µL de plasma (PDP) sont disposés dans une plaque 96 puits contenant 20 µL de réactif PPP Reagent, PPP-LOW® ou PRP Reagent. A chaque puits mesure est associé un puits calibrant contenant 80 µL d'échantillon et 20 µL de Thrombin calibrator. L'enregistrement est déclenché après ajout de 20 µL de FluCa contenant le substrat fluorogénique et le calcium, indispensable à la coagulation. Le signal fluorescent est mesuré toutes les 20 secondes pendant 60 min. A la fin de la mesure, pour chaque puits échantillon les signaux de fluorescence sont convertis en concentration molaire de thrombine grâce aux puits calibrant associés, par l'intermédiaire du logiciel d'analyse Thrombinoscope®.

> *Les paramètres thrombinographiques*

La courbe de génération obtenue par cette méthode est appelée « thrombinogramme ». De celle-ci, plusieurs informations peuvent être extraites (**Figure 35**) :
- la principale, l'aire sous la courbe permet de quantifier le travail thrombinique total au cours du temps, et est nommée potentiel thrombinique endogène (ou en anglais, ETP, *Endogenous Thrombin Potential*). De nombreuses données indiquent que l'ETP reflète le potentiel coagulant global d'un individu, son augmentation signe une hypercoagulabilité de même qu'une diminution, une hypocoagulabilité [Regnault, 2004 ; Dargaud, 2005 ; van Hylckama Vlieg, 2007 ; Gosh, 2008 ; Trossaert, 2008].
- le temps de latence avant la génération explosive de thrombine, correspondant au changement d'état physique du plasma

- le pic maximal de thrombine générée

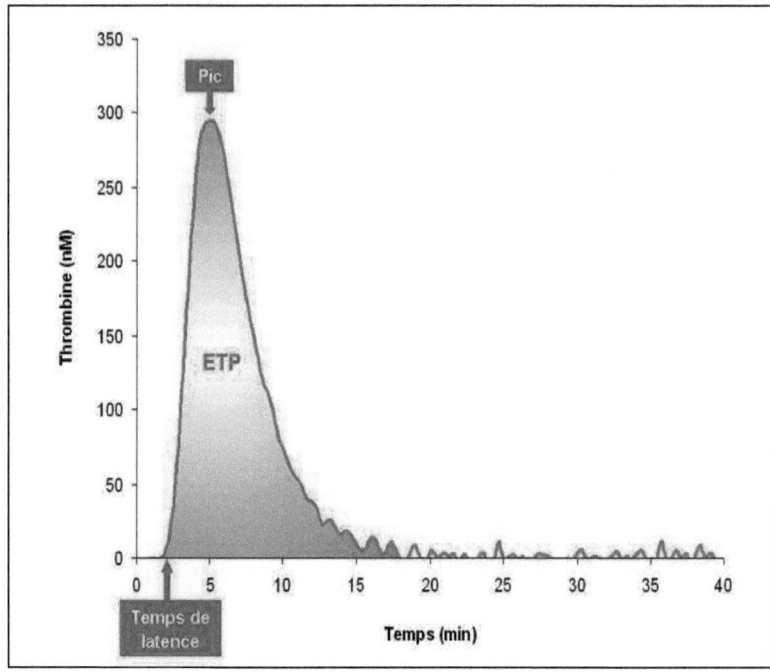

Figure 35 : Courbe de génération de thrombine obtenue en PPP (FT 5 pM et PLa 4 µM).

5. RESULTATS

5.1 EFFET DE LA PCA ET DE LA DEXA SUR LA PRESSION ARTERIELLE MOYENNE (PAM).

La PAM est significativement plus basse à T_{50} min dans le groupe I/R (58 ± 8 mmHg) comparé au groupe Sham (140 ± 6 mmHg) (p<0,001). L'administration de la PCa permet de restaurer la PAM de manière significative à T_{150} min (I/R: 41,60 ± 5 mmHg ; PCa: 67 ± 5 mmHg) (p<0,05). A noter que l'administration de la Dexa améliore de manière beaucoup plus significative la PAM (Dexa: 80 ± 2 mmHg) (p<0,001) **(Figure 36)**.

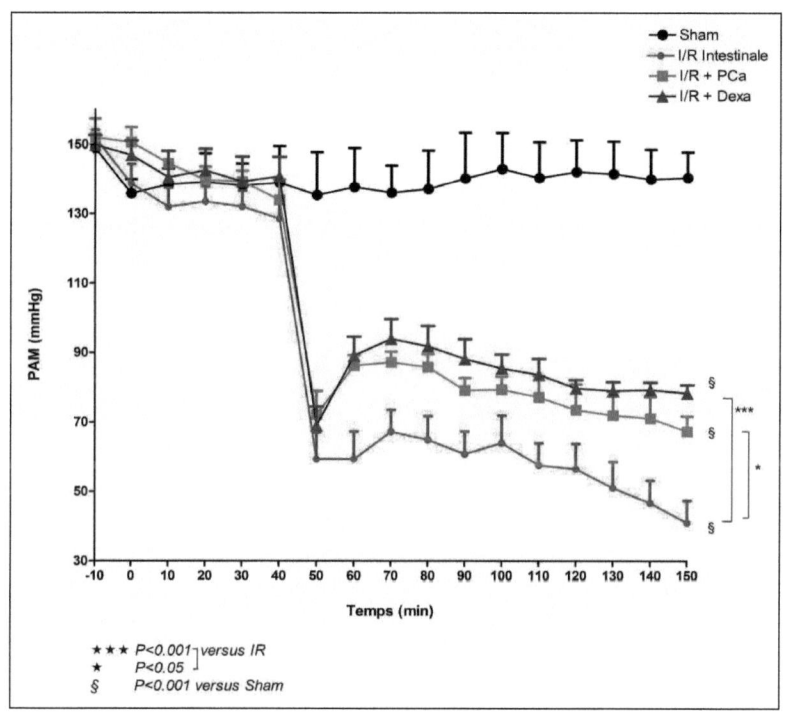

Figure 36 : Variation de la PAM au cours du temps.

Evolution de la PAM dans les groupes Sham, I/R, I/R + PCa et I/R + Dexa enregistrée au cours des 150 minutes de l'étude. Les données sont exprimées sous forme moyenne ± écart-type (M ± SD), n = 6 rats pour chaque groupe.

5.2 EFFET DE LA PCA ET DE LA DEXA SUR LES PARAMETRES METABOLIQUES

Les dosages réalisés à T_{50} min montrent une augmentation significative (p<0,001) de la lactatémie dans le groupe I/R (5 ± 0,2 mmol/L) par rapport au groupe Sham (1,5 ± 0,1 mmol/L). A T_{150} min, le taux de lactate est de 9,79 ± 0,26 mmol/L dans le groupe I/R. Le traitement par PCa réduit la lactatémie à 7,14 ± 0,57 mmol/L (p<0,05). Au contraire le groupe traité par la Dexa a une lactatémie qui se maintient à 4,1 ± 0,5 mmol/L depuis T_{90} min ; la différence avec le groupe I/R est très significative (p<0,001) **(Figure 37A)**.

Le pH est diminué à T_{150} dans le groupe I/R (pH= 7,27 ± 0,3) par rapport au groupe Sham (pH= 7,47 ± 0,1) (p<0,001). Dans le groupe I/R, le pH continue à diminuer à T_{90} min et T_{150} min (respectivement pH= 7,20 ± 0,5 ; pH= 7,15 ± 0,5) (p<0,001). Dans le groupe traité avec la PCa à T_{90} min, le pH est significativement différent du groupe I/R (pH= 7,31 ± 0,3) (p<0,05). A T_{150}, le pH se stabilise à 7,28 ± 0,5 significativement plus élevé que le groupe I/R (p< 0,05). L'administration de la Dexa normalise le pH à T_{90} min (pH= 7,36 ± 0,3) (p<0,001) et à T150 min (pH = 7,30 ± 0,1) (p<0,05) par rapport au groupe IR (**Figure 37B**).

5.3 EFFET DE LA PCA ET DE LA DEXA SUR LES MEDIATEURS INFLAMMATOIRES

Les taux des cytokines IL-6 (8774 ± 900 pg/mL) et TNFα (116 ± 18 pg/mL) sont significativement augmentés (p<0,001) dans le groupe I/R comparé au groupe Sham (IL6: 400 ± 100 pg/mL, TNFα: 47 ± 20 pg/mL). L'administration de la PCa ou de la Dexa permet de diminuer significativement le taux des cytokines IL-6 (PCa: 4777 ± 600 pg/mL, Dexa: 3252 ± 700 pg/mL) et TNFα (PCa: 62 ± 20 pg/mL, Dexa: 43 ± 4 pg/mL). La diminution est moins significative avec la PCa (p<0,05) qu'avec la Dexa (p<0,001) (**Figure 38**)

5.4 EFFET DE LA PCA ET DE LA DEXA SUR L'EXPRESSION GENIQUE

L'étude des récepteurs adrénergiques montre que le récepteur 1α est sous-exprimé dans le groupe I/R (21,8 ± 8) par rapport au groupe Sham (48,8 ± 10) (p<0,05). Le traitement par PCa ou Dexa augmente significativement l'expression (respectivement 68,8 ± 10 et 101 ± 20) par rapport au groupe I/R (p< 0,05) (**Figure 39A**).

A l'inverse le récepteur 2α présente une augmentation significative de son expression dans le groupe I/R (47 ± 7) par rapport au groupe Sham (22,1 ± 3,9) (p< 0,05). Le traitement par PCa (22,1 ± 6) ou Dexa (30,2 ± 5,4) diminue significativement l'expression de ce gène par rapport au groupe I/R (p< 0,05) (**Figure 39B**).

Une surexpression significative (p<0,05) du gène iNOS est observée dans le groupe I/R (19,8 ± 3,5) par rapport au groupe Sham (5,7 ± 0,7). Le traitement avec PCa ou Dexa est associé à une diminution significative (p<0,05) de l'expression de iNOS (PCa: 9,4 ± 1,4 ; Dexa: 11,1 ± 3,1) (**Figure 39C**).

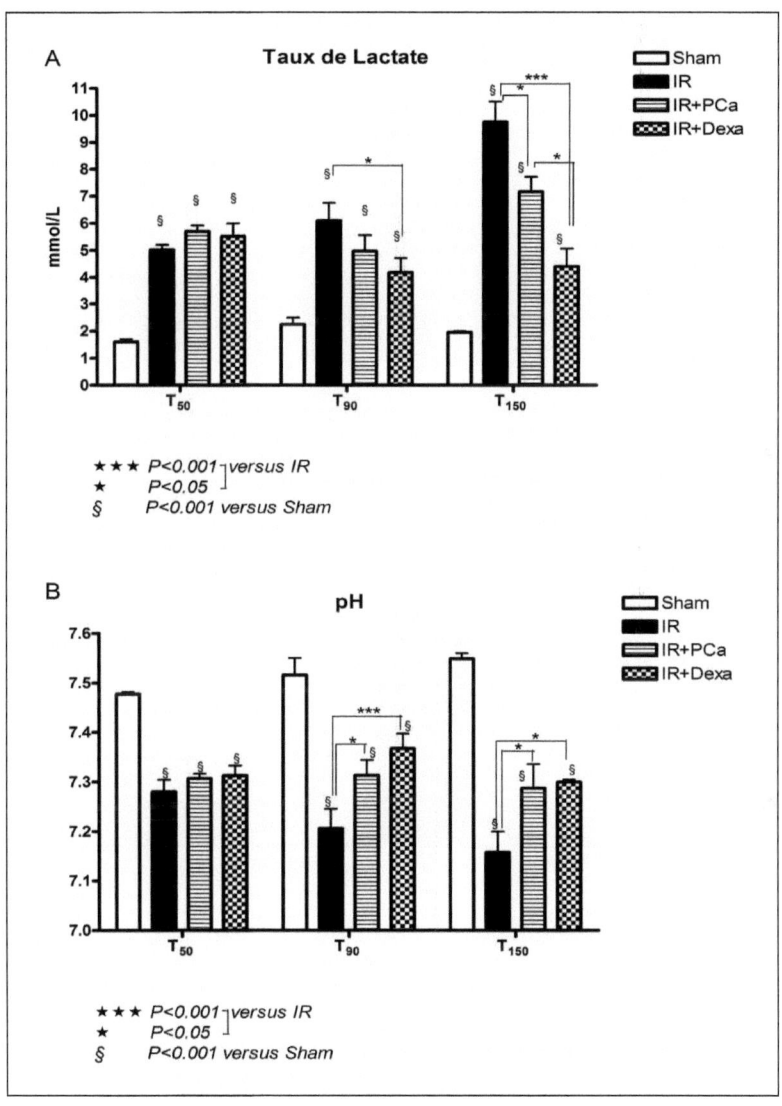

Figure 37 : Mesure des taux de lactate (A) et du pH (B).

Evolution des lactates et du pH dans les groupes Sham, I/R, I/R + PCa et I/R + Dexa à T50, T90 et T150 min après reperfusion. Les données sont exprimées sous forme moyenne ± écart-type (M ± SD), n = 6 rats pour chaque groupe.

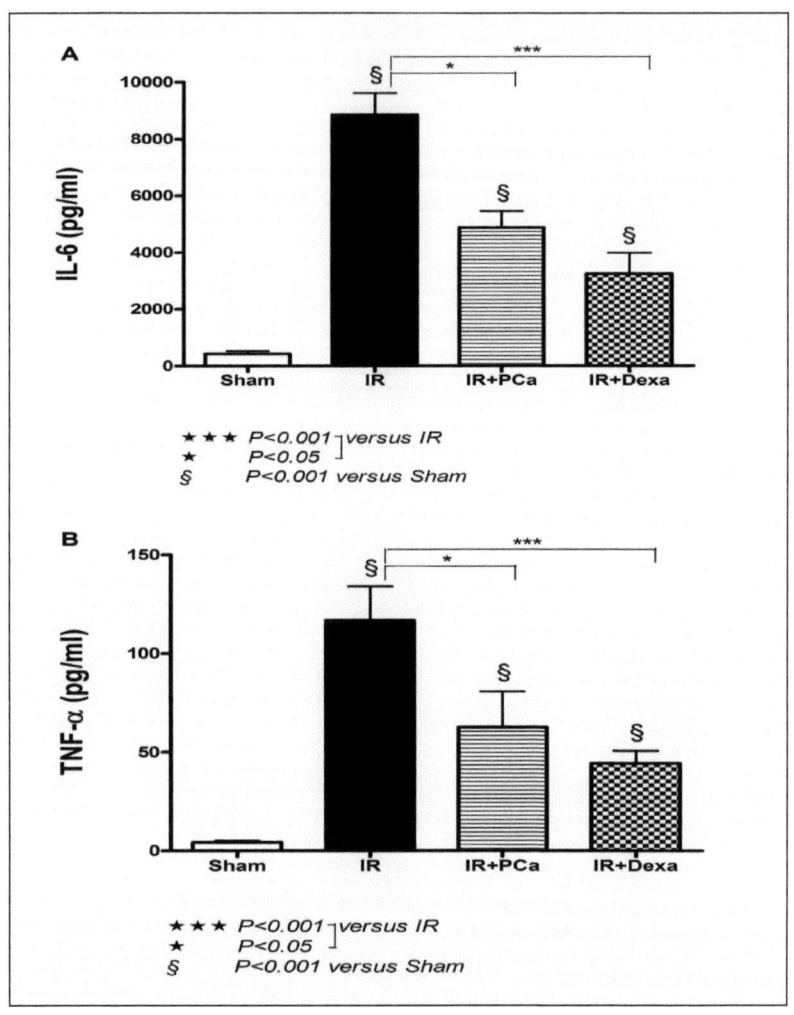

Figure 38 : Effets de la PCa et de la Dexaméthasone sur les cytokines pro-inflammatoires.

Taux des cytokines pro-inflammatoires IL-6 (A) TNF (B) dans les groupes Sham, I/R, I/R + PCa et I/R + Dexa à T 150 minutes. Les données sont exprimées sous forme moyenne ± écart-type (M ± SD), n = 6 rats pour chaque groupe.

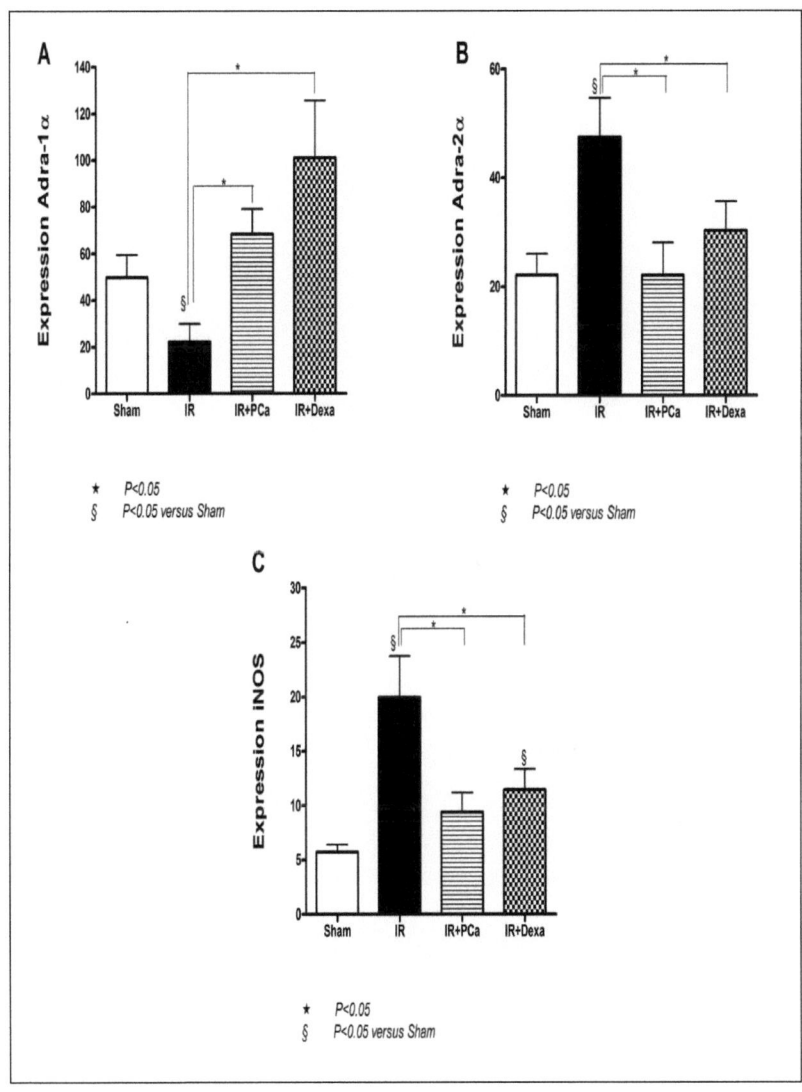

Figure 39 : Mesure de l'expression des gènes dans les artères thoraciques.

L'expression des gènes adra 1α (A), adra 2α (B) et iNOS (C) a été mesurée par qPCR dans les groupes Sham, I/R, I/R + PCa et I/R + Dexa. Les données sont exprimées sous forme moyenne ± écart-type (M ± SD), n = 6 rats pour chaque groupe.

5.5 EFFET DE LA PCa ET DE LA DEXA SUR L'EXPRESSION PROTEIQUE

Pour étudier l'effet de la PCa et de la Dexa, nous avons mesuré le taux d'expression des protéines: iNOS, NF-κB, caspase 3, caspase 8, et les couples protéiques sous forme phosphorylées ou non phosphorylées P-eNOS/eNOS, P-p53/p53, P-p38/p38, P-Jnk/Jnk, P-Erk/Erk et P-Akt/Akt (**Figure 40**).

L'étude du taux d'expression de l'ensemble de ces protéines dans le groupe I/R comparé au groupe Sham, a permis de montrer l'existence d'une augmentation significative ($p<0,05$) du taux d'expression des protéines P-p53/p53 (Sham: 0,17 ± 0,03 ; I/R: 0,85 ± 0,05), P-Jnk/Jnk (Sham: 1 ± 0,6 ; I/R: 4 ± 0,3), iNOS (Sham: 14 ± 1 ; I/R: 25 ± 3), p-Jnk/Jnk (Sham: 1,6 ± 0,6 ; I/R: 4,2 ± 0,5), NFκB (Sham: 0,005 ± 0,001 ; I/R: 0,024 ± 0,001), caspase 3 (Sham: 2,25 ± 0,23 ; I/R: 4,19 ± 0,23), caspase 8 (Sham: 0,41 ± 0,1 ; I/R: 1,8 ± 0,2) et IκB (Sham: 0,06 ± 0,01 ; I/R: 0,2 ± 0,003), d'une augmentation non-significative du taux d'expression de p-P38/P38 et d'une diminution très significative ($p<0,001$) du taux d'expression des couples protéiques P-Akt/Akt (Sham: 0,5 ± 0,1 ; I/R: 0,2 ± 0,07) et P-eNOS/eNOS (Sham: 1±0,14 ; I/R: 0,34 ± 0,08).

L'étude de l'effet du traitement avec la PCa ou la Dexa sur le taux d'expression des mêmes protéines, démontre l'existence, par rapport au groupe I/R d'une augmentation significative ($p<0,05$) d'expression de P-eNOS/eNOS (PCa : 1,3 ± 0,18 ; Dexa 0,19 ± 0,2), P-Akt/Akt (PCa: 0,55 ± 0,03 ; Dexa: 0,43 ± 0,06), d'une augmentation non significative de P-ERK/ERK, d'une baisse significative ($p<0,05$) d'expression de iNOS, (PCa: 11,9±4 ; Dexa: 8,5 ± 2), NFκB (PCa: 0,016 ± 0,001 ; Dexa: 0,011 ± 0,002), caspase 3 (PCa: 2,8 ± 0,3 ; Dexa: 1,9 ± 0,2) et caspase 8 (PCa: 0,9 ± 0,2 ; Dexa: 0,67 ± 0,2), P-Jnk/Jnk (PCa: 2,3 ± 0,4 ; Dexa: 2,4 ± 0,4) et IKβα (PCa: 0,1 ± 0,04 ; Dexa: 0,1 ± 0,03) et d'une diminution non significative de l'expression protéique de P-p53/p53 et de P-p38/p38.

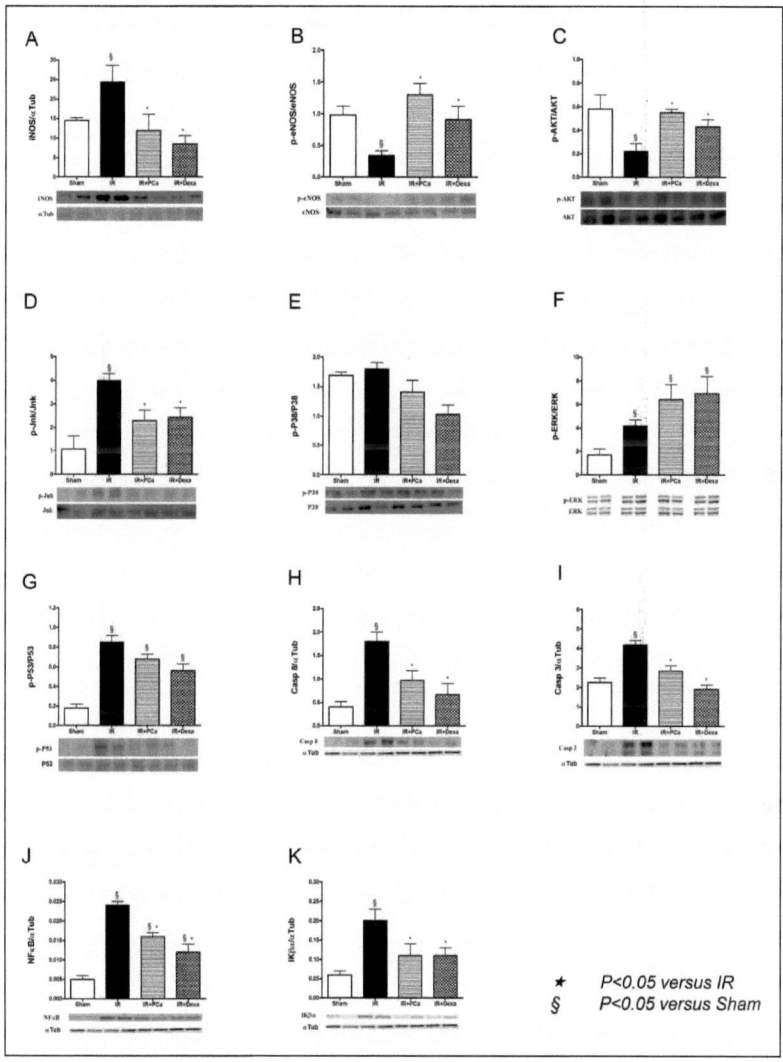

Figure 40 : Effets de la PCa et de la Dexaméthasone sur l'expression protéique.

L'expression protéique des gènes pour iNOS (A), eNOS (B), AKT (C), JNK (D), P38 (E), , ERK (F), P53 (G), Casp 8 (H), Casp 3 (I), NF-κB (J) et Ikβα (K) est présentée soit sous forme du rapport phosphorylé/ non phosphorylé, soit normalisé avec α-Tubuline, dans les groupes Sham, I/R, I/R + PCa et I/R + Dexa. Les données sont exprimées sous forme moyenne ± écart-type (M ± SD), n = 6 rats pour chaque groupe.

5.6 EFFET DE LA PCA ET DE LA DEXA SUR LA REACTIVITE VASCULAIRE

Nous avons étudié l'impact de la PCa ou de la Dexa sur la réponse contractile à la phényléphrine et sur la relaxation à l'acétylcholine au niveau des vaisseaux thoraciques et mésentériques.

Au niveau des vaisseaux thoraciques et mésentériques, le groupe I/R présente une réduction significative (p<0,001) de la réponse contractile à la phénylnéphrine en comparaison avec le groupe Sham (vaisseaux thoraciques: I/R 6,3 ± 1,3 mN/mm et Sham 18,6 ± 1 mN/mm ; vaisseaux mésentériques I/R: 4,5 ± 0,5 mN/mm et Sham: 13,4 ± 3 mN/mm). L'administration de la PCa ou Dexa restaure de manière significative (p<0,001) la contractilité à la phénylnéphrine. Cette amélioration est plus importante au niveau des vaisseaux thoraciques (PCa: 18,9 ± 3 mN/mm ; Dexa: 14,6 ±3 mN/mm) qu'au niveau des vaisseaux mésentériques (PCa: 11,4 ± 1,8 mN/mm ; Dexa: 12,7 ± 0,2 mN/mm) (**Figure 41A et C**).

La réponse vasculaire à l'acétylcholine est très altérée (p<0,001) dans le groupe I/R comparé au groupe Sham (vaisseaux thoraciques I/R: 54 ± 9% et Sham: 97±6%; vaisseaux mésentériques I/R: 35 ± 10%, et Sham: 87 ± 12%). L'administration de la PCa (vaisseaux thoraciques: 74 ± 4% ; vaisseaux mésentériques: 66 ± 13%) ou Dexa (vaisseaux thoraciques: 90 ± 6% ; vaisseaux mésentériques: 75 ± 7%) améliore la réponse vasculaire à l'Ach.) (**Figure 41B et D**).

5.7 MODIFICATION DU PROFIL DE GÉNÉRATION DE THROMBINE LORS DE L'ISCHÉMIE/REPERFUSION

Lorsque la génération de thrombine est déclenchée par le facteur tissulaire (FT, 5 pM ou 1 pM) en présence de phospholipides anioniques (Pla) (dans le PPP ou PPP Low reagent), on observe, pendant la phase d'ischémie, une diminution du lag time sans modification de l'ETP et du pic de thrombine, traduisant une accélération de la génération de thrombine mais avec une activité thrombinique stable. Pendant la phase de reperfusion, le lag time se corrige, alors qu'on note une tendance à la diminution de l'ETP et du pic (plus marquée en présence de forte concentration de FT), suggérant une hypocoagulabilité par diminution de la capacité de génération de thrombine (**Figure 42 et 43**).

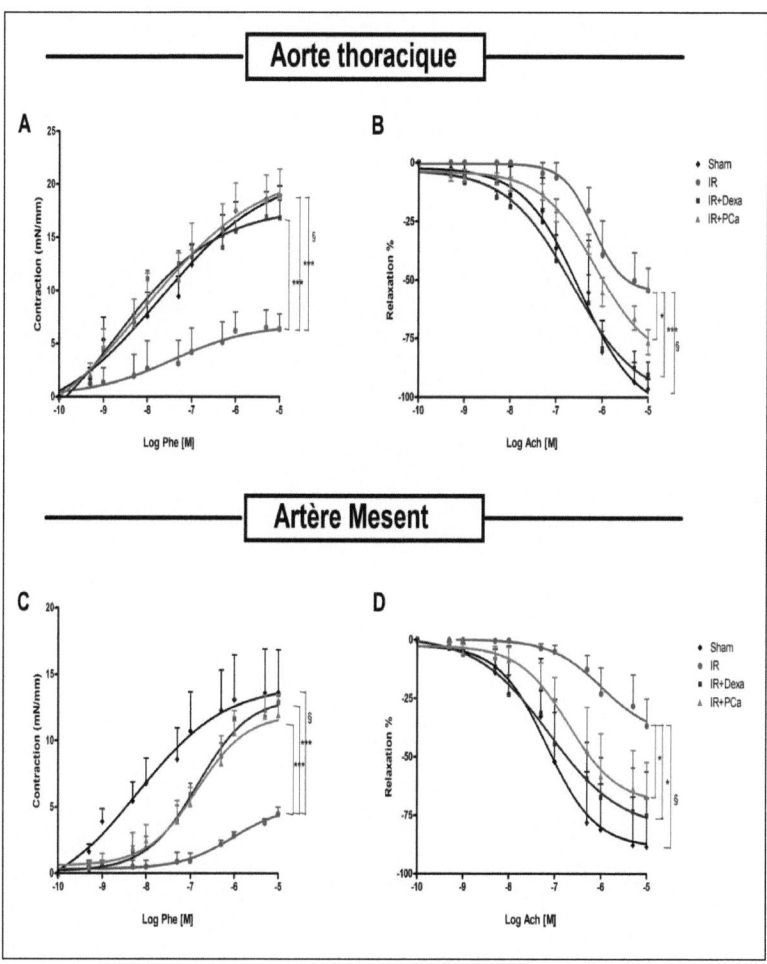

Figure 41 : Mesure de la réactivité vasculaire de l'aorte thoracique et de l'artère mésentérique.

La réactivité vasculaire a été évaluée dans les groupes Sham, I/R, I/R + PCa et I/R + Dexa par mesure :
- *de la contraction provoquée par la phényléphrine (Phe) à différentes concentrations, au niveau de l'aorte thoracique (A) et de l'artère mésentérique (C)*

- *de la relaxation provoquée par l'acéthylcholine (Ach) à différentes concentrations, au niveau de l'aorte thoracique (B) et de l'artère mésentérique (D)*

Lorsque la génération de thrombine est déclenchée par le facteur tissulaire uniquement (dans le PRP reagent), on note cette fois pendant la phase d'ischémie, une diminution du lag time associée à une augmentation de l'ETP et du pic de thrombine, qui se poursuit pendant la phase de reperfusion. Ceci traduit l'installation progressive d'un état d'hypercoagulabilité (par accélération et augmentation de la génération de thrombine) (**Figure 44**).

5.8 EFFET DE LA PCA ET DE LA DEXA SUR LA COAGULATION

> **Impact de PCa**

En PPP Reagent, la PCa n'a d'effet sur aucun des 3 paramètres étudiés, comparativement au profil obtenu lors de l'ischémie/reperfusion (**Figure 42**).

En PPP LOW, on note en revanche un impact du traitement comparativement au profil obtenu lors de l'I/R. En effet, l'ETP et le pic de thrombine ont tendance à augmenter, suggérant une correction des anomalies induites par l'I/R (**Figure 43**).

Lorsque la génération de thrombine est déclenchée par le facteur tissulaire uniquement (PRP reagent), il existe cette fois un effet nettement procoagulant de la PCa, par accélération et augmentation de la génération de thrombine (diminution du lag time associée à une augmentation de l'ETP et du pic), plus importantes encore que celle observées lors de l'I/R seule (**Figure 44**).

> **Impact de Dexa**

La Dexa n'a aucun effet sur la diminution du lag time induite par l'I/R ; en revanche, que cela soit à faible ou à forte concentration en FT (**Figure 42, 43 et 44**), on note une nette augmentation de l'ETP et du pic de thrombine, progressivement au cours de l'I/R, traduisant un effet procoagulant net.

Il faut noter que la dexaméthasone ne corrige pas seulement les modifications induites par l'I/R, le ratio passant clairement au dessus de 1, ce qui suggère une hypercoagulabilité franche induite par la dexaméthasone.

De la même façon que pour la PCa, lorsque la génération de thrombine est déclenchée par le facteur tissulaire uniquement (PRP reagent), la Dexa induit un effet nettement procoagulant, par accélération et augmentation de la génération de thrombine (diminution du lag time associée à une augmentation de l'ETP et du pic) ; cet effet est même plus important encore que celui observé lors de l'I/R seule.

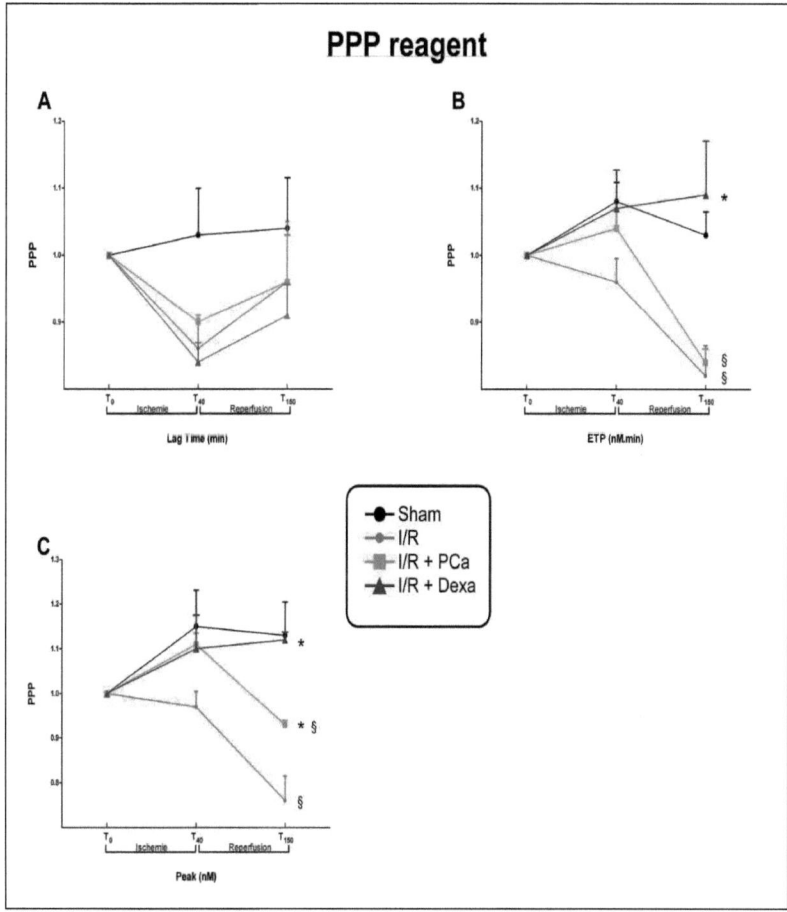

Figure 42 : Effet de la PCa et Dexa sur les paramètres de génération de thrombine declenchée par PPP reagent : Lag Time (A), ETP (B) et peak (C).

*Les résultats représentent les paramètres de thrombinogrammes obtenus en présence de **PPP reagent** (FT, 5 pM et PLa, 4 µM). Pour chaque paramètre, les données sont exprimées en ratio par rapport à la valeur obtenue à T_0. *p<0,05 versus I/R, §p<0,05 versus Sham.*

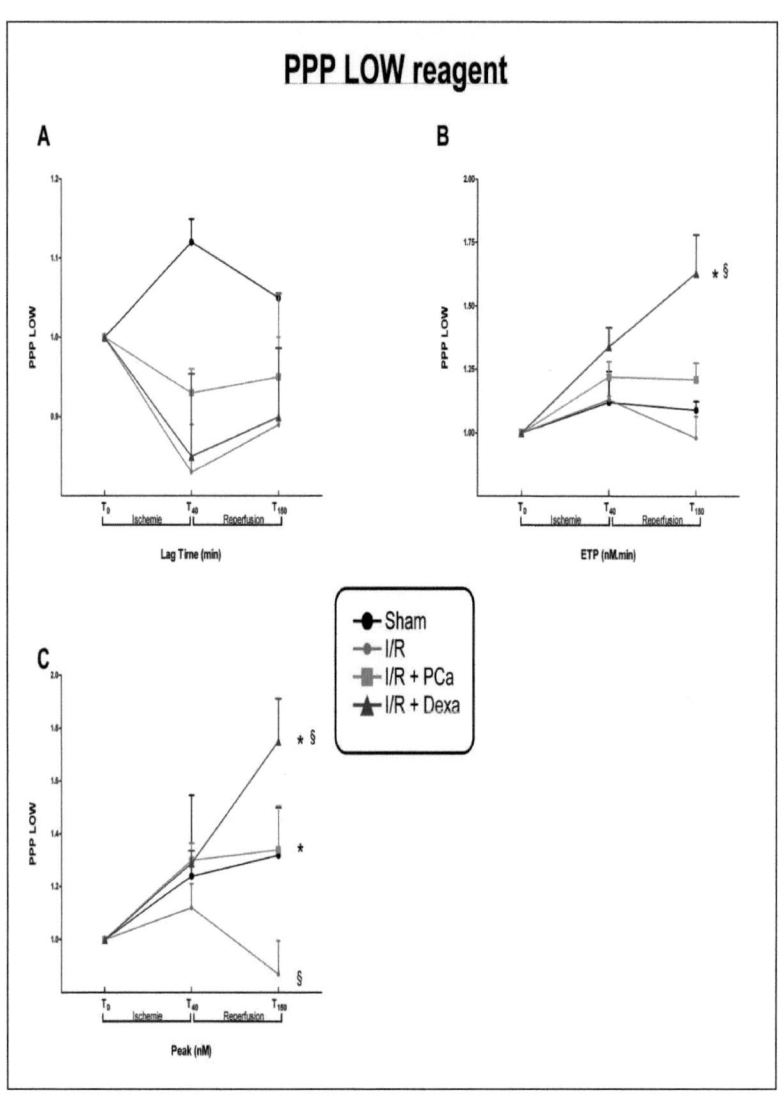

Figure 43 : Effet de la PCa et Dexa sur les paramètres de génération de thrombine declenchée par PPP Low reagent : Lag Time (A), ETP (B) et peak(C).

*Les résultats représentent les paramètres de thrombinogrammes obtenus en présence de **PPP Low reagent** (FT, 1 pM et PLa, 4 µM). Pour chaque paramètre, les données sont exprimées en ratio par rapport à la valeur obtenue à T_0. *$p<0,05$ versus I/R, #$p<0,05$ versus Sham.*

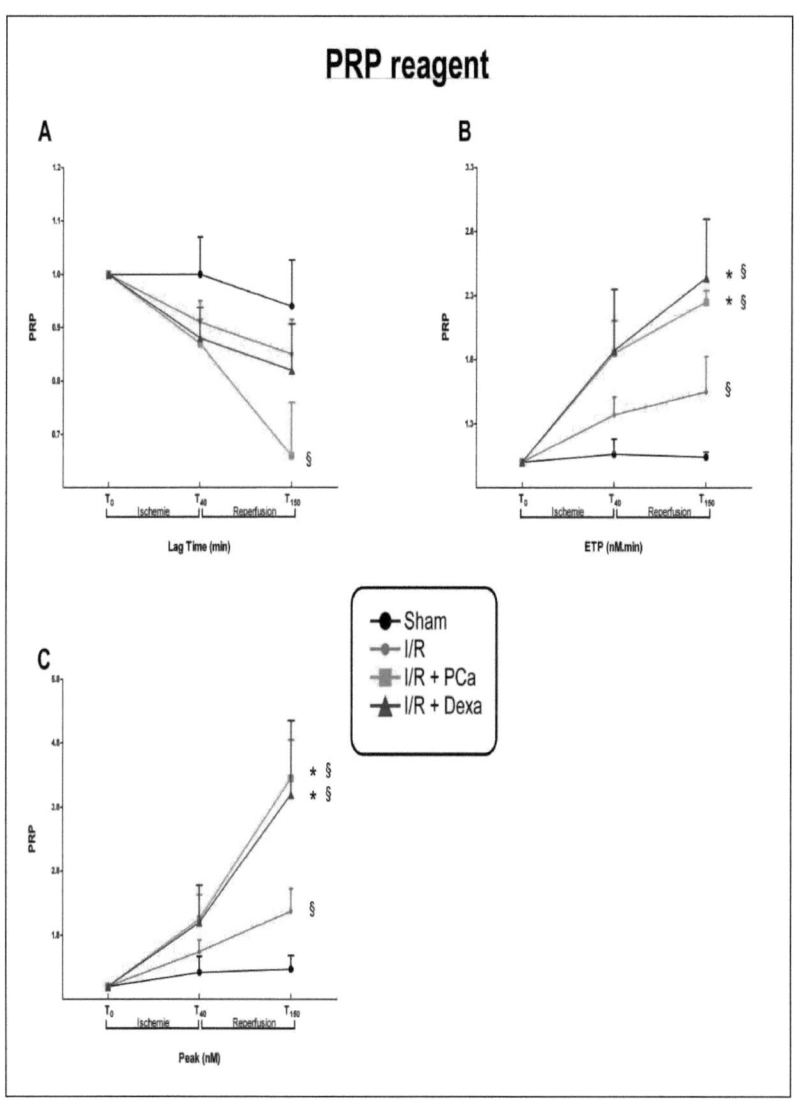

Figure 44 : Effet de la PCa et Dexa sur les paramètres de génération de thrombine declenchée par PRP reagent : Lag Time (A), ETP (B) et peak (C).

*Les résultats représentent les paramètres de thrombinogrammes obtenus en présence de **PRP reagent** (FT, 1 pM). Pour chaque paramètre, les données sont exprimées en ratio par rapport à la valeur obtenue à T_0. *p<0,05 versus I/R, #p<0,05 versus Sham.*

6. DISCUSSION

Les résultats majeurs obtenus au cours de cette étude sont que l'administration de Dexaméthasone ou de PCa dans un modèle expérimental d'ischémie/reperfusion : 1) améliore les paramètres hémodynamiques et en particulier la pression artérielle moyenne (PAM); 2) corrige l'hyperlactatémie et l'acidose métabolique; 3) améliore la réponse vasculaire aux vasoconstricteurs ; 4) a un effet anti-inflammatoire, en diminuant le taux des cytokines pro-inflammatoires (IL-6 et TNFα) et en augmentant le taux des cytokines anti-inflammatoires (IL-10) et 5) a un effet anti-apoptotique en diminuant le taux des caspases 3 et 8 et de la protéine p-53. Compte tenu de la physiopathologie de la dysfonction vasculaire des états de choc, ces effets semblent reliés à une *down regulation* de iNOS, une restauration de la voie eNOS-Akt et une *up regulation* des adrénorecepteurs alpha-1 vasculaires.

Caractérisation du modèle : Nos hypothèses étayées par des travaux antérieurs étaient que l'ischémie reperfusion induit un état *sepsis-like*. Notre travail confirme cette hypothèse : notre modèle est caractérisé par une hypotension artérielle avec diminution de la réponse aux vasoconstricteurs endogènes, altération de la relaxation acétylcholine dépendante et, fait jamais démontré, par une *down regulation* des adrénorecepteurs alpha-1 vasculaires. Il est aussi caractérisé par une sécrétion de cytokines pro-inflammatoires avec baisse relative des cytokines anti-inflammatoires, une *up regulation* de l'activation de NFκB induisant une *up regulation* d'iNOS et une *down regulation* d'Akt-eNOS.

Effets des thérapeutiques : PCa et glucocorticoïdes partagent des effets communs (anti-inflammatoires, anti adhésion, antiapoptotiques) et ont aussi des effets propres. Dans une étude antérieure, nous avons montré que ces deux molécules avaient un effet synergique dans le choc septique expérimental en améliorant la dysfonction vasculaire et la dysfonction cardiaque via un effet marqué sur la voie du NO et la production d'espèces radicalaires. Ces effets sont retrouvés dans ce travail.

Effets sur l'équilibre acido-basique et la lactatémie : Au cours d'une I/R, la glycolyse anaérobie devient la principale source d'énergie de la cellule et donc la conversion du pyruvate en lactate entraîne une hyperlactatémie et une acidose due à une surcharge intracellulaire en protons. Suite à l'induction d'une I/R, le taux du lactate devient très élevé, et le pH est inférieur au pH physiologique. Nous avons montré que cette valeur de pH est corrigée après l'administration de la PCa ou la Dexa ainsi que l'hyperlactatémie faisant penser que la perfusion et le fonctionnement tissulaire sont améliorés.

Effets hémodynamiques et vasculaires : Nous avons montré, dans notre modèle expérimental, qu'après induction d'une I/R, une chute de la PAM a été observée, et que l'administration *in vivo* de la Dexa ou de la PCa est associée à une amélioration significative de celle-ci. Ceci démontre que la Dexa et la PCa augmentent la PAM en provoquant un effet vasoconstricteur et améliorent l'hyporéactivité vasculaire induite par l'I/R comme c'est le cas dans le choc septique.

Nous avons également étudié la réactivité vasculaire des artères thoraciques (artères de compliance) et mésentériques (artérioles de résistance) *ex vivo*. Pour ce faire, nous avons isolé ces artères et nous avons étudié leur réactivité vasculaire avant et après traitement avec la PCa ou la Dexa sur la réponse contractile à la phényléphrine et sur la relaxation à l'acétylcholine. La phényléphrine est un agoniste du récepteur adrénergique α1, et la stimulation de celui-ci entraîne une vasoconstriction des artères et donc une augmentation de la pression artérielle. A l'inverse l'acétylcholine, entraîne une relaxation des artères mésentériques et thoraciques. Il a été démontré dans notre modèle que l'administration de la PCa ou de la Dexa améliore de manière significative la contractilité des artères thoraciques et mésentériques à la phénylnéphrine. La relaxation acéthylcholine dépendante est aussi normalisée.

Mécanismes impliqués dans l'amélioration de la réactivité vasculaire: Dans le choc septique, l'hyporéactivité vasculaire observée est essentiellement en relation avec une production accrue du NO par iNOS. Nous avons montré dans notre modèle que l'effet de l'administration de la PCa ou de la Dexa s'exprime par une amélioration de la PAM et de la réactivité vasculaire à la phényléphrine. Cette amélioration des paramètres hémodynamiques est très fortement liée à la baisse de l'expression génique et protéique d'iNOS. Cet effet bénéfique s'accompagne également par une diminution de l'expression de NF-κB, qui est connu pour sa capacité à stimuler la synthèse d'iNOS et donc la production du NO.

Il a été démontré également dans notre modèle que l'administration de la PCa ou Dexa améliore la réponse vasculaire des artères thoraciques et mésentériques à l'acétylcholine, qui s'accompagne d'une relaxation. De plus, en présence d'agents pharmacologiques, l'expression des protéines Akt et eNOS est augmentée. Le NO d'origine endothéliale produit par la NOS endothéliale (eNOS), est l'un des facteurs de relaxation le plus important. L'endothélium se sert du NO pour réguler le tonus musculaire, et diminuer l'agrégation plaquettaire. L'activation d'eNOS sous sa forme phosphorylée, est complètement sous la dépendance de la voie de signalisation Akt. La relaxation provoquée par l'acétylcholine, est très fortement liée à l'activation d'eNOS. En effet, la fixation de l'acétylcholine sur son récepteur va permettre l'activation de la voie eNOS sous forme phosphorylée qui permettra la production de NO endothélial et donc un effet vasodilatateur sur le muscle lisse des artères thoraciques et mésentériques.

Effets sur NFκB et la balance inflammatoire/anti-inflammatoire. L'ischémie reperfusion s'accompagne d'une augmentation de l'expression de NFκB et de sa protéine inhibitrice IκB suggérant (car sa mesure n'a pas encore été effectuée) une augmentation de sa translocation nucléaire. Dexa et PCa diminuent ces deux protéines induisant une baisse de la stimulation génique induite par la translocation nucléaire de NFκB. En particulier, nous avons pu observer un effet protecteur anti-inflammatoire de la PCa et de la Dexa, qui consiste dans la diminution de la production des cytokines pro-inflammatoires IL-6 et TNFα dans les groupes I/R. Ces cytokines pro-inflammatoires sont responsables de l'hypotension, de l'atteinte de l'endothélium vasculaire, et du développement d'une réaction inflammatoire généralisée. L'effet anti-inflammatoire de la Dexa est clairement connu, il agit en inhibant l'expression des gènes codant la cyclo-oxygénase (COX), enzyme qui catalyse la production de médiatrices inflammatoires prostaglandines et thromboxanes. La Dexa possède également un effet immunosuppresseur en inhibant la transcription des gènes pro-inflammatoires, notamment IL-6 et TNFα. Concernant l'effet anti-inflammatoire de la PCa, il a été observé dans un modèle de choc endotoxinique chez le rat que l'administration de la PCa préalable prévenait la survenue du pic de TNFα circulant. La même observation a été rapportée sur d'autres modèles expérimentaux où l'on observe une inhibition de la synthèse des cytokines IL-1, IL-6 et IL-8 (White et al. 2000). Il a été observé également par White *et al.* sur une lignée de monocytes riches en PCa, une inhibition de la translocation nucléaire du NFκB avec comme conséquence directe la diminution de la production du TNFα. Cet effet de la PCa est lié à sa liaison aux récepteurs PAR-1.

Apoptose et anti-apoptose. Il a été observé dans notre modèle expérimental, que l'induction d'une I/R favorise l'augmentation de la production des caspases 3 et 8 mais également de la protéine p-53. L'administration de la PCa ou de la Dexa diminue le taux des médiateurs de l'apoptose caspase 3 et 8 mais n'a pas d'effet significatif sur la protéine p-53.

Il existe deux voies principales d'activation de l'apoptose, la voie intrinsèque dépendante de la mitochondrie, sous le contrôle de la protéine p-53 qui active l'expression la protéine Bax (qui dimérise et perfore la membrane mitochondriale ce qui permet la sortie du cytochrome-C dans le cytoplasme et le déclenchement de l'apoptose). La seconde voie est la voie extrinsèque, dont l'activation implique un signal externe qui passe par le récepteur TNFα ce qui conduit à l'activation de la caspase 8 qui à son tour va pouvoir activer la caspase 3 et donc provoquer le déclenchement de l'apoptose.

Ainsi, les résultats obtenus suggèrent fortement que l'effet cytoprotecteur anti-apoptotique assigné à la PCa et à la Dexa, observé dans notre modèle expérimental, est lié à la capacité des deux agents pharmacologiques utilisés à inhiber la voie extrinsèque de l'apoptose probablement en inhibant l'expression de la caspase 8.

Effets sur la coagulation. La phase d'ischémie est associée à peu de modification du profil de génération de thrombine, seule une accélération est notée, qui peut être en lien avec le déclenchement du processus inflammatoire, lui même en étroite relation avec le système de la coagulation.

A l'inverse, la phase de reperfusion est associée à une hypocoagulabilité par diminution de la capacité à générer de la thrombine ; celle-ci pourrait s'expliquer par une altération de certains facteurs de coagulation suite à l'explosion oxydative post-ischémie induisant la production de nombreuses espèces réactives de l'oxygène. En effet, les données de Stief montrent une inactivation des facteurs V, X, VIII ainsi que du fibrinogène (Stief, Kurz et al. 2000).

Les données montrant une hypercoagulabilité induite par l'I/R en présence seule de facteur tissulaire (PRP Reagent), indiquent la présence de phospholipides procoagulants dans l'échantillon, ce qui suggère la présence de microparticules (MP) libérées au cours des phases d'ischémie puis de reperfusion. Les MP sont des fragments de membranes libérés quasi spontanément par potentiellement n'importe quel type de cellules soumises à un stress (attaque du complément, stimulation …), par certaines cellules activées ou lésées (Freyssinet 2003). Leur présence n'est donc pas surprenante dans un contexte d'I/R.

Concernant l'impact des traitements sur les désordres provoqués par la l'I/R, la PCa corrige très modérément ceux-ci alors que la dexaméthasone induit une correction beaucoup plus nette quel que soit le mode de déclenchement de la génération de thrombine. Ces données suggèrent donc un effet « protecteur » des 2 traitements, capable de limiter la diminution de capacité de génération de thrombine induite lors de la reperfusion. Toutefois, cet effet protecteur serait même « procoagulant » car aussi clairement visible en l'absence de PLa, suggérant que les 2 traitements seraient capables d'induire une production accrue de MP. Il est important de remarquer que l'on n'observe pas d'effet anticoagulant de la PCa (molécule physiologiquement anticoagulante) ; ceci est compatible avec les données de la littérature établissant d'une part que l'effet protecteur de la PCa est plus lié à une activité cellulaire dite cytoprotectice plutôt qu'à son activité sur la coagulation et d'autre part que la PCa humaine a une activité anticoagulante moindre chez le rat.

Les glucocorticoïdes quant à eux sont connus pour induire dans certaines situations un état hypercoagulable (van Zaane, Nur et al.).

Limitations de l'étude : Notre modèle de clampage de l'aorte abdominale est probablement un modèle caricatural d'ischémie reperfusion car rarement rencontré en clinique à l'exception du clampage chirurgical de l'aorte abdominale (chirurgie programmée ou urgente). Néanmoins, il est tout à fait approprié pour des études mécanistiques comme la nôtre. Une seconde limite est que les traitements sont administrés avant l'agression et non pas après l'agression. Enfin, la PCa a été retirée du marché (indication choc septique) après une deuxième étude n'ayant pas confirmés les résultats de la première. Néanmoins, ce produit garde tout son intérêt pour des études hors sepsis.

CONCLUSION ET PRESPECTIVES

Dans ce travail, nous avons utilisé deux modèles différents d'ischémie reperfusion : le choc hémorragique et le clampage artériel abdominal. Ces deux modèles apparemment très différents aboutissent à un tableau hémodynamique, métabolique et inflammatoire très proche et ce par la mise en jeu de voies de signalisation partiellement identiques.

Nous avons aussi posé l'hypothèse que trois traitements apparemment très différents étaient capables d'améliorer la symptomatologie induite par l'ischémie-reperfusion puisque ces trois thérapeutiques avaient des points d'impact similaires.

Enfin, nous avons montré la grande similarité entre les différents types d'états de choc. En effet, l'efficacité des glucocorticoïdes et de la PCa avait été démontrée uniquement dans des modèles de sepsis.

Cette étude suggère qu'il serait probablement utile de reconsidérer ces thérapeutiques et en particulier les glucocorticoïdes en pratique clinique dans des modèles d'ischémie reperfusion.

En terme de perspective, en ce qui concerne H_2S un grand nombre d'interrogation persistent. En effet, l'analyse de la littérature montre que H_2S est inefficace lorsque injecté après la reperfusion. De plus, H_2S a une efficacité variable en fonction de l'espèce considérée, de la température et de la concentration en oxygène. De nouvelles molécules sont à l'étude, incluant la possibilité de délivrer H_2S de facon continue et non pas sous la forme d'un bolus.

Enfin, l'expérience des inhibiteurs de la NOS doit nous rendre prudent dans tout essai de manipulation thérapeutique de ces voies.

Plus prometteur, apparaît l'utilisation des glucocorticoïdes dans les phénomènes d'I/R comme le choc hémorragique, la CEC, le clampage aortique abdominal. Il apparaît intéressant maintenant de mettre en place une véritable étude clinique basée sur la mortalité dans une population bien définie.

ANNEXES

Annexe 1: Compared effects of inhibition and exogenous administration of Hydrogen Sulfide in ischaemia-reperfusion injury.

Annexe 2: Effects of activated protein C and Dexamethasone in intestinal ischemia-reperfusion injury

Annexe 3: Efficient extra- and intracellular alkalinization improves cardiac and vascular functions in severe lactic acidosis.

Annexe 4: Beta-1-adrenergic inhibition improves cardiac and vascular functions in experimental septic shock.

Annexe 1: Compared effects of inhibition and exogenous administration of Hydrogen Sulfide in ischaemia-reperfusion injury.

Criticale Care. *2013*

Issa K., Kimmoun A., Collin S., Ganster F., Fremont-Orlowski S., Asfar P., Lacolley P, Mertes PM., Levy B.

Issa et al. Critical Care 2013, 17:R129
http://ccforum.com/content/17/4/R129

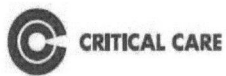

RESEARCH   Open Access

Compared effects of inhibition and exogenous administration of hydrogen sulphide in ischaemia-reperfusion injury

Khodor Issa[1,2], Antoine Kimmoun[1,2,3], Solène Collin[1,2,3], Frederique Ganster[1], Sophie Fremont-Orlowski[1,2,3], Pierre Asfar[4], Paul-Michel Mertes[1,2,3] and Bruno Levy[1,2,3*]

Abstract

Introduction: Haemorrhagic shock is associated with an inflammatory response consecutive to ischaemia-reperfusion (I/R) that leads to cardiovascular failure and organ injury. The role of and the timing of administration of hydrogen sulphide (H_2S) remain uncertain. Vascular effects of H_2S are mainly mediated through K^+_{ATP}-channel activation. Herein, we compared the effects of D,L-propargylglycine (PAG), an inhibitor of H_2S production, as well as sodium hydrosulphide (NaHS), an H_2S donor, on haemodynamics, vascular reactivity and cellular pathways in a rat model of I/R. We also compared the haemodynamic effects of NaHS administered before and 10 minutes after reperfusion.

Methods: Mechanically ventilated and instrumented rats were bled during 60 minutes in order to maintain mean arterial pressure at 40 ± 2 mmHg. Ten minutes prior to retransfusion, rats randomly received either an intravenous bolus of NaHS (0.2 mg/kg) or vehicle (0.9% NaCl) or PAG (50 mg/kg). PNU, a pore-forming receptor inhibitor of K^+_{ATP} channels, was used to assess the role of K^+_{ATP} channels.

Results: Shock and I/R induced a decrease in mean arterial pressure, lactic acidosis and ex vivo vascular hyporeactivity, which were attenuated by NaHS administered before reperfusion and PNU but not by PAG and NaHS administered 10 minutes after reperfusion. NaHS also prevented aortic inducible nitric oxide synthase expression and nitric oxide production while increasing Akt and endothelial nitric oxide synthase phosphorylation. NaHS reduced JNK activity and p-P38/P42 activation, suggesting a decrease in endothelial cell activation without variation in ERK phosphorylation. PNU + NaHS increased mean arterial pressure when compared with NaHS or PNU alone, suggesting a dual effect of NaHS on vascular reactivity.

Conclusion: NaHS when given before reperfusion protects against the effects of haemorrhage-induced I/R by acting primarily through a decrease in both proinflammatory cytokines and inducible nitric oxide synthase expression and an upregulation of the Akt/endothelial nitric oxide synthase pathway.

Keywords: hydrogen sulphide, inflammation mediators, therapeutic use, shock, hemorrhagic/drug therapy, haemodynamics/drug effects

Introduction

The reperfusion phase of haemorrhagic shock is associated with an inflammatory response, including increased NF-κB activation [1], increased inflammatory cytokine production [2], increased nitric oxide (NO) production and inducible nitric oxide synthase (iNOS) gene expression [3,4], and increased activation of vascular K^+_{ATP} channels. These inflammatory responses are associated with hypotension, vasodilation and hyporesponsiveness to vasopressor agents and lead to ischaemia-reperfusion (I/R) organ injury [5]. Treating and/or preventing I/R-induced organ injury is therefore a major challenge.

Hydrogen sulphide (H_2S) is recognised as a gasotransmitter, similar to NO and carbon monoxide. However, current knowledge relative to its role in physiology and pathology remains under discussion [6]. Many effects of

* Correspondence: b.levy@chu-nancy.fr
[1]CHU Nancy, Groupe Choc Inserm, U961, Faculté de Médecine, 54511 Vandoeuvre les Nancy, France
Full list of author information is available at the end of the article

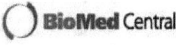

© 2013 Issa; licensee BioMed Central Ltd. This is an open access article distributed under the terms of the Creative Commons Attribution License (http://creativecommons.org/licenses/by/2.0), which permits unrestricted use, distribution, and reproduction in any medium, provided the original work is properly cited.

H_2S are the subject of controversy [7]. Depending on the chosen models, H_2S has been reported to display opposite effects in haemorrhagic shock conditions. While inhaled H_2S and intravenous sodium sulphide and sodium hydrosulphide (NaHS) reportedly increased survival [8], improved haemodynamics, attenuated metabolic failure in rodents [9-11], exerted cardioprotective effects [10,11] as well as protected against organ injury [12], sodium sulphide did not exert any beneficial effects in swine [13]. Moreover, in other studies, blocking H_2S biosynthesis with D,L-propargylglycine (PAG), a cystathionine γ-lyase inhibitor, improved haemodynamics and attenuated systemic inflammation and organ injury [14,15].

The fact that H_2S injection was associated with an increase in arterial pressure is intriguing. Currently available data indicate that H_2S relaxes blood vessels [16] mostly, if not exclusively, by opening ATP-regulated potassium channels in vascular smooth muscle cells [17,18]. We hypothesised that H_2S injected at the time of reperfusion could decrease the consequences of shock and reperfusion, that the use of an inhibitor of endogenous H_2S production leads to opposite effects, and that adding a vascular K^+_{ATP}-channel inhibitor would improve the effects of H_2S on systemic haemodynamics. Using a previously published model of I/R induced by haemorrhagic shock, we thus compared the effects of H_2S and of its inhibition as well as of K^+_{ATP}-channel inhibition on haemodynamics, vascular reactivity and cellular pathways.

Materials and methods

The study protocol was approved by the Nancy Institutional Committee on Animal Care and Use. The experiments were performed in conformity with the European legislation on the use of laboratory animals.

Animals

Adult male Wistar rats, weighing 325 ± 15 g, were housed under 12-hour light/dark cycles in the animal facility of the University of Nancy 1 (France).

Surgical procedure

Animals were anaesthetised with intraperitoneal pentobarbital (50 mg/kg body weight). Rats were placed on a homeothermic blanket system to maintain rectal temperature between 36.8 and 37.8°C for the duration of the experiment. After local anaesthesia with lidocaine 1% (AstraZeneca, Rueil-Malmaison, France]), a tracheotomy was performed and animals were mechanically ventilated (Harvard Rodent 683 ventilator; Harvard Instruments, South Natick, MA, USA) throughout the experiment. The ventilator was set to maintain carbon dioxide partial pressure in the vicinity of 40 mmHg and oxygen was added in order to maintain oxygen partial pressure above 100 mmHg. The left carotid artery was exposed and a 2.0 mm transit-time ultrasound flow probe (Transonic Systems Inc., Ithaca, NY, USA) was attached to the artery to continuously measure carotid blood flow (CBF).

Under local anaesthesia, the femoral artery was canulated in order to measure the mean arterial blood pressure (MAP) and heart rate (HR) on the one hand, and to induce haemorrhagic shock on the other. The homolateral femoral vein was canulated for retransfusion of withdrawn blood, for fluid replacement and for bolus infusion of either vehicle or drugs.

Induction of haemorrhagic shock and protocol design

Surgery was followed by a 20-minute stabilisation period. Thereafter, haemorrhagic shock was induced by the graded withdrawal of blood from the femoral artery to a reservoir until MAP decreased to 40 mmHg and maintained during 60 minutes by further blood withdrawal or reinfusion of shed blood. At 60 minutes, shed blood was retransfused via the venous line within 10 minutes. Animals were continuously monitored for HR, MAP and CBF during 300 minutes. Hydration was performed with a perfusion of 0.9% NaCl at a rate of 1.2 ml/hour.

At the end of the experiment, rats were sacrificed and blood samples were collected for arterial lactate measurement, centrifuged (4,000 rpm, 15 minutes, 4°C) and plasma aliquoted and stored at -80°C until biochemical analysis. Organs (aorta, heart and liver) were also collected and stored at -80°C until biochemical analyses.

Pharmacological modulation

The dehydrated NaHS powder (anhydrous, 2 g; Alpha Aesar GmbH & Co, Ward Hill, MA, USA) was dissolved in isotonic saline under argon gas bubbling until a concentration of 40 mM was obtained and intravenously administered as a single bolus (0.2 mg/kg body weight) 10 minutes before retransfusion or 10 minutes after the end of retransfusion (late NaHS). PNU-37883A (guanidine; 4-morpholinecarboximidine-N-1-adamantyl-N'-cyclohexyl hydrochloride) (Sigma Aldrich, St Quentin Fallavier, France) was dissolved in a 1:1 mixture of dimethyl sulphoxide and intravenously administered as a bolus (1.5 mg/kg) followed by 1 mg/kg/hour. The inducible NO synthase inhibitor 1400W (Sigma Aldrich) was administered intraperitoneally (20 mg/kg) at T0.

Study design

Eight groups of eight rats were studied, namely: sham rats, haemorrhagic shocked rats, shock + PAG (CSE inhibitor)-treated rats (50 mg/kg), shock + NaHS-treated rats, shock + late NaHS-treated rats, shock + PNU-37883A-treated rats, shock + PNU + NaHS-treated rats, and shock + 1400W-treated rats.

Monitoring and measurements

Arterial blood gases were controlled after the stabilisation period, in order to establish mechanical ventilation. Measurements of blood gas and blood glucose were recorded at baseline (t = 0 minutes at the beginning of haemorrhagic shock) and at two critical periods, namely at the end of reperfusion (t = 70 minutes) and at the end of the experiment (t = 300 minutes). MAP, HR, CBF and rectal temperature were recorded at baseline and every 10 minutes thereafter during the observation period.

Lactate concentrations were determined using an automated blood gas analyser (ABL5 Radiometer; Neuilly-Plaisance, France).

Biochemical analyses

Plasma levels of IL-6 and TNFα were measured in duplicate with the use of rat IL-6 and TNFα ELISA kits (Quantikine ELISA; R&D Systems Europe, LILLE, France) according to the manufacturer's instructions. Results were expressed as picograms of the measured cytokine per millitre of plasma.

Measurement of nitrite/nitrate

NO_2^- and NO_3^- are the primary oxidised products of NO reacting with water, and therefore the total concentration of NO_2^-/NO_3^- in plasma was used as an indicator of NO production *in vivo*. Briefly, the nitrate in the supernatant was first reduced to nitrite by incubation with nitrate reductase (10 U/ml) and NADPH (629.2 μg/ml) at room temperature for 30 minutes. Thereafter, total nitrite concentration in the samples was measured by Griess reaction following the addition of 100 μl Griess reagent to 100 μl sample in a 96-well plate with a flat transparent bottom. The optical density at 550 nm was measured by an ELISA microplate reader and normalised with the optical density at 550 nm of standard saline solutions.

RNA extraction and quantitative RT-PCR

Primers for quantitative RT-PCR were obtained from Eurogentec (Angers, France). Total RNA extraction was carried out with the RNA Plus mini kit (Qiagen, Courtaboeuf Cedex, France) according to the manufacturer's instructions. Total RNA was reverse-transcribed to cDNA using the iScript One-Step RT-PCR Kit for Probes (Biorad, Marnes-la-Coquette, France). cDNA obtained from the RT reaction was subjected to quantitative PCR using iTaq Fast SYBR Green Supermix with ROX (Biorad, Marnes-la-Coquette, France). The primer and concentrations were optimised according to the manufacturer's guidelines. Expression of, Kir6.1 mRNA and SUR2B mRNA were measured using iTaq Fast SYBR Green Supermix (Biorad).

The PCR reaction parameters were as follows: incubation at 50°C for 2 minutes, incubation at 95°C for 10 minutes, and thereafter 40 denaturation cycles at 95°C for 15 seconds and annealing and extension at 60° C for 1 minute. Each sample was determined in duplicate. To determine the relative mRNA levels, a standard curve for each gene was created using RNA isolated from the haemorrhagic shock group. Isolated RNA was reverse-transcribed, and dilution series of cDNA ranging from 1 pg to 10 ng were subjected to real-time PCR. The obtained threshold cycle values were plotted against the dilution factor to create a standard curve. Relative mRNA levels in test samples were then calculated from the standard curve.

Vascular reactivity

For *in vivo* determination, basal and maximal MAP values obtained after administration of 1 μg/kg bolus of norepinephrine were recorded in the sham, haemorrhagic shock, haemorrhagic shock + PNU and haemorrhagic shock + 1400W groups.

For *ex vivo* determination, aortic rings and small mesenteric arteries were carefully dissected and mounted on a wire myograph (Danish Myo Technology, Arhus, Denmark). The experiments were performed at 37°C in a physiological salt solution with the following composition: NaCl 119 mM; KCl 4.7 mM; $NaHCO_3$ 14.9 mM; $MgSO_4\cdot 7H_2O$ 1.2 mM; $CaCl_2$ 2.5 mM; KH_2PO_4 1.18 mM; glucose 5.5 mM, continuously bubbled with 95% O_2 and 5% CO_2.

After an equilibration period (at least 20 minutes) under optimal passive tension, two successive contractions in response to the combination of KCl depolarisation (100 mM) and phenylephrine (PE) (10 μM) (Sigma-Aldrich) were used in order to test the maximal contractile capacity of the vessels. After a 20-minute washout period, concentration-response curves to PE were elicited by cumulative administration of this vasoconstrictor agonist (1 nM to 100 μM) in order to determine the same concentration producing an equal level of contraction in the different groups. To study endothelium-dependent relaxation, aortic rings with functional endothelium were pre-contracted with PE (1 μM) and then exposed to increasing incremental concentrations of acetylcholine (1 nM to 100 μM; Sigma, St Louis, MO, USA). The presence of functional endothelium was confirmed with acetylcholine (1 μM), which elicited a relaxation superior to 50%.

Western blotting

Aorta and small mesenteric arteries (200 to 230 μm) were homogenised and lysed. Proteins (20 μg) were separated on 10% SDS-PAGE. Blots were probed with the following antibodies: anti-iNOS (BD Biosciences, San Jose, CA, USA), phosphorylated endothelial nitric oxide synthase (p-eNOS) (rabbit anti-rat eNOS, phosphorylated (ser1177); Cell Signaling Technology Saint Quentin

Yvelines, France), phosphorylated-Akt (p-Akt) (rabbit anti-rat Akt, phosphorylated (ser473); Cell Signaling Technology), phospho-SAPK/JNK (mouse, anti-rat SAPK/JNK, phosphorylated (Thr183/Tyr185); Cell Signaling Technology), phospho-p38 mitogen-activated protein kinase (mouse, anti-rat p38 MAPK, phosphorylated (Thr180/Tyr182); Cell Signaling Technology), and phosphor-p44/42 MAPK (Erk1/2) (rabbit anti-rat p44/p42 MAPK, phosphorylated (Thr1202/Tyr204); Cell Signaling Technology). Proteins were transferred onto nitrocellulose membranes and probed with a monoclonal mouse anti-α-Tubulin antibody (Sigma-Aldrich).

Bound antibodies were detected with a secondary peroxidase-conjugated anti-mouse IgG (Promega, Madison, WI, USA). The blots were visualised using an enhanced chemiluminescence system (ECL Plus; Amersham, GE Healthcare Europe, Velizy-Villacoublay, France).

Statistical analyses

Results are expressed as the median and interquartile range for n experiments (n representing the number of animals). Difference between groups was tested using a Kruskal-Wallis test. When the relevant F values were significant at the 5% level, further pairwise comparisons were performed using a Dunn's multiple comparison test. All statistics were performed with the Statview software (version 5.0 software; SAS Institute, Cary, NC, USA). $P < 0.05$ was considered statistically significant.

Results

Model characterisation

Shock and I/R-induced hypotension, lactic acidosis and vascular hyporeactivity to norepinephrine

The HR, MAP and CBF remained stable throughout the experiment in the control group (Figure 1; see Additional file 1). In animals subjected to haemorrhagic shock and retransfusion, blood withdrawal significantly decreased the MAP, HR and CBF (Figure 1; see Additional file 1). Haemorrhagic shock was associated with a marked elevation in plasma lactate (9×2 mmol/l) compared with the sham group (2.1×0.5 mmol/l) (see Additional file 2), while the increase in arterial pressure induced by a bolus of 1 μg/kg norepinephrine was significantly decreased ($P < 0.01$) in the shock group compared with sham animals (Figure 2).

Ischaemia-reperfusion is associated with overexpression/activation of iNOS and vascular K^+_{ATP} and increased proinflammatory cytokines

IR-induced vascular hyporeactivity to a bolus of 1 μg/kg norepinephrine was completely restored following the administration of 1400W, a selective inhibitor of iNOS, as well as PNU-37883A, a pore-forming receptor inhibitor of K^+_{ATP} channels (Figure 2). I/R was associated with an increase in aortic and mesenteric protein expression Kir6.1 and SUR2B (Table 1). Plasma nitrite/nitrate (NO_x), TNFα and IL-6 were also increased in shock-only rats ($P < 0.05$) (Figure 3).

Hemodynamic effects of NaHS administered 10 minutes after the end of reperfusion

MAP, HR and CBF were not different when compared between the late NaHS group and animals subjected to haemorrhagic shock and retransfusion (Figure 4).

Comparative effects of NaHS and PAG

Hydrogen sulphide donor NaHS prevents I/R-induced hemodynamic and metabolic dysfunction while PAG, an inhibitor of endogenous H_2S production, has no effects

NaHS but not PAG significantly attenuated the drop in MAP induced by I/R ($P < 0.05$) (Figure 1) while CBF and HR (data not shown) remained unaffected (Figure 1). All animals treated with NaHS survived the haemorrhagic shock, while haemorrhagic shocked rats and PAG-treated rats had MAP < 40 mmHg (which we considered equivalent to death) at the end of the experiment. Haemorrhagic shock-induced hyperlactataemia was attenuated by NaHS (HS-NaHS 5×2.3 mmol/l) ($P < 0.05$) but was not modified with PAG ($P < 0.05$) (see Additional file 2). Compared with shock-only rats and shock + PAG rats, NaHS-treated animals had a significantly improved pH ($P < 0.05$) at the end of the experiment (T_{150}) (see Additional file 2).

Sodium hydrosulphide improves vascular function in rat aortic and small mesenteric vessels

PE induced a dose-dependent increase in tension in aortic and small mesenteric vessels in control rats. In contrast, haemorrhagic shock blunted PE-stimulated contraction ($P < 0.01$), whereas NaHS significantly restored the maximal contractile capacity to control levels ($P < 0.05$) while PAG had no effect (Figure 5A). Acetylcholine produced a concentration-dependent relaxation of isolated aortic and small mesenteric vessels. Compared with the sham group, vascular responses to acetylcholine decreased in the aorta of shock-only rats ($P < 0.05$). The addition of NaHS improved vascular response to acetylcholine while the inhibitor PAG did not modify endothelial function (Figure 5B).

Effect of NaHS on inflammatory mediators in haemorrhagic shock rats

Plasma nitrite/nitrate (NO_x), TNFα and IL-6, which were increased in shock-only, control rats ($P < 0.05$), decreased in NaHS-treated rats ($P < 0.05$) and increased in PAG-treated rats ($P < 0.05$) (Figure 3).

NaHS restores the phosphorylated Akt-to-Akt ratio and phosphorylated eNOS-to-eNOS ratio, while reducing haemorrhagic shock-induced upregulation of iNOS expression

Expression levels of Akt and phosphorylated Akt (Akt Ser473 phosphorylation) as well as phosphorylated Akt-to-Akt ratio were decreased in the aorta of shock-only

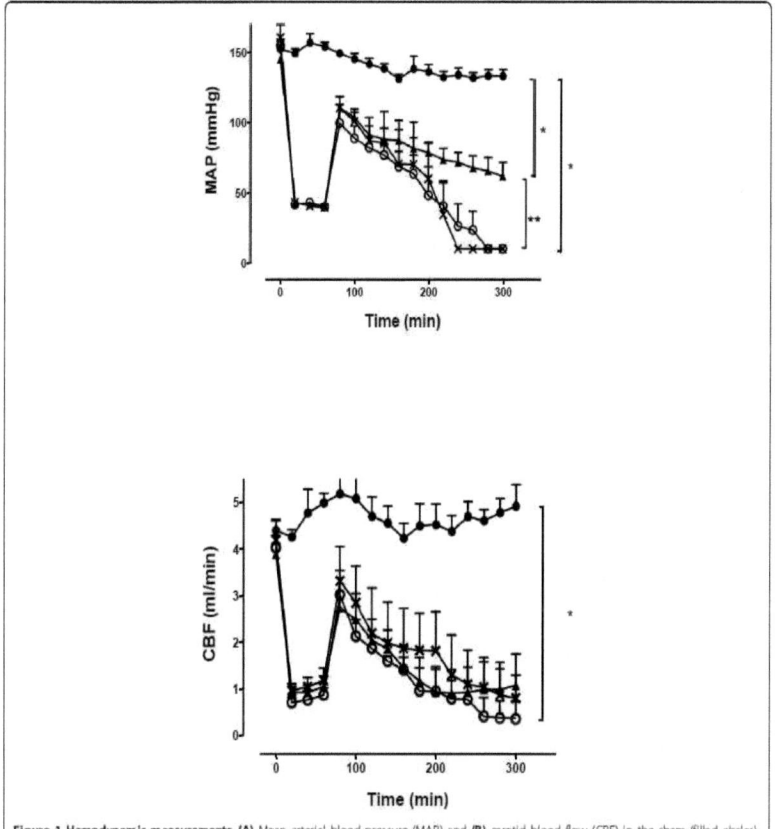

Figure 1 Hemodynamic measurements. (A) Mean arterial blood pressure (MAP) and (B) carotid blood flow (CBF) in the sham (filled circles), haemorrhagic shock + saline (crosses), haemorrhagic shock + sodium hydrosulphide (NaHS; triangles) and haemorrhagic shock + D,L-propargylglycine (PAG; empty circles) groups recorded during a 300-minute monitoring period. *$P <0.05$, significantly different from sham. **$P <0.05$ versus haemorrhagic shock + NaHS group.

rats (Figure 6). NaHS treatment blunted this decrease while PAG rather increased their expression levels ($P < 0.05$). Similar results were also found for phosphorylated eNOS-to-eNOS ratio

The expression of iNOS protein, as assessed by western blotting, increased in shock-only rats (compared with rats from the sham group). This increase in iNOS expression was significantly reduced following the administration of NaHS ($P < 0.05$) but increased with PAG ($P < 0.05$).

Effect of NaHS on alterations in p38 MAPK and JNK1/2 phosphorylation induced by haemorrhagic shock
NaHS reduced the phosphorylation of both p38 and JNK (Figure 6D,E). Conversely, PAG increased this phosphorylation compared with NaHS. Neither PAG nor NaHS influenced the phosphorylation of ERK (Figure 6F).

PNU-37883A, a pore-forming receptor inhibitor of K^+_{ATP} channels, further increases the effects of NaHS
PNU-NaHS was associated with a further increase in MAP when compared with NaHS alone ($P < 0.05$) (see

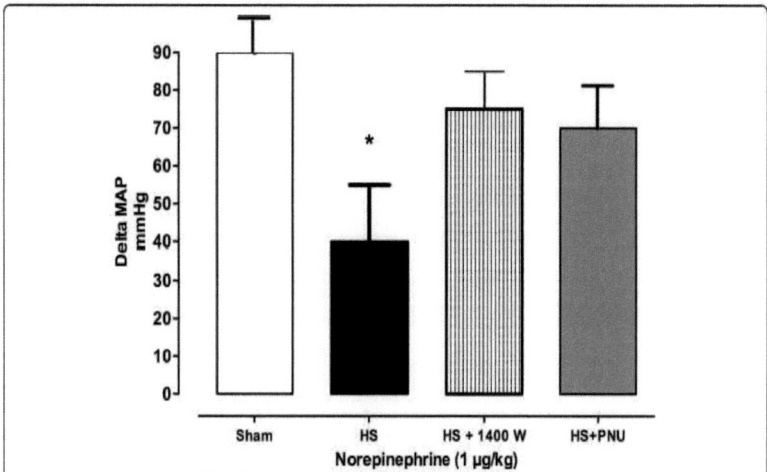

Figure 2 Mean arterial pressure after administration of norepinephrine. Mean arterial pressure (MAP) after administration of a bolus of 1 μg/kg norepinephrine in the haemorrhagic shock (HS) + saline, HS + 1400W (treated intraperitoneally with 1400W) and HS + PNU (treated with a 1-hour infusion of PNU-37883A; 1.5 mg/kg bolus followed by 1 mg/kg/hour) groups. *$P <0.05$, significantly different between HS + saline and all groups.

Additional file 3). PNU alone did not modify arterial pH nor the lactate level, whereas PNU-NaHS was associated with a decrease in lactate level and an increase in arterial pH as opposed to no differences with NaHS alone ($P < 0.05$) (data not shown).

Discussion

Herein, we illustrate the major role of NaHS in protecting the body against the consequences of shock and I/R [19]. Our findings revealed that the pharmacological inhibition of the endogenous pathway of H_2S production during global I/R following a severe and reperfused haemorrhagic shock did not improve or worsen the consequences of shock, suggesting that endogenous H_2S production per se is an active protective mechanism during IR; and we confirm that NaHS, an exogenous donor of H_2S, is beneficial in terms of haemodynamics, tissue oxygenation and vascular reactivity. The effects of NaHS appear to be associated with a decrease in proinflammatory cytokines and a reduced expression of iNOS concomitant with a restoration of the eNOS pathway. These beneficial effects of NaHS appear to be more related to anti-inflammatory effects rather than to any specific vascular effect secondary to vascular K^+_{ATP} activation since selective inhibition of vascular K^+_{ATP} channels further improved haemodynamics and lactate metabolism in NaHS-treated rats. Furthermore, the effects of NaHS were not due to NaHS-induced hibernation since the animal's body temperature was continuously maintained. Finally, H_2S when given after reperfusion was not efficient.

Our model was characterised by profound and ultimately lethal hypotension, decreased blood flow, lactic acidosis and vascular hyporesponsiveness to vasopressor agents. These haemodynamic disturbances were associated with iNOS upregulation, proinflammatory cytokine production and activation/upregulation of vascular K^+_{ATP} channels. The present findings confirmed that H_2S given prior to retransfusion limited the I/R-induced decrease in MAP without changing carotid blood flow and heart rate when compared with shock-only rats. Given that H_2S is usually considered an endogenous vasodilator acting through activation of vascular K^+_{ATP}, the role of this activation was further assessed with the

Table 1 mRNA expression of Kir6

		Haemorrhagic shock
Kir6.1	Aorta	21 × 5*
	Mesenteric	7 × 2*
SUR2B	Aorta	12 × 7*
	Mesenteric	3 × 0.3*

$n = 7$ in each group. *$P < 0.05$, significantly different between haemorrhagic shock and sham groups.

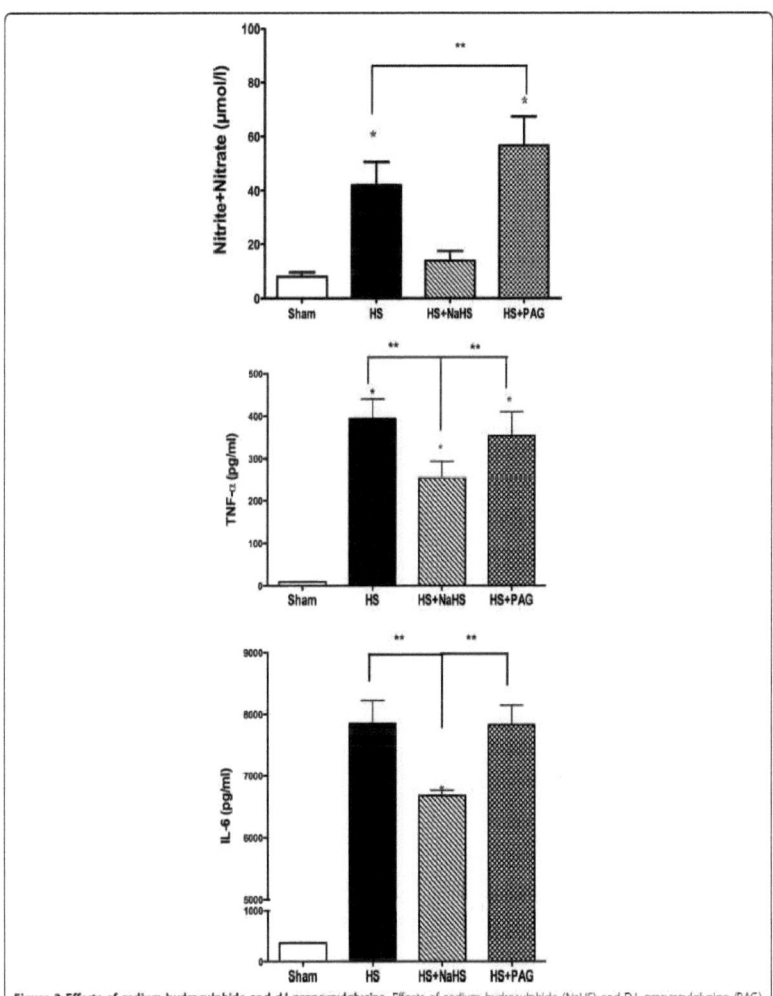

Figure 3 Effects of sodium hydrosulphide and d,l-propargylglycine. Effects of sodium hydrosulphide (NaHS) and D,L-propargylglycine (PAG) (50 mg/kg) on plasma levels of **(A)** nitrite + nitrate, **(B)** TNFα and **(C)** IL-6. Horizontal axes show the various groups. *$P < 0.05$, significantly different between sham and all groups. **$P < 0.05$ versus haemorrhagic shock (HS) + NaHS group.

selective vascular K^+_{ATP} blocker, PNU-37883A. Our results first demonstrated that K^+_{ATP} channels were overactivated and overexpressed both at the gene and protein levels in this model, indicating that vascular K^+_{ATP} is implicated in vascular hyporesponsiveness to vasopressor agents. Secondly, rats treated with H_2S + PNU exhibited a higher mean arterial pressure and a better vasoreactivity to norepinephrine. This may explain why H_2S, which

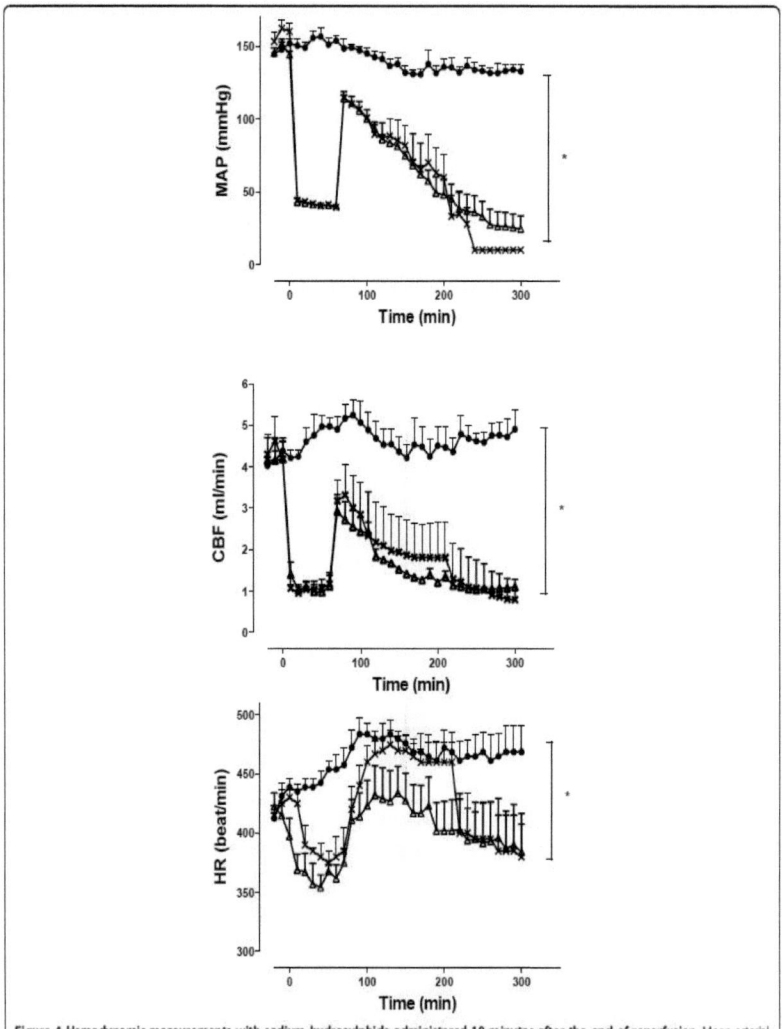

Figure 4 Hemodynamic measurements with sodium hydrosulphide administered 10 minutes after the end of reperfusion. Mean arterial blood pressure (MAP), carotid blood flow (CBF) and heart rate (HR) in sham (filled circles), haemorrhagic shock + saline (crosses), and haemorrhagic shock + sodium hydrosulphide (NaHS) (triangles) groups recorded during a 300-minute monitoring period. *$P < 0.05$, significantly between sham.

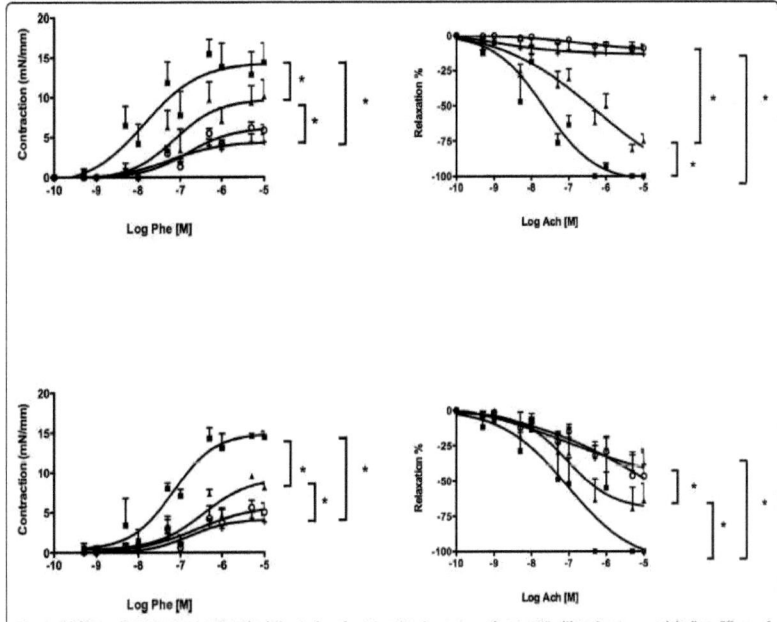

Figure 5 Effects of treatment on phenylephrine-induced contraction in aorta and on aortic dilatation to acetylcholine. Effects of treatment **(A)** on phenylephrine (Phe)-induced contraction in aorta and **(B)** on aortic dilatation to acetylcholine (ACh) in sham (filled squares), haemorrhagic shock + saline (crosses), haemorrhagic shock + sodium hydrosulphide (triangles) and haemorrhagic shock + DL-propargylglycine (empty circles) groups. *$P < 0.05$.

is generally regarded as an endogenous vasodilator, paradoxically increased MAP in this model. H_2S probably increases MAP through its well-demonstrated effects on the inflammatory pathway on the one hand, while decreasing MAP through K^+_{ATP} activation on the other, with the global result being an increase in MAP [20].

Potassium channels are critical metabolic sensors during acute metabolic changes such as hypoglycaemia or hyperglycaemia, ischaemia and hypoxia [21]. I/R-induced cardiovascular failure is traditionally ascribed to the effects of inflammatory mediators that induce circulatory changes with resulting tissue hypoxia and cell damage [22]. In the face of these deleterious signals, the body's adaptive response at the vascular level is to preserve cell survival through metabolic sensors by increasing local blood flow in the microcirculation, the so-called metabolic vasodilatation, in which the opening of K^+_{ATP} channels plays a major role [23]. This adaptive response also leads to systemic vasodilatation, hypotension and potentially multiple organ failure and death. Vascular potassium channels may thus have protective but also harmful roles during shock. Therefore, while the use of channel inhibitors might be an attractive option to counteract systemic vasodilatation, it may also act as a double-edged sword. Whether K^+_{ATP} activation is a protective phenomenon in this setting of disturbed microcirculation thus remains unknown.

Hydrogen sulphide and PAG exert opposite effects on pathways implicated in vascular failure

Ganster and colleagues demonstrated that H_2S improved cardiovascular status in I/R by decreasing oxidative stress and inflammation through a decrease in NF-κB activation [9]. Our present model was associated with an increase in proinflammatory and anti-inflammatory cytokines, an increase in iNOS expression and an alteration in eNOS phosphorylation. As for the phosphorylation pathway, JNK phosphorylation was increased without significant changes in the p-P38/P38 ratio. Indeed, JNK and P38 have been shown to be activated by TNF and IL-1 stimulation of endothelial cells [24]

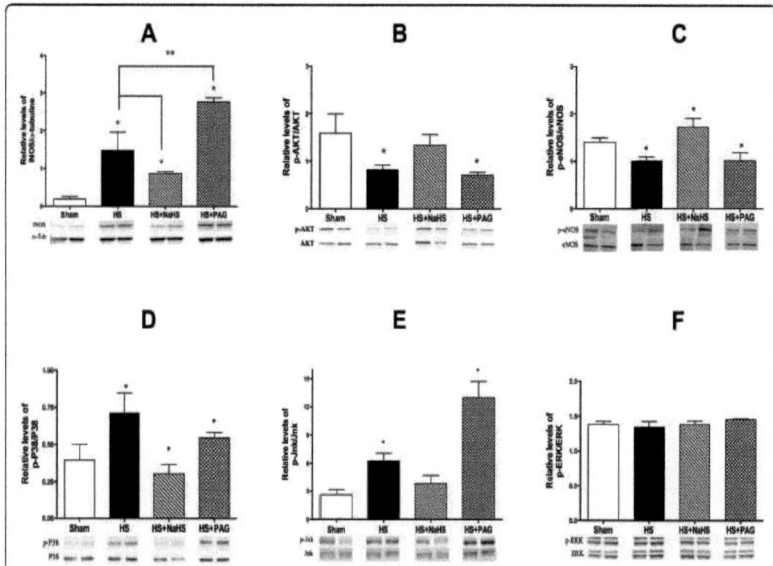

Figure 6 Western blot analysis of protein expression. Western blots revealing **(A)** inducible nitric oxide synthase (iNOS), **(B)** p-AKT, **(C)** phosphorylated endothelial nitric oxide synthase (p-eNOS), **(D)** p-p38, **(E)** p-JNK and **(F)** p-ERK expression. Proteins are expressed in whole lysates of aorta (n = 8) from all groups of rats. A typical western blot is shown below each histogram. Densitometric analysis was used to calculate the normalised protein ratio (protein to α-tubulin), which was set at 1 for the control group. Data are expressed as mean ± standard deviation. *$P < 0.05$, significantly different versus sham and all groups. **$P < 0.05$ versus haemorrhagic shock (HS) + sodium hydrosulphide (NaHS) group. PAG, D,L-propargylglycine.

and to induce expression of proinflammatory effector molecules.

In the present study, H_2S was found to decrease the cytokine storm as well as both gene and protein iNOS expression while increasing Akt and eNOS phosphorylation. Moreover, H_2S reduced JNK activity and p-P38/P38 activation, suggesting a decrease in endothelial cell activation [25]. Conversely, all of these parameters were either not altered or worsened with PAG injection.

Study limitations

The present model presents several limitations, first of which involves the use of a pressure-fixed and anaesthetised model of haemorrhagic shock that does not fully represent all of the specific patterns of human haemorrhagic shock.

Secondly, we used a fixed dose of NaHS that we previously found efficient without performing a dose-response study, thus leaving the possibility that potentially toxic or beneficial effects may have been missed.

Thirdly, we did not observe any differences between the shock group and the PAG-treated group with regard to haemodynamics, metabolism and proinflammatory cytokine parameters. Van de Louw and Haouzi recently demonstrated that, despite a severe cumulative oxygen debt (100 to 140 ml/kg), H_2S blood and tissue concentrations did not change [26]. Nevertheless, despite the absence of a marked increase during H_2S treatment, blocking endogenous H_2S production most probably has little therapeutic benefit and may actually prove to be contraindicated [27].

Fourthly, when compared with mouse and humans, rats exhibited more iNOS activation during stress. The importance of the H_2S-induced decrease in iNOS activation should therefore be discussed.

Lastly, the timing of H_2S administration might be discussed. While pretreatment with inhaled H_2S and intravenous sodium sulphide attenuated kidney, heart, and brain damage in mice undergoing I/R injury or cardiac arrest [28,29], similar post-treatment had no effect

[12,30]. Our findings are in agreement with these previous reports suggesting that H_2S beneficial effects seem to be confined to a narrow timing window.

Conclusion

The present *in vivo* experimental study of I/R following resuscitated haemorrhagic shock in rats demonstrates that H_2S administered exogenously before reperfusion is protective against the deleterious cardiovascular effects of haemorrhage-induced I/R. On the contrary, blocking endogenous H_2S production or administering H_2S after the reperfusion had no effect. More specifically, H_2S decreases proinflammatory cytokine and iNOS expression and restores the Akt/eNOS pathway. Such beneficial effects of H_2S donors warrant further experimental studies.

Key messages

- H_2S, administered exogenously before reperfusion is protective against the deleterious cardiovascular effects of haemorrhage-induced I/R.
- H_2S is not effective when given after reperfusion.
- H_2S increased MAP through anti-inflammatory effects despite vasodilatory effects due to K^+_{ATP}-channel activation.
- H_2S decreases proinflammatory cytokine and iNOS expression and restores the Akt/eNOS pathway.

Additional material

Additional file 1: Heart rate in sham (filled circles), haemorrhagic shock + saline (crosses), haemorrhagic shock + NaHS (triangles) and haemorrhagic shock + PAG (empty circles) groups recorded during a 300-minute monitoring period. *$P < 0.05$.

Additional file 2: Metabolic parameters. Evolution of (A) lactate and (B) pH. *$P < 0.05$, significantly different versus sham group. **$P < 0.05$ versus haemorrhagic shock + NaHS group.

Additional file 3: Hemodynamic measurements. MAP in the haemorrhagic shock + saline group (crosses), haemorrhagic shock + PNU (empty circles) group and haemorrhagic shock + PNU-NaHS (inversed triangles) rats recorded during a 300-minute monitoring period. *$P < 0.05$.

Abbreviations

Akt: protein kinase B; CBF: carotid blood flow; ELISA: enzyme-linked immunosorbent assay; eNOS: endothelial nitric oxide synthase; ERK: extracellular signal-regulated kinases;H_2S: hydrogen sulfide; HR: heart rate; IL: interleukin; iNOS: inducible nitric oxide synthase; I/R: ischaemia-reperfusion; JNK: c-Jun NH(2)-terminal protein kinases; K^+_{ATP}: ATP-regulated potassium channel; MAP: mean arterial pressure; MAPK: mitogen-activated protein kinase; NaHS: sodium hydrosulphide; NF: nuclear factor; NO: nitric oxide; PAG: D,L-propargylglycine; PCR: polymerase chain reaction; PE: phenylephrine; PNU: 4-morpholinecarboximidine-N-1-adamantyl-N'-cyclohexyl hydrochloride; p-P38/P38: phosphorylated/nonphosphorylated P38 kinase; RT: reverse transcriptase; TNF: tumour necrosis factor.

Competing interests

The authors declare that they have no competing interests.

Authors' contributions

KJ participated in the study design, ran the experiments, performed the analysis and helped to draft the manuscript. SC and SF-O performed K^+_{ATP} RT-PCR and western blot. AK, FG, PA and P-MM participated in data analysis and helped to draft the manuscript. BL conceived the study and wrote the manuscript. All authors read and approved the final version of the manuscript.

Authors' details

[1]CHU Nancy, Groupe Choc Inserm, U961, Faculté de Médecine, 54511 Vandoeuvre les Nancy, France. [2]Université de Lorraine, 54000 Nancy, France. [3]CHU Nancy, Service de Réanimation Médicale Brabois, Pole Cardiovasculaire et Réanimation Médicale, Hôpital Brabois, 54511 Vandoeuvre les Nancy, France. [4]Laboratoire HIFI UPRES EA 3859, Université d'Angers, Angers, France.

Received: 5 February 2013 Revised: 16 April 2013
Accepted: 10 July 2013 Published: 10 July 2013

References

1. Altavilla D, Saitta A, Guarini S, Galeano M, Squadrito G, Cucinotta D, Santamaria LB, Mazzeo AT, Campo GM, Ferlito M, Minutoli L, Bazzani C, Bertolini A, Caputi AP, Squadrito F: Oxidative stress causes nuclear factor-kappaB activation in acute hypovolemic hemorrhagic shock. *Free Radic Biol Med* 2001, 30:1055-1066.
2. Hierholzer C, Menezes JM, Ungeheuer A, Billiar TR, Tweardy DJ, Harbrecht BG: A nitric oxide scavenger protects against pulmonary inflammation following hemorrhagic shock. *Shock* 2002, 17:98-103.
3. Hsu TC, Moochhala SM: Role of nitric oxide in hemorrhagic shock-induced bacterial translocation. *J Surg Res* 2000, 93:247-256.
4. Small N CR, Wang P, Cioffi WG, Bland KI, Chaudry IH: Gut and liver: the organs responsible for increased nitric oxide production after trauma-hemorrhage and resuscitation. *Arch Surg* 1998, 133:399-405.
5. Md S, Moochhala SM, Siew Yang KL, Lu J, Anuar F, Mok P, Ng KC: The role of selective nitric oxide synthase inhibitor on nitric oxide and PGE2 levels in refractory hemorrhagic-shocked rats. *J Surg Res* 2005, 123:206-214.
6. Liu YH, Lu M, Hu LF, Wong PT, Webb GD, Bian JS: Hydrogen sulfide in the mammalian cardiovascular system. *Antioxid Redox Signal* 2012, 17:141-185.
7. Wagner F, Asfar P, Calzia E, Radermacher P, Szabo C: Bench-to-bedside review: hydrogen sulfide - the third gaseous transmitter: applications for critical care. *Crit Care* 2009, 13:213.
8. Morrison ML, Blackwood JE, Lockett SL, Iwata A, Winn RK, Roth MB: Surviving blood loss using hydrogen sulfide. *J Trauma* 2008, 65:183-188.
9. Ganster F, Burban M, de la Bourdonnaye M, Fizanne L, Douay O, Loufrani L, Mercat A, Cales P, Radermacher P, Henrion D, Asfar P, Meziani F: Effects of hydrogen sulfide on hemodynamics, inflammatory response and oxidative stress during resuscitated hemorrhagic shock in rats. *Crit Care* 2010, 14:R165.
10. Gao C, Xu DQ, Gao CJ, Ding Q, Yao LN, Li ZC, Chai W: An exogenous hydrogen sulphide donor, NaHS, inhibits the nuclear factor kappaB inhibitor kinase/nuclear factor kappaB inhibitor/nuclear factor-kappaB signaling pathway and exerts cardioprotective effects in a rat hemorrhagic shock model. *Biol Pharm Bull* 2012, 35:1029-1034.
11. Chai W, Wang Y, Lin JY, Sun XD, Yao LN, Yang YH, Zhao H, Jiang W, Gao CJ, Ding Q: Exogenous hydrogen sulfide protects against traumatic hemorrhagic shock via attenuation of oxidative stress. *J Surg Res* 2012, 176:210-219.
12. Bracht H, Scheuerle A, Groger M, Hauser B, Matallo J, McCook O, Seifritz A, Wachter U, Vogt JA, Asfar P, Matejovic M, Moller P, Calzia E, Szabo C, Stahl W, Hoppe K, Stahi B, Lampl L, Georgieff M, Wagner F, Radermacher P, Simon F: Effects of intravenous sulfide during resuscitated porcine hemorrhagic shock. *Crit Care Med* 2012, 40:2157-2167.
13. Drabek T, Kochanek PM, Stezoski J, Wu X, Bayir H, Morhard RC, Stezoski SW, Tisherman SA: Intravenous hydrogen sulfide does not induce hypothermia or improve survival from hemorrhagic shock in pigs. *Shock* 2011, 35:67-73.
14. Mok YY, Moore PK: Hydrogen sulphide is pro-inflammatory in haemorrhagic shock. *Inflamm Res* 2008, 57:512-518.
15. Mok YY, Atan MS, Yoke Ping C, Zhong Jing W, Bhatia M, Moochhala S, Moore PK: Role of hydrogen sulphide in haemorrhagic shock in the rat: protective effect of inhibitors of hydrogen sulphide biosynthesis. *Br J Pharmacol* 2004, 143:881-889.

16. Groeger M, Matallo J, McCook O, Wagner F, Wachter U, Bastian O, Gierer S, Reich V, Stahl B, M HL, Szabo C, Georgieff M, Radermacher P, Calzia E, Wagner K: Temperature and cell-type dependency of sulfide-effects on mitochondrial respiration. *Shock* 2012, 38:367-374.
17. Wang R: Signaling pathways for the vascular effects of hydrogen sulfide. *Curr Opin Nephrol Hypertens* 2011, 20:107-112.
18. Whiteman M, Moore PK: Hydrogen sulfide and the vasculature: a novel vasculoprotective entity and regulator of nitric oxide bioavailability? *J Cell Mol Med* 2009, 13:488-507.
19. Wagner F, Scheuerle A, Weber S, Stahl B, McCook O, Knoferl MW, Huber-Lang M, Seitz DH, Thomas J, Asfar P, Szabo C, Moller P, Gebhard F, Georgieff M, Calzia E, Radermacher P, Wagner K: Cardiopulmonary, histologic, and inflammatory effects of intravenous Na2S after blunt chest trauma-induced lung contusion in mice. *J Trauma* 2011, 71:1659-1667.
20. Wagner K, Georgieff M, Asfar P, Calzia E, Knoferl MW, Radermacher P: Of mice and men (and sheep, swine etc.): the intriguing hemodynamic and metabolic effects of hydrogen sulfide (H_2S). *Crit Care* 2011, 15:146.
21. Croker B, Crozat K, Berger M, Xia Y, Sovath S, Schaffer L, Eleftherianos I, Imier JL, Beutler B: ATP-sensitive potassium channels mediate survival during infection in mammals and insects. *Nat Genet* 2007, 39:1453-1460.
22. Annane D, Bellissant E, Cavaillon JM: Septic shock. *Lancet* 2005, 365:63-78.
23. Singer M, De Santis V, Vitale D, Jeffcoate W: Multiorgan failure is an adaptive, endocrine-mediated, metabolic response to overwhelming systemic inflammation. *Lancet* 2004, 364:545-548.
24. Surapisitchat J, Hoefen RJ, Pi X, Yoshizumi M, Yan C, Berk BC: Fluid shear stress inhibits TNF-alpha activation of JNK but not ERK1/2 or p38 in human umbilical vein endothelial cells: inhibitory crosstalk among MAPK family members. *Proc Natl Acad Sci USA* 2001, 98:6476-6481.
25. Keegan PM, Wilder CL, Platt MO: Tumor necrosis factor alpha stimulates cathepsin K and V activity via juxtacrine monocyte-endothelial cell signaling and JNK activation. *Mol Cell Biochem* 2012, 367:65-72.
26. Van de Louw A, Haouzi P: Oxygen deficit and H_2S in hemorrhagic shock in rats. *Crit Care* 2012, 16:R178.
27. Calzia E, Radermacher P, Olson KR: Endogenous H_2S in hemorrhagic shock: innocent bystander or central player? *Crit Care* 2012, 16:183.
28. Bos EM, Leuvenink HG, Snijder PM, Kloosterhuis NJ, Hillebrands JL, Leemans JC, Florquin S, van Goor H: Hydrogen sulfide-induced hypometabolism prevents renal ischemia/reperfusion injury. *J Am Soc Nephrol* 2009, 20:1901-1905.
29. Minamishima S, Bougaki M, Sips PY, Yu JD, Minamishima YA, Elrod JW, Lefer DJ, Bloch KD, Ichinose F: Hydrogen sulfide improves survival after cardiac arrest and cardiopulmonary resuscitation via a nitric oxide synthase 3-dependent mechanism in mice. *Circulation* 2009, 120:888-896.
30. Wagner F, Wagner K, Weber S, Stahl B, Knoferl MW, Huber-Lang M, Seitz DH, Asfar P, Calzia E, Senftleben U, Gebhard F, Georgieff M, Radermacher P, Hysa V: Inflammatory effects of hypothermia and inhaled H2S during resuscitated, hyperdynamic murine septic shock. *Shock* 2011, 35:396-402.

doi:10.1186/cc12808
Cite this article as: Issa *et al*: Compared effects of inhibition and exogenous administration of hydrogen sulphide in ischaemia-reperfusion injury. *Critical Care* 2013 17:R129.

Submit your next manuscript to BioMed Central and take full advantage of:

- Convenient online submission
- Thorough peer review
- No space constraints or color figure charges
- Immediate publication on acceptance
- Inclusion in PubMed, CAS, Scopus and Google Scholar
- Research which is freely available for redistribution

Submit your manuscript at
www.biomedcentral.com/submit

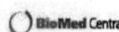

Annexe 2: Effects of Dexamethasone and activated protein C in intestinal ischemia/reperfusion

En cours de rédaction

Issa K., Kettany N., Perrin J., Montemont C., Levy B.

Compared effects of Dexamethasone and activated protein C in intestinal ischemia-reperfusion injury

Khodr ISSA[1-3], Narimane KETTANY[1-3], Julien PERRIN[1-3], Chantal MONTEMONT[1-3], Bruno LEVY[1-2].

(1) INSERM, Groupe Choc, contrat Avenir INSERM, Faculté de Médecine, 54511 Vandoeuvre les Nancy, France

(2) CHU Nancy, Service de Réanimation Médicale Brabois; Pole Cardiovasculaire et Réanimation Médicale, Hôpital Brabois; 54511 Vandoeuvre les Nancy, France

(3) Université de Lorraine, 54000, Nancy France

Correspondence to: Pr Bruno Levy, CHU Nancy, Groupe Choc Inserm, U961, Faculté de Médecine, 54511 Vandoeuvre les Nancy, France

Phone : +33 3 83 15 44 69

Fax : +33 3 83 15 40 84

Email : blevy@sfr.fr

Purpose. Ischemia/reperfusion (I/R) is a very common phenomenon, observed during intestinal artery surgery, shock treatment, as well as in several other diseases. The disruption of tissue perfusion (ischemia) and recovery (reperfusion) induce hemodynamic and metabolic dysfunction. Gut ischemia-reperfusion is often presented as the main source of lactate and the motor of the inflammatory response, such as cardiogenic, hypovolemic and septic shock. In parallel, gut reperfusion produces numerous mediators such as reactive oxygen metabolites, pro-inflammatory cytokines, and high concentrations of nitric oxide. In a sepsis shock model, the administration of Activated Protein C (APC) or dexamethason (Dexa) improved hemodynamic parameters, myocardial function, vascular reactivity, and survival time. By analogy with sepsis, we made the hypothesis that using these two molecules may be efficient in I/R.

Objective. The objective of this study is to determine the impact of APC or Dexa treatment on the improvement of hemodynamic parameters, metabolic, and vascular reactivity in the I/R experimentally.

Design. For this, an experimental model of intestinal I/R has been developed. The objective was to study the effects of these two molecules on the parameters mentioned earlier and to characterize their anti-inflammatory, anti-apoptotic effects. Moreover, we also studied the main phosphorylation pathways implicated in vascular failure.

Results. We demonstrated that the administration of APC or Dexa : 1- Improves MAP and vascular reactivity; 2- increased pH and decreased lactate; 3- decreased pro-inflammatory cytokines production and 4- inhibited apoptosis mediators expression.

Conclusion. These results are related to a down regulation of iNOS, to a restoration of the AKT / eNOS pathway, to alpha-adrenoreceptor resensitization and new perspectives in clinical treatment of I/R.

Keywords. Ischemia-Reperfusion, Septic Shock, glucocorticoid, Protein C Reactive, catecholamines

Annexe 3: Efficient extra- and intracellular alkalinization improves cardiac and vascular functions in severe lactic acidosis.

Critical Care Medicine. *Soumis*

Kimmoun A., Ducrocq N., Sennoun N., **Issa K.**, Montemont C., Escanyé J.M., Leclerc S., Levy B.

Efficient extra- and intracellular alkalinization improves cardiac and vascular functions in severe lactic acidosis.

Antoine Kimmoun [1,4]; Nicolas Ducrocq [1,4]; Nacira Sennoun [2,4]; **Khodr Issa** [2,4]; Chantal Montemont [2,4]; Jean-Marie Escanyé [3,4]; Sébastien Leclerc [3,4]; Bruno Lévy [1,4]

(1) CHU Nancy, Service de Réanimation Médicale Brabois; Pole Cardiovasculaire et Réanimation Médicale, Hôpital Brabois; 54511 Vandoeuvre les Nancy, France

(2) INSERM, Groupe Choc, contrat Avenir INSERM, Faculté de Médecine, 54511 Vandoeuvre les Nancy, France

(3) CRM2, UMR CNRS 7036, Institut Jean Barriol, Faculté des Sciences et Technologies, 54600 Vandoeuvre les Nancy, France

(4) Université de Lorraine, 54000, Nancy France

Correspondence to: Pr Bruno Levy, CHU Nancy, Groupe Choc Inserm, U961, Faculté de Médecine, 54511 Vandoeuvre les Nancy, France

Phone : +33 3 83 15 44 69

Fax : +33 3 83 15 40 84

Email : blevy@sfr.fr

Objectives. Lactic acidosis is associated with cardiac and vascular failure. Buffering with sodium bicarbonate is proposed in severe lactic acidosis. Bicarbonate may induce CO_2 generation and hypocalcemia, both powerful cardiovascular depressants factors. We therefore investigated the cardiovascular and metabolic effects of an adapted sodium bicarbonate therapy, including the prevention of CO_2 increase and ionized calcium decrease.

Design. Laboratory animal experiments.

Subjects. Male Wistar rats.

Interventions. Lactic acidosis was induced by hemorrhagic shock. After establishment of shock, animals were randomized into four groups: i) standard resuscitation with blood retransfusion and norepinephrine ii) adapted sodium bicarbonate therapy with prevention of the side effects iii) non adapted sodium bicarbonate therapy without prevention of the side effects iv) standard resuscitation plus calcium administration.

Measurements and main results. Evaluation at baseline, at time of shock and 60 min after induction of shock was focused *in vivo* on extracellular pH, on intracellular pH estimated by P^{31} NMR and on myocardial contractility by conductance catheter. Aortic rings and mesenteric arteries were isolated and mounted in a myograph, after which arterial contractility was measured. When compared to sham rats, shock induced extra (7.13 [0.10] vs 7.30 [0.01]) and intracellular acidosis, hyperlactatemia, depressed myocardial function and vascular hyporesponsiveness to vasoconstrictors. Adapted bicarbonate therapy normalized extracellular pH, increased intracellular pH to suprahysiologic values, improved myocardial contractility, and improved aortic and mesenteric vasoreactivity. Total infused norepinephrine needed to maintain baseline MAP throughout the experiment was reduced in the Adapted group when compared to the other groups. Non adapted bicarbonate therapy was associated with no improvement or worsening of all these parameters.

Conclusion. A therapeutic strategy based on systemic alkalinization with sodium bicarbonate along with hyperventilation and calcium administration increases extra/intracellular pH and improves cardiovascular function. Further studies are urgently needed to determine which patients may benefit from this strategy.

Keywords. Acidosis, lactate, alkalinization, vasoreactivity, myocardial function.

Annexe 4: Beta-1-adrenergic inhibition improves cardiac and vascular functions in experimental septic shock.

En cours de rédaction

Kimmoun A., **Issa K.**, Delemazure J., Dessales N., Annane D., Fremont S., Ducrocq N., Levy B.

Beta-1-adrenergic inhibition improves cardiac and vascular functions in experimental septic shock.

Antoine Kimmoun [1-3], Khodor Issa [1-3]; Julie Delemazure [1-3], Nicolas Dessales [1-3], Djillali Annane [4,5], Sophie Fremont [1-3], Nicolas Ducrocq [1-3], Bruno Levy [1-3].

(1) CHU Nancy, Service de Réanimation Médicale Brabois; Pole Cardiovasculaire et Réanimation Médicale, Hôpital Brabois; 54511 Vandoeuvre les Nancy, France

(2) INSERM U 1116, Groupe Choc, contrat Avenir INSERM, Faculté de Médecine, 54511 Vandoeuvre les Nancy, France

(3) Université de Lorraine, 54000, Nancy, France

(4) CHU Hôpital Raymond Poincaré, Service de Réanimation, Assistance Publique-Hôpitaux de Paris, Garches, France

(5) Université de Versailles Saint Quentin en Yvelines, France

Correspondence to: Pr Bruno Levy, CHU Nancy, Groupe Choc Inserm, U961, Faculté de Médecine, 54511 Vandoeuvre les Nancy, France

Phone : +33 3 83 15 44 69

Fax : +33 3 83 15 40 84

Email : blevy@sfr.fr

Objective. sepsis and septic shock are a major challenge in medicine, because of an elevated mortality and associated costs of care. Fourty to 50% of patients with septic shock develop myocardial dysfunction, defined by a systolic and diastolic cardiac dysfunction, that happens in the first 24-48 hours of shock. We designed a study protocol to assess how esmolol, a short-life β1-selective blocker could improve sepsis-associated myocardial dysfunction.

Methods. an experimental sepsis by cecal ligation and puncture (CLP) was performed and 50 rats were randomized in 5 different groups : sham, CLP, CLP β group received esmolol, CLP na group received norepinephrine and CLP na/β group received norepinephrine and esmolol. Two another groups were separated according to sepsis severity : CLP na+ and CLP na/β+. Eighteen hours after cecal ligation and puncture, myocardial function was assessed by positron-emission tomography. Blood samples were obtained for measurement of inflammatory cytokines.

Results. left ventricular éjection fraction was significantly improved after infusion of esmolol in CLP na/β group in comparison with CLP group, without decreasing the mean arterial pressure. Levels of pro- and anti-inflammatory cytokines were significantly decreased in rats who received esmolol and norepinephrine.

Conclusions. esmolol infusion associated with norepinephrine improve sepsis-associated myocardial dysfunction by decreasing heart rate and inflammatory signal.

Key words. Septic Shock, Beta blockade, Esmolol, Cardiac function, Vasoreactivity, animal model

REFERENCES BIBLIOGRAPHIQUES

Abraham, E. (1999). "Why immunomodulatory therapies have not worked in sepsis." Intensive Care Med **25**(6): 556-66.

Abraham, E. and A. A. Freitas (1989). "Hemorrhage produces abnormalities in lymphocyte function and lymphokine generation." J Immunol **142**(3): 899-906.

Alderson, P., F. Bunn, et al. (2004). "Human albumin solution for resuscitation and volume expansion in critically ill patients." Cochrane Database Syst Rev(4): CD001208.

Ali, M. Y., C. Y. Ping, et al. (2006). "Regulation of vascular nitric oxide in vitro and in vivo; a new role for endogenous hydrogen sulphide?" Br J Pharmacol **149**(6): 625-34.

Allen, D. G. and X. H. Xiao (2003). "Role of the cardiac Na+/H+ exchanger during ischemia and reperfusion." Cardiovasc Res **57**: 934-941.

Altavilla, D., A. Saitta, et al. (2001). "Oxidative stress causes nuclear factor-kappaB activation in acute hypovolemic hemorrhagic shock." Free Radic Biol Med **30**(10): 1055-66.

Annane, D., E. Bellissant, et al. (2005). "Septic shock." Lancet **365**(9453): 63-78.

Annane, D., E. Bellissant, et al. (1998). "Impaired pressor sensitivity to noradrenaline in septic shock patients with and without impaired adrenal function reserve." Br J Clin Pharmacol **46**(6): 589-97.

Annane, D. and J. M. Cavaillon (2003). "Corticosteroids in sepsis: from bench to bedside?" Shock **20**(3): 197-207.

Annane, D., V. Sebille, et al. (2002). "Effect of treatment with low doses of hydrocortisone and fludrocortisone on mortality in patients with septic shock." JAMA **288**(7): 862-71.

Aranow, J. S. and M. P. Fink (1996). "Determinants of intestinal barrier failure in critical illness." Br J Anaesth **77**(1): 71-81.

Argaud, L. and M. Ovize (2000). "[Myocardial metabolism abnormalities during ischemia and reperfusion]." Arch Mal Coeur Vaiss **93**(1): 87-90.

Arnal, J. F., A. T. Dinh-Xuan, et al. (1999). "Endothelium-derived nitric oxide and vascular physiology and pathology." Cell Mol Life Sci **55**(8-9): 1078-87.

Arya, S. K., F. Wong-Staal, et al. (1984). "Dexamethasone-mediated inhibition of human T cell growth factor and gamma-interferon messenger RNA." J Immunol **133**(1): 273-6.

Asfar, P., Z. Ivanyi, et al. (2004). "HMR1402, a potassium ATP channel blocker during hyperdynamic porcine endotoxemia: effects on hepato-splanchnic oxygen exchange and metabolism." Intensive Care Med **30**(5): 957-64.

Ashcroft, S. J. and F. M. Ashcroft (1990). "Properties and functions of ATP-sensitive K-channels." Cell Signal **2**(3): 197-214.

Auphan, N., J. A. DiDonato, et al. (1995). "Immunosuppression by glucocorticoids: inhibition of NF-kappa B activity through induction of I kappa B synthesis." Science **270**(5234): 286-90.

Babior, B. M. (1999). "NADPH oxidase: an update." Blood **93**(5): 1464-76.

Baeuerle, P. A., R. A. Rupec, et al. (1996). "Reactive oxygen intermediates as second messengers of a general pathogen response." Pathol Biol (Paris) **44**(1): 29-35.

Bailey, J. M., A. N. Makheja, et al. (1988). "Corticosteroids suppress cyclooxygenase messenger RNA levels and prostanoid synthesis in cultured vascular cells." Biochem Biophys Res Commun **157**(3): 1159-63.

Baker, J. E. and B. Kalyanaraman (1989). "Ischemia-induced changes in myocardial paramagnetic metabolites: implications for intracellular oxy-radical generation." FEBS Lett **244**(2): 311-4.

Bamberger, C. M., A. M. Bamberger, et al. (1995). "Glucocorticoid receptor beta, a potential endogenous inhibitor of glucocorticoid action in humans." J Clin Invest **95**(6): 2435-41.

Barnes, P. J. (1998). "Anti-inflammatory actions of glucocorticoids: molecular mechanisms." Clin Sci (Lond) **94**(6): 557-72.

Barry, M. C., C. Kelly, et al. (1997). "Immunological and physiological responses to aortic surgery: effect of reperfusion on neutrophil and monocyte activation and pulmonary function." Br J Surg **84**(4): 513-9.

Bartholome, B., C. M. Spies, et al. (2004). "Membrane glucocorticoid receptors (mGCR) are expressed in normal human peripheral blood mononuclear cells and up-regulated after in vitro stimulation and in patients with rheumatoid arthritis." FASEB J **18**(1): 70-80.

Baskar, R., L. Li, et al. (2007). "Hydrogen sulfide-induces DNA damage and changes in apoptotic gene expression in human lung fibroblast cells." FASEB J **21**(1): 247-55.

Baue, A. E. (1999). "Sepsis, multi-organ dysfunction syndrome (MODS) and multiple organ failure (MOF). Prevention is better than treatment." Minerva Anestesiol 65(7-8): 477-80; discussion 481.

Becker, L. B., T. L. vanden Hoek, et al. (1999). "Generation of superoxide in cardiomyocytes during ischemia before reperfusion." Am J Physiol 277(6 Pt 2): H2240-6.

Beltowski, J. (2011). "Hypoxia in the renal medulla: implications for hydrogen sulfide signaling." J Pharmacol Exp Ther 334(2): 358-63.

Bhagat, K., J. Collier, et al. (1996). "Local venous responses to endotoxin in humans." Circulation 94(3): 490-7.

Bickell, W. H., M. J. Wall, Jr., et al. (1994). "Immediate versus delayed fluid resuscitation for hypotensive patients with penetrating torso injuries." N Engl J Med 331(17): 1105-9.

Biffl, W. L. and E. E. Moore (1996). "Splanchnic ischaemia/reperfusion and multiple organ failure." Br J Anaesth 77(1): 59-70.

Biffl, W. L., E. E. Moore, et al. (1996). "Interleukin-6 stimulates neutrophil production of platelet-activating factor." J Leukoc Biol 59(4): 569-74.

Blackstone, E., M. Morrison, et al. (2005). "H2S induces a suspended animation-like state in mice." Science 308(5721): 518.

Blackstone, E. and M. B. Roth (2007). "Suspended animation-like state protects mice from lethal hypoxia." Shock 27(4): 370-2.

Bollaert, P. E., C. Charpentier, et al. (1998). "Reversal of late septic shock with supraphysiologic doses of hydrocortisone." Crit Care Med 26(4): 645-50.

Bolli, R. (1988). "Oxygen-derived free radicals and postischemic myocardial dysfunction ("stunned myocardium")." J Am Coll Cardiol 12(1): 239-49.

Bolli, R. (1991). "Oxygen-derived free radicals and myocardial reperfusion injury: an overview." Cardiovasc Drugs Ther 5 Suppl 2: 249-68.

Bolli, R., M. O. Jeroudi, et al. (1989). "Marked reduction of free radical generation and contractile dysfunction by antioxidant therapy begun at the time of reperfusion. Evidence that myocardial "stunning" is a manifestation of reperfusion injury." Circ Res 65(3): 607-22.

Borregaard, N. and J. B. Cowland (1997). "Granules of the human neutrophilic polymorphonuclear leukocyte." Blood 89(10): 3503-21.

Briegel, J., H. Forst, et al. (1999). "Stress doses of hydrocortisone reverse hyperdynamic septic shock: a prospective, randomized, double-blind, single-center study." Crit Care Med **27**(4): 723-32.

Brinkmann, V. and C. Kristofic (1995). "Regulation by corticosteroids of Th1 and Th2 cytokine production in human CD4+ effector T cells generated from CD45RO- and CD45RO+ subsets." J Immunol **155**(7): 3322-8.

Brueckmann, M., S. Horn, et al. (2005). "Recombinant human activated protein C upregulates cyclooxygenase-2 expression in endothelial cells via binding to endothelial cell protein C receptor and activation of protease-activated receptor-1." Thromb Haemost **93**(4): 743-50.

Bryan, J. and L. Aguilar-Bryan (1999). "Sulfonylurea receptors: ABC transporters that regulate ATP-sensitive K(+) channels." Biochim Biophys Acta **1461**(2): 285-303.

Buckley, J. F., M. Singer, et al. (2006). "Role of KATP channels in sepsis." Cardiovasc Res **72**(2): 220-30.

Buttgereit, F., I. Brink, et al. (1995). "Effects of methylprednisolone and 21-aminosteroids on mitogen-induced interleukin-6 and tumor necrosis factor-alpha production in human peripheral blood mononuclear cells." J Pharmacol Exp Ther **275**(2): 850-3.

Buttgereit, F., K. G. Saag, et al. (2005). "The molecular basis for the effectiveness, toxicity, and resistance to glucocorticoids: focus on the treatment of rheumatoid arthritis." Scand J Rheumatol **34**(1): 14-21.

Buttgereit, F. and A. Scheffold (2002). "Rapid glucocorticoid effects on immune cells." Steroids **67**(6): 529-34.

Calandra, T., J. Bernhagen, et al. (1995). "MIF as a glucocorticoid-induced modulator of cytokine production." Nature **377**(6544): 68-71.

Canas, P. E. (1999). "The role of xanthine oxidase and the effects of antioxidants in ischemia reperfusion cell injury." Acta Physiol Pharmacol Ther Latinoam **49**(1): 13-20.

Carden, D., F. Xiao, et al. (1998). "Neutrophil elastase promotes lung microvascular injury and proteolysis of endothelial cadherins." Am J Physiol **275**(2 Pt 2): H385-92.

Cavero, I., Y. Djellas, et al. (1995). "Ischemic myocardial cell protection conferred by the opening of ATP-sensitive potassium channels." Cardiovasc Drugs Ther **9 Suppl 2**: 245-55.

Cerovic, O., V. Golubovic, et al. (2003). "Relationship between injury severity and lactate levels in severely injured patients." Intensive Care Med **29**(8): 1300-5.

Chai, W., Y. Wang, et al. "Exogenous hydrogen sulfide protects against traumatic hemorrhagic shock via attenuation of oxidative stress." J Surg Res **176**(1): 210-9.

Chaudry, I. H., A. Ayala, et al. (1990). "Hemorrhage and resuscitation: immunological aspects." Am J Physiol **259**(4 Pt 2): R663-78.

Chen, Q., A. K. Camara, et al. (2007). "Modulation of electron transport protects cardiac mitochondria and decreases myocardial injury during ischemia and reperfusion." Am J Physiol Cell Physiol **292**(1): C137-47.

Cheng, T., D. Liu, et al. (2003). "Activated protein C blocks p53-mediated apoptosis in ischemic human brain endothelium and is neuroprotective." Nat Med **9**(3): 338-42.

Chesnut, R. M., L. F. Marshall, et al. (1993). "The role of secondary brain injury in determining outcome from severe head injury." J Trauma **34**(2): 216-22.

Childs, E. W., K. F. Udobi, et al. (2002). "In vivo visualization of reactive oxidants and leukocyte-endothelial adherence following hemorrhagic shock." Shock **18**(5): 423-7.

Cohen, J. (2002). "The immunopathogenesis of sepsis." Nature **420**(6917): 885-91.

Collin, M., F. B. Anuar, et al. (2005). "Inhibition of endogenous hydrogen sulfide formation reduces the organ injury caused by endotoxemia." Br J Pharmacol **146**(4): 498-505.

Couch, L., L. Martin, et al. (2005). "Near death episode after exposure to toxic gases from liquid manure." N Z Med J **118**(1213): U1414.

Cowley, H. C., P. J. Bacon, et al. (1996). "Plasma antioxidant potential in severe sepsis: a comparison of survivors and nonsurvivors." Crit Care Med **24**(7): 1179-83.

Croker, B., K. Crozat, et al. (2007). "ATP-sensitive potassium channels mediate survival during infection in mammals and insects." Nat Genet **39**(12): 1453-60.

Croxtall, J. D., Q. Choudhury, et al. (2000). "Glucocorticoids act within minutes to inhibit recruitment of signalling factors to activated EGF receptors through a receptor-dependent, transcription-independent mechanism." Br J Pharmacol **130**(2): 289-98.

Cuzzocrea, S., B. Zingarelli, et al. (1997). "Beneficial effects of 3-aminobenzamide, an inhibitor of poly (ADP-ribose) synthetase in a rat model of splanchnic artery occlusion and reperfusion." Br J Pharmacol **121**(6): 1065-74.

Dalibon, N., S. Schlumberger, et al. (1999). "Haemodynamic assessment of hypovolaemia under general anaesthesia in pigs submitted to graded haemorrhage and retransfusion." Br J Anaesth **82**(1): 97-103.

Darby, T. D. and D. T. Watts (1964). "Acidosis and Blood Epinephrine Levels in Hemorrhagic Hypotension." Am J Physiol **206**: 1281-4.

Davis, J. W. and K. L. Kaups (1998). "Base deficit in the elderly: a marker of severe injury and death." J Trauma **45**(5): 873-7.

Deitch, E. A. (1992). "Multiple organ failure. Pathophysiology and potential future therapy." Ann Surg **216**(2): 117-34.

Deplancke, B. and H. R. Gaskins (2003). "Hydrogen sulfide induces serum-independent cell cycle entry in nontransformed rat intestinal epithelial cells." FASEB J **17**(10): 1310-2.

Derwall, M., R. C. Francis, et al. (2011). "Administration of hydrogen sulfide via extracorporeal membrane lung ventilation in sheep with partial cardiopulmonary bypass perfusion: a proof of concept study on metabolic and vasomotor effects." Crit Care **15**(1): R51.

Dombkowski, R. A., M. J. Russell, et al. (2005). "Vertebrate phylogeny of hydrogen sulfide vasoactivity." Am J Physiol Regul Integr Comp Physiol **288**(1): R243-52.

Dostert, A. and T. Heinzel (2004). "Negative glucocorticoid receptor response elements and their role in glucocorticoid action." Curr Pharm Des **10**(23): 2807-16.

Du, J., Y. Hui, et al. (2004). "The possible role of hydrogen sulfide as a smooth muscle cell proliferation inhibitor in rat cultured cells." Heart Vessels **19**(2): 75-80.

Effros, R. M. and K. W. Presberg (2000). "Gastric tonometry." Eur J Clin Invest **30**(6): 467-8.

Elrod, J. W., J. W. Calvert, et al. (2007). "Hydrogen sulfide attenuates myocardial ischemia-reperfusion injury by preservation of mitochondrial function." Proc Natl Acad Sci U S A **104**(39): 15560-5.

Elsey, D. J., R. C. Fowkes, et al. (2010). "Regulation of cardiovascular cell function by hydrogen sulfide (H(2)S)." Cell Biochem Funct **28**(2): 95-106.

Eppihimer, M. J. and D. N. Granger (1997). "Ischemia/reperfusion-induced leukocyte-endothelial interactions in postcapillary venules." Shock **8**(1): 16-25.

Evgenov, O. V., P. Pacher, et al. (2003). "Parenteral administration of glipizide sodium salt, an inhibitor of adenosine triphosphate-sensitive potassium channels, prolongs short-term survival after severe controlled hemorrhage in rats." Crit Care Med **31**(10): 2429-36.

Faller, S., S. W. Ryter, et al. (2010). "Inhaled hydrogen sulfide protects against ventilator-induced lung injury." Anesthesiology **113**(1): 104-15.

Faust, S. N., R. S. Heyderman, et al. (2001). "Coagulation in severe sepsis: a central role for thrombomodulin and activated protein C." Crit Care Med **29**(7 Suppl): S62-7; discussion S67-8.

Finfer, S., R. Norton, et al. (2004). "The SAFE study: saline vs. albumin for fluid resuscitation in the critically ill." Vox Sang **87 Suppl 2**: 123-31.

Fiorucci, S., E. Distrutti, et al. (2006). "The emerging roles of hydrogen sulfide in the gastrointestinal tract and liver." Gastroenterology **131**(1): 259-71.

Fontes, B., F. A. Moore, et al. (1994). "Gut ischemia induces bone marrow failure and increases risk of infection." J Surg Res **57**(4): 505-9.

Frederiks, W. M. and K. S. Bosch (1995). "The role of xanthine oxidase in ischemia/reperfusion damage of rat liver." Histol Histopathol **10**(1): 111-6.

Freyssinet, J. M. (2003). "Cellular microparticles: what are they bad or good for?" J Thromb Haemost **1**(7): 1655-62.

Fry, M. and D. E. Green (1981). "Cardiolipin requirement for electron transfer in complex I and III of the mitochondrial respiratory chain." J Biol Chem **256**(4): 1874-80.

Gabay, C., M. F. Smith, et al. (1997). "Interleukin 1 receptor antagonist (IL-1Ra) is an acute-phase protein." J Clin Invest **99**(12): 2930-40.

Ganster, F., M. Burban, et al. (2010). "Effects of hydrogen sulfide on hemodynamics, inflammatory response and oxidative stress during resuscitated hemorrhagic shock in rats." Crit Care **14**(5): R165.

Gardiner, K. R. and B. J. Rowlands (1996). "Trauma and bacterial translocation." Br J Surg **83**(2): 283.

Garratt, A. (1999). "Is the Scope of Practice endangered by lack of vision?" Nurs Stand **13**(28): 40-2.

Geeraerts, T., V. Chhor, et al. (2007). "Clinical review: initial management of blunt pelvic trauma patients with haemodynamic instability." Crit Care **11**(1): 204.

Geng, B., H. Yan, et al. (2004). "[Hydrogen sulfide: a novel cardiovascular functional regulatory gas factor]." Beijing Da Xue Xue Bao **36**(1): 106.

Giannoudis, P. V. (2003). "Current concepts of the inflammatory response after major trauma: an update." Injury **34**(6): 397-404.

Grace, P. A. (1994). "Ischaemia-reperfusion injury." Br J Surg **81**(5): 637-47.

Grad, I. and D. Picard (2007). "The glucocorticoid responses are shaped by molecular chaperones." Mol Cell Endocrinol **275**(1-2): 2-12.

Granger, D. N., P. D. Richardson, et al. (1980). "Intestinal blood flow." Gastroenterology **78**(4): 837-63.

Griffin, J. H., J. A. Fernandez, et al. (2007). "Activated protein C." J Thromb Haemost **5 Suppl 1**: 73-80.

Groeger, M., J. Matallo, et al. (2012). "Temperature and Cell-type Dependency of Sulfide-Effects on Mitochondrial Respiration." Shock.

Gross, G. J. and J. N. Peart (2003). "KATP channels and myocardial preconditioning: an update." Am J Physiol Heart Circ Physiol **285**(3): H921-30.

Grotz, M. R., E. A. Deitch, et al. (1999). "Intestinal cytokine response after gut ischemia: role of gut barrier failure." Ann Surg **229**(4): 478-86.

Grover, G. J., K. S. Atwal, et al. (2004). "Excessive ATP hydrolysis in ischemic myocardium by mitochondrial F1F0-ATPase: effect of selective pharmacological inhibition of mitochondrial ATPase hydrolase activity." Am J Physiol Heart Circ Physiol **287**(4): H1747-55.

Gruber, A. and J. H. Griffin (1992). "Direct detection of activated protein C in blood from human subjects." Blood **79**(9): 2340-8.

Grunfeld, J. P. and L. Eloy (1987). "Glucocorticoids modulate vascular reactivity in the rat." Hypertension **10**(6): 608-18.

Guilland, J. C., A. Favier, et al. (2003). "[Hyperhomocysteinemia: an independent risk factor or a simple marker of vascular disease? 2. Epidemiological data]." Pathol Biol (Paris) 51(2): 111-21.

Gurfinkel, V., R. S. Poggetti, et al. (2003). "Hypertonic saline improves tissue oxygenation and reduces systemic and pulmonary inflammatory response caused by hemorrhagic shock." J Trauma 54(6): 1137-45.

Gutterman, D. D., H. Miura, et al. (2005). "Redox modulation of vascular tone: focus of potassium channel mechanisms of dilation." Arterioscler Thromb Vasc Biol 25(4): 671-8.

Hagiwara, S., H. Iwasaka, et al. (2007). "Changes in cell culture temperature alter release of inflammatory mediators in murine macrophagic RAW264.7 cells." Inflamm Res 56(7): 297-303.

Hallback, D. A., M. Jodal, et al. (1978). "Intestinal countercurrent." Gastroenterology 75(3): 553-4.

Hammerman, C., D. Goldschmidt, et al. (1999). "Amelioration of ischemia-reperfusion injury in rat intestine by pentoxifylline-mediated inhibition of xanthine oxidase." J Pediatr Gastroenterol Nutr 29(1): 69-74.

Hanley, P. J. and J. Daut (2005). "K(ATP) channels and preconditioning: a re-examination of the role of mitochondrial K(ATP) channels and an overview of alternative mechanisms." J Mol Cell Cardiol 39(1): 17-50.

Haouzi, P. (2011). "Murine models in critical care research." Crit Care Med 39(10): 2290-3.

Hebert, P. C., G. Wells, et al. (1999). "A multicenter, randomized, controlled clinical trial of transfusion requirements in critical care. Transfusion Requirements in Critical Care Investigators, Canadian Critical Care Trials Group." N Engl J Med 340(6): 409-17.

Heck, S., K. Bender, et al. (1997). "I kappaB alpha-independent downregulation of NF-kappaB activity by glucocorticoid receptor." EMBO J 16(15): 4698-707.

Heckbert, S. R., N. B. Vedder, et al. (1998). "Outcome after hemorrhagic shock in trauma patients." J Trauma 45(3): 545-9.

Hensler, T., S. Sauerland, et al. (2002). "Association between injury pattern of patients with multiple injuries and circulating levels of soluble tumor necrosis factor receptors, interleukin-6 and interleukin-10, and polymorphonuclear neutrophil elastase." J Trauma 52(5): 962-70.

Herceg, Z. and Z. Q. Wang (2001). "Functions of poly(ADP-ribose) polymerase (PARP) in DNA repair, genomic integrity and cell death." Mutat Res **477**(1-2): 97-110.

Heyndrickx, G. R., R. W. Millard, et al. (1975). "Regional myocardial functional and electrophysiological alterations after brief coronary artery occlusion in conscious dogs." J Clin Invest **56**(4): 978-85.

Hierholzer C, M. J., Ungeheuer A, Billiar TR, Tweardy DJ, Harbrecht BG (2002). "A nitric oxide scavenger protects against pulmonary inflammation following hemorrhagic shock." Shock **17**: 98-103.

Hill, J., T. Lindsay, et al. (1993). "A CD18 antibody prevents lung injury but not hypotension after intestinal ischemia-reperfusion." J Appl Physiol **74**(2): 659-64.

Hochstrasser, M. (1996). "Protein degradation or regulation: Ub the judge." Cell **84**(6): 813-5.

Horie, Y., R. Wolf, et al. (1998). "Transgenic mice with increased copper/zinc-superoxide dismutase activity are resistant to hepatic leukostasis and capillary no-reflow after gut ischemia/reperfusion." Circ Res **83**(7): 691-6.

Hu, Y., X. Chen, et al. (2008). "Cardioprotection induced by hydrogen sulfide preconditioning involves activation of ERK and PI3K/Akt pathways." Pflugers Arch **455**(4): 607-16.

Hui, Y., J. Du, et al. (2003). "Changes in arterial hydrogen sulfide (H(2)S) content during septic shock and endotoxin shock in rats." J Infect **47**(2): 155-60.

Humphrey, S. J. and J. H. Ludens (1998). "K-ATP-blocking diuretic PNU-37883A reduces plasma renin activity in dogs." J Cardiovasc Pharmacol **31**(6): 894-903.

Isbister, J. P. (1997). "Physiology and pathophysiology of blood volume regulation." Transfus Sci **18**(3): 409-23.

Jaeschke, H. (2002). "Xanthine oxidase-induced oxidant stress during hepatic ischemia-reperfusion: are we coming full circle after 20 years?" Hepatology **36**(3): 761-3.

Jennings, R. B. (1976). "Relationship of acute ischemia to functional defects and irreversibility." Circulation **53**(3 Suppl): I26-9.

Jennings, R. B., K. A. Reimer, et al. (1991). "Effect of inhibition of the mitochondrial ATPase on net myocardial ATP in total ischemia." J Mol Cell Cardiol **23**(12): 1383-95.

Jeong, S. O., H. O. Pae, et al. (2006). "Hydrogen sulfide potentiates interleukin-1beta-induced nitric oxide production via enhancement of extracellular signal-regulated kinase activation in rat vascular smooth muscle cells." Biochem Biophys Res Commun **345**(3): 938-44.

Jha, S., J. W. Calvert, et al. (2008). "Hydrogen sulfide attenuates hepatic ischemia-reperfusion injury: role of antioxidant and antiapoptotic signaling." Am J Physiol Heart Circ Physiol **295**(2): H801-6.

Jhingan, A., L. Zhang, et al. (1994). "The activities of recombinant gamma-carboxyglutamic-acid-deficient mutants of activated human protein C toward human coagulation factor Va and factor VIII in purified systems and in plasma." Biochemistry **33**(7): 1869-75.

Ji, C. and N. Kaplowitz (2004). "Hyperhomocysteinemia, endoplasmic reticulum stress, and alcoholic liver injury." World J Gastroenterol **10**(12): 1699-708.

Johansen, D., K. Ytrehus, et al. (2006). "Exogenous hydrogen sulfide (H2S) protects against regional myocardial ischemia-reperfusion injury--Evidence for a role of K ATP channels." Basic Res Cardiol **101**(1): 53-60.

John, M., S. Lim, et al. (1998). "Inhaled corticosteroids increase interleukin-10 but reduce macrophage inflammatory protein-1alpha, granulocyte-macrophage colony-stimulating factor, and interferon-gamma release from alveolar macrophages in asthma." Am J Respir Crit Care Med **157**(1): 256-62.

Joyce, D. E. and B. W. Grinnell (2002). "Recombinant human activated protein C attenuates the inflammatory response in endothelium and monocytes by modulating nuclear factor-kappaB." Crit Care Med **30**(5 Suppl): S288-93.

Julicher, R. H., L. B. Tijburg, et al. (1984). "Decreased defence against free radicals in rat heart during normal reperfusion after hypoxic, ischemic and calcium-free perfusion." Life Sci **35**(12): 1281-8.

Kamoun, P., M. C. Belardinelli, et al. (2003). "Endogenous hydrogen sulfide overproduction in Down syndrome." Am J Med Genet A **116A**(3): 310-1.

Kane, J. J., M. L. Murphy, et al. (1975). "Mitochondrial function, oxygen extraction, epicardial S-T segment changes and tritiated digoxin distribution after reperfusion of ischemic myocardium." Am J Cardiol **36**(2): 218-24.

Keegan, P. M., C. L. Wilder, et al. (2012). "Tumor necrosis factor alpha stimulates cathepsin K and V activity via juxtacrine monocyte-endothelial cell signaling and JNK activation." Mol Cell Biochem **367**(1-2): 65-72.

Keh, D., T. Boehnke, et al. (2003). "Immunologic and hemodynamic effects of "low-dose" hydrocortisone in septic shock: a double-blind, randomized, placebo-controlled, crossover study." Am J Respir Crit Care Med **167**(4): 512-20.

Kim, P. K. and C. S. Deutschman (2000). "Inflammatory responses and mediators." Surg Clin North Am **80**(3): 885-94.

Kimura, Y., R. Dargusch, et al. (2006). "Hydrogen sulfide protects HT22 neuronal cells from oxidative stress." Antioxid Redox Signal **8**(3-4): 661-70.

Kimura, Y. and H. Kimura (2004). "Hydrogen sulfide protects neurons from oxidative stress." FASEB J **18**(10): 1165-7.

Kloner, R. A., M. T. Speakman, et al. (2002). "Ischemic preconditioning: a plea for rationally targeted clinical trials." Cardiovasc Res **55**(3): 526-33.

Koenitzer, J. R., T. S. Isbell, et al. (2007). "Hydrogen sulfide mediates vasoactivity in an O2-dependent manner." Am J Physiol Heart Circ Physiol **292**(4): H1953-60.

Koike, K., E. E. Moore, et al. (1995). "Gut phospholipase A2 mediates neutrophil priming and lung injury after mesenteric ischemia-reperfusion." Am J Physiol **268**(3 Pt 1): G397-403.

Koike, K., E. E. Moore, et al. (1994). "Gut ischemia/reperfusion produces lung injury independent of endotoxin." Crit Care Med **22**(9): 1438-44.

Kong, S. E., L. R. Blennerhassett, et al. (1998). "Ischaemia-reperfusion injury to the intestine." Aust N Z J Surg **68**(8): 554-61.

Korthuis, R. J. and D. N. Granger (1993). "Reactive oxygen metabolites, neutrophils, and the pathogenesis of ischemic-tissue/reperfusion." Clin Cardiol **16**(4 Suppl 1): I19-26.

Kowaltowski, A. J., S. Seetharaman, et al. (2001). "Bioenergetic consequences of opening the ATP-sensitive K(+) channel of heart mitochondria." Am J Physiol Heart Circ Physiol **280**(2): H649-57.

Koyanagi, M., K. Egashira, et al. (2000). "Role of monocyte chemoattractant protein-1 in cardiovascular remodeling induced by chronic blockade of nitric oxide synthesis." Circulation **102**(18): 2243-8.

Kubes, P. (1999). "The role of adhesion molecules and nitric oxide in intestinal and hepatic ischemia/reperfusion." Hepatogastroenterology **46 Suppl 2**: 1458-63.

Kubler, W. and P. G. Spieckermann (1970). "Regulation of glycolysis in the ischemic and the anoxic myocardium." J Mol Cell Cardiol **1**(4): 351-77.

Kwan, I., F. Bunn, et al. (2003). "Timing and volume of fluid administration for patients with bleeding." Cochrane Database Syst Rev(3): CD002245.

L'Her, E., A. Amerand, et al. (2006). "Effects of mild induced hypothermia during experimental sepsis." Crit Care Med **34**(10): 2621-3.

Laggner, H., M. Hermann, et al. (2007). "The novel gaseous vasorelaxant hydrogen sulfide inhibits angiotensin-converting enzyme activity of endothelial cells." J Hypertens **25**(10): 2100-4.

Landow, L. and L. W. Andersen (1994). "Splanchnic ischaemia and its role in multiple organ failure." Acta Anaesthesiol Scand **38**(7): 626-39.

Landry, D. W. and J. A. Oliver (1992). "The ATP-sensitive K+ channel mediates hypotension in endotoxemia and hypoxic lactic acidosis in dog." J Clin Invest **89**(6): 2071-4.

Landry, D. W. and J. A. Oliver (2001). "The pathogenesis of vasodilatory shock." N Engl J Med **345**(8): 588-95.

Lange, M., A. Morelli, et al. (2007). "Role of adenosine triphosphate-sensitive potassium channel inhibition in shock states: physiology and clinical implications." Shock **28**(4): 394-400.

Lazdunski, M., C. Frelin, et al. (1985). "The sodium/hydrogen exchange system in cardiac cells: its biochemical and pharmacological properties and its role in regulating internal concentrations of sodium and internal pH." J Mol Cell Cardiol **17**(11): 1029-42.

Lebuffe, G., E. Robin, et al. (2001). "Gastric tonometry." Intensive Care Med **27**(1): 317-9.

Lee, W. L. and G. P. Downey (2001). "Leukocyte elastase: physiological functions and role in acute lung injury." Am J Respir Crit Care Med **164**(5): 896-904.

Lefer, A. M. and D. J. Lefer (1999). "Nitric oxide. II. Nitric oxide protects in intestinal inflammation." Am J Physiol **276**(3 Pt 1): G572-5.

Lefer, D. J. (2007). "A new gaseous signaling molecule emerges: cardioprotective role of hydrogen sulfide." Proc Natl Acad Sci U S A **104**(46): 17907-8.

Levy, B., S. Collin, et al. (2010). "Vascular hyporesponsiveness to vasopressors in septic shock: from bench to bedside." Intensive Care Med **36**(12): 2019-29.

Li, T., B. Zhao, et al. (2008). "Regulatory effects of hydrogen sulfide on IL-6, IL-8 and IL-10 levels in the plasma and pulmonary tissue of rats with acute lung injury." Exp Biol Med (Maywood) **233**(9): 1081-7.

Liaudet, L. (2002). "Poly(adenosine 5'-diphosphate) ribose polymerase activation as a cause of metabolic dysfunction in critical illness." Curr Opin Clin Nutr Metab Care **5**(2): 175-84.

Lowenberg, M., J. Tuynman, et al. (2005). "Rapid immunosuppressive effects of glucocorticoids mediated through Lck and Fyn." Blood **106**(5): 1703-10.

Lowicka, E. and J. Beltowski (2007). "Hydrogen sulfide (H2S) - the third gas of interest for pharmacologists." Pharmacol Rep **59**(1): 4-24.

Lozano, F. S., J. M. Lopez-Novoa, et al. (2005). "Exogenous nitric oxide modulates the systemic inflammatory response and improves kidney function after risk-situation abdominal aortic surgery." J Vasc Surg **42**(1): 129-39.

Maddaford, T. G. and G. N. Pierce (1997). "Myocardial dysfunction is associated with activation of Na+/H+ exchange immediately during reperfusion." Am J Physiol **273**(5 Pt 2): H2232-9.

Mallick, I. H., W. Yang, et al. (2004). "Ischemia-reperfusion injury of the intestine and protective strategies against injury." Dig Dis Sci **49**(9): 1359-77.

Malone, D. L., D. Kuhls, et al. (2001). "Back to basics: validation of the admission systemic inflammatory response syndrome score in predicting outcome in trauma." J Trauma **51**(3): 458-63.

Manning, A. S., D. J. Coltart, et al. (1984). "Ischemia and reperfusion-induced arrhythmias in the rat. Effects of xanthine oxidase inhibition with allopurinol." Circ Res **55**(4): 545-8.

Marchant, A., Z. Amraoui, et al. (1996). "Methylprednisolone differentially regulates IL-10 and tumour necrosis factor (TNF) production during murine endotoxaemia." Clin Exp Immunol **106**(1): 91-6.

Martin, C., C. Boisson, et al. (1997). "Patterns of cytokine evolution (tumor necrosis factor-alpha and interleukin-6) after septic shock, hemorrhagic shock, and severe trauma." Crit Care Med **25**(11): 1813-9.

Matsumura, F., Y. Yamaguchi, et al. (1998). "Xanthine oxidase inhibition attenuates kupffer cell production of neutrophil chemoattractant following ischemia-reperfusion in rat liver." Hepatology **28**(6): 1578-87.

May, M. J. and S. Ghosh (1998). "Signal transduction through NF-kappa B." Immunol Today **19**(2): 80-8.

Maybauer, D. M., J. R. Salsbury, et al. (2004). "The ATP-sensitive potassium-channel inhibitor glibenclamide improves outcome in an ovine model of hemorrhagic shock." Shock **22**(4): 387-91.

Mazzon, E., L. Dugo, et al. (2002). "Beneficial effects of GPI 6150, an inhibitor of poly(ADP-ribose) polymerase in a rat model of splanchnic artery occlusion and reperfusion." Shock **17**(3): 222-7.

McKenna, T. M. (1990). "Prolonged exposure of rat aorta to low levels of endotoxin in vitro results in impaired contractility. Association with vascular cytokine release." J Clin Invest **86**(1): 160-8.

Menconi, M. J., N. Unno, et al. (1998). "Nitric oxide donor-induced hyperpermeability of cultured intestinal epithelial monolayers: role of superoxide radical, hydroxyl radical, and peroxynitrite." Biochim Biophys Acta **1425**(1): 189-203.

Miksa, M., R. Wu, et al. (2007). "Vasoactive hormone adrenomedullin and its binding protein: anti-inflammatory effects by up-regulating peroxisome proliferator-activated receptor-gamma." J Immunol **179**(9): 6263-72.

Miller-Graziano, C. L., G. Szabo, et al. (1991). "Role of elevated monocyte transforming growth factor beta (TGF beta) production in posttrauma immunosuppression." J Clin Immunol **11**(2): 95-102.

Minard, F. N. and D. S. Grant (1982). "Hypothermia as a mechanism for drug-induced resistance to hypoxia." Biochem Pharmacol **31**(7): 1197-203.

Mittelstadt, P. R. and J. D. Ashwell (2001). "Inhibition of AP-1 by the glucocorticoid-inducible protein GILZ." J Biol Chem **276**(31): 29603-10.

Mok, Y. Y., M. S. Atan, et al. (2004). "Role of hydrogen sulphide in haemorrhagic shock in the rat: protective effect of inhibitors of hydrogen sulphide biosynthesis." Br J Pharmacol **143**(7): 881-9.

Moore, E. E., F. A. Moore, et al. (1994). "The postischemic gut serves as a priming bed for circulating neutrophils that provoke multiple organ failure." J Trauma **37**(6): 881-7.

Moore, F. A., E. E. Moore, et al. (1991). "Gut bacterial translocation via the portal vein: a clinical perspective with major torso trauma." J Trauma 31(5): 629-36; discussion 636-8.

Morel, Y. (1998). "Influence du stress oxydant sur la régulation des gènes." Medecine/Science 14: 713–721.

Morelli, A., M. Lange, et al. (2007). "Glibenclamide dose response in patients with septic shock: effects on norepinephrine requirements, cardiopulmonary performance, and global oxygen transport." Shock 28(5): 530-5.

Morrison, M. L., J. E. Blackwood, et al. (2008). "Surviving blood loss using hydrogen sulfide." J Trauma 65(1): 183-8.

Mosnier, L. O., B. V. Zlokovic, et al. (2007). "The cytoprotective protein C pathway." Blood 109(8): 3161-72.

Muller, J. M., R. A. Rupec, et al. (1997). "Study of gene regulation by NF-kappa B and AP-1 in response to reactive oxygen intermediates." Methods 11(3): 301-12.

Murakami, M., Y. Nakatani, et al. (1997). "Regulatory functions of phospholipase A2." Crit Rev Immunol 17(3-4): 225-83.

Murphy, M. L., J. J. Kane, et al. (1975). "Impairment of mitochondrial function following reperfusion of acutely ischemic myocardium." Recent Adv Stud Cardiac Struct Metab 8: 343-51.

Myers, M. L., R. Bolli, et al. (1985). "Enhancement of recovery of myocardial function by oxygen free-radical scavengers after reversible regional ischemia." Circulation 72(4): 915-21.

Nakajima, Y., N. Baudry, et al. (2001). "Microcirculation in intestinal villi: a comparison between hemorrhagic and endotoxin shock." Am J Respir Crit Care Med 164(8 Pt 1): 1526-30.

Neely, J. R. and L. W. Grotyohann (1984). "Role of glycolytic products in damage to ischemic myocardium. Dissociation of adenosine triphosphate levels and recovery of function of reperfused ischemic hearts." Circ Res 55(6): 816-24.

Nichols, C. G. (2006). "KATP channels as molecular sensors of cellular metabolism." Nature 440(7083): 470-6.

Nielsen, V. G., S. Tan, et al. (1996). "Lung injury after hepatoenteric ischemia-reperfusion: role of xanthine oxidase." Am J Respir Crit Care Med 154(5): 1364-9.

Noma, A. (1983). "ATP-regulated K+ channels in cardiac muscle." Nature 305(5930): 147-8.

Nozari, A., P. Safar, et al. (2004). "Suspended animation can allow survival without brain damage after traumatic exsanguination cardiac arrest of 60 minutes in dogs." J Trauma 57(6): 1266-75.

Nystul, T. G. and M. B. Roth (2004). "Carbon monoxide-induced suspended animation protects against hypoxic damage in Caenorhabditis elegans." Proc Natl Acad Sci U S A 101(24): 9133-6.

Oei, S. L., J. Griesenbeck, et al. (1997). "The role of poly(ADP-ribosyl)ation." Rev Physiol Biochem Pharmacol 131: 127-73.

Oh, G. S., H. O. Pae, et al. (2006). "Hydrogen sulfide inhibits nitric oxide production and nuclear factor-kappaB via heme oxygenase-1 expression in RAW264.7 macrophages stimulated with lipopolysaccharide." Free Radic Biol Med 41(1): 106-19.

Ohashi, M., F. Faraci, et al. (2005). "Peroxynitrite hyperpolarizes smooth muscle and relaxes internal carotid artery in rabbit via ATP-sensitive K+ channels." Am J Physiol Heart Circ Physiol 289(5): H2244-50.

Oliver, F. J., J. Menissier-de Murcia, et al. (1999). "Poly(ADP-ribose) polymerase in the cellular response to DNA damage, apoptosis, and disease." Am J Hum Genet 64(5): 1282-8.

Opie, L. H. (1989). "Reperfusion injury and its pharmacologic modification." Circulation 80(4): 1049-62.

Oppert, M., R. Schindler, et al. (2005). "Low-dose hydrocortisone improves shock reversal and reduces cytokine levels in early hyperdynamic septic shock." Crit Care Med 33(11): 2457-64.

Pacher, P., J. S. Beckman, et al. (2007). "Nitric oxide and peroxynitrite in health and disease." Physiol Rev 87(1): 315-424.

Padilla, P. A., T. G. Nystul, et al. (2002). "Dephosphorylation of cell cycle-regulated proteins correlates with anoxia-induced suspended animation in Caenorhabditis elegans." Mol Biol Cell 13(5): 1473-83.

Padilla, P. A. and M. B. Roth (2001). "Oxygen deprivation causes suspended animation in the zebrafish embryo." Proc Natl Acad Sci U S A 98(13): 7331-5.

Pahl, H. L. and P. A. Baeuerle (1997). "The ER-overload response: activation of NF-kappa B." Trends Biochem Sci 22(2): 63-7.

Pan, T. T., Y. Q. Chen, et al. (2009). "All in the timing: a comparison between the cardioprotection induced by H2S preconditioning and post-infarction treatment." Eur J Pharmacol **616**(1-3): 160-5.

Pan, T. T., Z. N. Feng, et al. (2006). "Endogenous hydrogen sulfide contributes to the cardioprotection by metabolic inhibition preconditioning in the rat ventricular myocytes." J Mol Cell Cardiol **40**(1): 119-30.

Paradies, G., G. Petrosillo, et al. (2004). "Decrease in mitochondrial complex I activity in ischemic/reperfused rat heart: involvement of reactive oxygen species and cardiolipin." Circ Res **94**(1): 53-9.

Partrick, D. A., E. E. Moore, et al. (1999). "Release of anti-inflammatory mediators after major torso trauma correlates with the development of postinjury multiple organ failure." Am J Surg **178**(6): 564-9.

Perretti, M. and R. J. Flower (1993). "Modulation of IL-1-induced neutrophil migration by dexamethasone and lipocortin 1." J Immunol **150**(3): 992-9.

Poggetti, R. S., F. A. Moore, et al. (1992). "Liver injury is a reversible neutrophil-mediated event following gut ischemia." Arch Surg **127**(2): 175-9.

Poggetti, R. S., F. A. Moore, et al. (1992). "Simultaneous liver and lung injury following gut ischemia is mediated by xanthine oxidase." J Trauma **32**(6): 723-7; discussion 727-8.

Polderman, K. H. (2008). "Induced hypothermia and fever control for prevention and treatment of neurological injuries." Lancet **371**(9628): 1955-69.

Poloujadoff, M. P., S. W. Borron, et al. (2007). "Improved survival after resuscitation with norepinephrine in a murine model of uncontrolled hemorrhagic shock." Anesthesiology **107**(4): 591-6.

Pryor, W. A. and G. L. Squadrito (1995). "The chemistry of peroxynitrite: a product from the reaction of nitric oxide with superoxide." Am J Physiol **268**(5 Pt 1): L699-722.

Qu, K., C. P. Chen, et al. (2006). "Hydrogen sulfide is a mediator of cerebral ischemic damage." Stroke **37**(3): 889-93.

Qu, K., S. W. Lee, et al. (2008). "Hydrogen sulfide: neurochemistry and neurobiology." Neurochem Int **52**(1-2): 155-65.

Quayle, J. M., M. T. Nelson, et al. (1997). "ATP-sensitive and inwardly rectifying potassium channels in smooth muscle." Physiol Rev **77**(4): 1165-232.

Radomski, M. W., R. M. Palmer, et al. (1990). "Glucocorticoids inhibit the expression of an inducible, but not the constitutive, nitric oxide synthase in vascular endothelial cells." Proc Natl Acad Sci U S A **87**(24): 10043-7.

Remick, D. G. and L. Villarete (1996). "Regulation of cytokine gene expression by reactive oxygen and reactive nitrogen intermediates." J Leukoc Biol **59**(4): 471-5.

Remick, D. G. and H. Xioa (2006). "Hypothermia and sepsis." Front Biosci **11**: 1006-13.

Rezaie, A. R. (2003). "Exosite-dependent regulation of the protein C anticoagulant pathway." Trends Cardiovasc Med **13**(1): 8-15.

Riddez, L., L. Johnson, et al. (1998). "Central and regional hemodynamics during crystalloid fluid therapy after uncontrolled intra-abdominal bleeding." J Trauma **44**(3): 433-9.

Riess, M. L., A. K. Camara, et al. (2002). "Anesthetic preconditioning attenuates mitochondrial Ca2+ overload during ischemia in Guinea pig intact hearts: reversal by 5-hydroxydecanoic acid." Anesth Analg **95**(6): 1540-6, table of contents.

Rixen, D., M. Raum, et al. (2001). "Base deficit development and its prognostic significance in posttrauma critical illness: an analysis by the trauma registry of the Deutsche Gesellschaft fur unfallchirurgie." Shock **15**(2): 83-9.

Rodrigo, G. C. and N. B. Standen (2005). "ATP-sensitive potassium channels." Curr Pharm Des **11**(15): 1915-40.

Roesner, J. P., D. A. Vagts, et al. (2006). "Protective effects of PARP inhibition on liver microcirculation and function after haemorrhagic shock and resuscitation in male rats." Intensive Care Med **32**(10): 1649-57.

Rouslin, W., C. W. Broge, et al. (1990). "ATP depletion and mitochondrial functional loss during ischemia in slow and fast heart-rate hearts." Am J Physiol **259**(6 Pt 2): H1759-66.

Rouslin, W. and S. Ranganathan (1983). "Impaired function of mitochondrial electron transfer complex I in canine myocardial ischemia: loss of flavin mononucleotide." J Mol Cell Cardiol **15**(8): 537-42.

Sadek, H. A., P. A. Szweda, et al. (2004). "Modulation of mitochondrial complex I activity by reversible Ca2+ and NADH mediated superoxide anion dependent inhibition." Biochemistry **43**(26): 8494-502.

Safar, P. J. and S. A. Tisherman (2002). "Suspended animation for delayed resuscitation." Curr Opin Anaesthesiol 15(2): 203-10.

Salzman, A. L. (1995). "Nitric oxide in the gut." New Horiz 3(2): 352-64.

Salzman, A. L., A. Vromen, et al. (1997). "K(ATP)-channel inhibition improves hemodynamics and cellular energetics in hemorrhagic shock." Am J Physiol 272(2 Pt 2): H688-94.

Scheinman, R. I., P. C. Cogswell, et al. (1995). "Role of transcriptional activation of I kappa B alpha in mediation of immunosuppression by glucocorticoids." Science 270(5234): 283-6.

Schoenberg, M. H. and H. G. Beger (1993). "Reperfusion injury after intestinal ischemia." Crit Care Med 21(9): 1376-86.

Seino, S. (2003). "Physiology and pathophysiology of K(ATP) channels in the pancreas and cardiovascular system: a review." J Diabetes Complications 17(2 Suppl): 2-5.

Sennoun, N., C. Baron-Menguy, et al. (2009). "Recombinant human activated protein C improves endotoxemia-induced endothelial dysfunction: a blood-free model in isolated mouse arteries." Am J Physiol Heart Circ Physiol 297(1): H277-82.

Shen, A. C. and R. B. Jennings (1972). "Kinetics of calcium accumulation in acute myocardial ischemic injury." Am J Pathol 67(3): 441-52.

Simon, F., A. Scheuerle, et al. (2011). "Effects of intravenous sulfide during porcine aortic occlusion-induced kidney ischemia/reperfusion injury." Shock 35(2): 156-63.

Simpson, S. H., S. R. Majumdar, et al. (2006). "Dose-response relation between sulfonylurea drugs and mortality in type 2 diabetes mellitus: a population-based cohort study." CMAJ 174(2): 169-74.

Singer, M., F. Coluzzi, et al. (2005). "Reversal of life-threatening, drug-related potassium-channel syndrome by glibenclamide." Lancet 365(9474): 1873-5.

Singer, M., V. De Santis, et al. (2004). "Multiorgan failure is an adaptive, endocrine-mediated, metabolic response to overwhelming systemic inflammation." Lancet 364(9433): 545-8.

Sivarajah, A., M. Collino, et al. (2009). "Anti-apoptotic and anti-inflammatory effects of hydrogen sulfide in a rat model of regional myocardial I/R." Shock 31(3): 267-74.

Sivarajah, A., M. C. McDonald, et al. (2006). "The production of hydrogen sulfide limits myocardial ischemia and reperfusion injury and contributes to the cardioprotective effects of preconditioning with endotoxin, but not ischemia in the rat." Shock 26(2): 154-61.

Skundric, D. S., B. Bealmear, et al. (1997). "Induced upregulation of IL-1, IL-1RA and IL-1R type I gene expression by Schwann cells." J Neuroimmunol 74(1-2): 9-18.

Smail N, C. R., Wang P, Cioffi WG, Bland KI, Chaudry IH. (1998). "Gut and liver: the organs responsible for increased nitric oxide production after trauma-hemorrhage and resuscitation." Arch Surg 133: 399-405.

Spahn, D. R., V. Cerny, et al. (2007). "Management of bleeding following major trauma: a European guideline." Crit Care 11(1): R17.

Spiecker, M., H. B. Peng, et al. (1997). "Inhibition of endothelial vascular cell adhesion molecule-1 expression by nitric oxide involves the induction and nuclear translocation of IkappaBalpha." J Biol Chem 272(49): 30969-74.

Stearns-Kurosawa, D. J., K. Swindle, et al. (2002). "Plasma levels of endothelial protein C receptor respond to anticoagulant treatment." Blood 99(2): 526-30.

Stechmiller, J. K., D. Treloar, et al. (1997). "Gut dysfunction in critically ill patients: a review of the literature." Am J Crit Care 6(3): 204-9.

Steiner, A., R. Locher, et al. (1989). "Cortisol-stimulated phosphoinositide metabolism in vascular smooth muscle cells: a role for glucocorticoids in blood pressure control?" J Hypertens Suppl 7(6): S140-1.

Steiner, D. R., N. C. Gonzalez, et al. (2002). "Interaction between reactive oxygen species and nitric oxide in the microvascular response to systemic hypoxia." J Appl Physiol 93(4): 1411-8.

Stewart, R. M., J. G. Myers, et al. (2003). "Seven hundred fifty-three consecutive deaths in a level I trauma center: the argument for injury prevention." J Trauma 54(1): 66-70; discussion 70-1.

Stief, T. W., J. Kurz, et al. (2000). "Singlet oxygen inactivates fibrinogen, factor V, factor VIII, factor X, and platelet aggregation of human blood." Thromb Res 97(6): 473-80.

Stosic-Grujicic, S. and M. L. Lukic (1992). "Glucocorticoid-induced keratinocyte-derived interleukin-1 receptor antagonist(s)." Immunology 75(2): 293-8.

Surapisitchat, J., R. J. Hoefen, et al. (2001). "Fluid shear stress inhibits TNF-alpha activation of JNK but not ERK1/2 or p38 in human umbilical vein endothelial cells: Inhibitory crosstalk among MAPK family members." Proc Natl Acad Sci U S A **98**(11): 6476-81.

Szabo, A., P. Hake, et al. (1998). "3-Aminobenzamide, an inhibitor of poly (ADP-ribose) synthetase, improves hemodynamics and prolongs survival in a porcine model of hemorrhagic shock." Shock **10**(5): 347-53.

Szabo, C. (1996). "DNA strand breakage and activation of poly-ADP ribosyltransferase: a cytotoxic pathway triggered by peroxynitrite." Free Radic Biol Med **21**(6): 855-69.

Szabo, C. (2007). "Hydrogen sulphide and its therapeutic potential." Nat Rev Drug Discov **6**(11): 917-35.

Szabo, C. and A. L. Salzman (1996). "Inhibition of ATP-activated potassium channels exerts pressor effects and improves survival in a rat model of severe hemorrhagic shock." Shock **5**(6): 391-4.

Taylor, F. B., Jr., G. T. Peer, et al. (2001). "Endothelial cell protein C receptor plays an important role in protein C activation in vivo." Blood **97**(6): 1685-8.

Tennant, R. and C. J. Wiggers (1935). "The effect of coronary occlusion on myocardial contraction." Am J Physiol **112**: 351–361.

Teramoto, N. (2006). "Physiological roles of ATP-sensitive K+ channels in smooth muscle." J Physiol **572**(Pt 3): 617-24.

Thiemermann, C., J. Bowes, et al. (1997). "Inhibition of the activity of poly(ADP ribose) synthetase reduces ischemia-reperfusion injury in the heart and skeletal muscle." Proc Natl Acad Sci U S A **94**(2): 679-83.

Thiemermann, C., C. C. Wu, et al. (1993). "Role of tumour necrosis factor in the induction of nitric oxide synthase in a rat model of endotoxin shock." Br J Pharmacol **110**(1): 177-82.

Thijs LG, G. A. (1987). The circulatory effect of septic shock.

Tripatara, P., N. S. Patel, et al. (2008). "Generation of endogenous hydrogen sulfide by cystathionine gamma-lyase limits renal ischemia/reperfusion injury and dysfunction." Lab Invest **88**(10): 1038-48.

Tsai, M. J. and B. W. O'Malley (1994). "Molecular mechanisms of action of steroid/thyroid receptor superfamily members." Annu Rev Biochem **63**: 451-86.

Tsuchiya, K., M. Horie, et al. (1997). "Functional compartmentalization of ATP is involved in angiotensin II-mediated closure of cardiac ATP-sensitive K+ channels." Circulation **96**(9): 3129-35.

Tsuchiya, M., K. Tsuchiya, et al. (2002). "Vasopressin inhibits sarcolemmal ATP-sensitive K+ channels via V1 receptors activation in the guinea pig heart." Circ J **66**(3): 277-82.

Turner, R. (1998). "Intensive blood-glucose control with sulphonylureas or insulin compared with conventional treatment and risk of complications in patients with type 2 diabetes (UKPDS 33). UK Prospective Diabetes Study (UKPDS) Group." Lancet **352**(9131): 837-53.

van der Poll, T., A. E. Barber, et al. (1996). "Hypercortisolemia increases plasma interleukin-10 concentrations during human endotoxemia--a clinical research center study." J Clin Endocrinol Metab **81**(10): 3604-6.

Vanden Hoek, T. L., C. Li, et al. (1997). "Significant levels of oxidants are generated by isolated cardiomyocytes during ischemia prior to reperfusion." J Mol Cell Cardiol **29**(9): 2571-83.

van Zaane, B., E. Nur, et al. "Systematic review on the effect of glucocorticoid use on procoagulant, anti-coagulant and fibrinolytic factors." J Thromb Haemost **8**(11): 2483-93.

Varadarajan, S. G., J. An, et al. (2001). "Changes in [Na(+)](i), compartmental [Ca(2+)], and NADH with dysfunction after global ischemia in intact hearts." Am J Physiol Heart Circ Physiol **280**(1): H280-93.

Veitch, K., A. Hombroeckx, et al. (1992). "Global ischaemia induces a biphasic response of the mitochondrial respiratory chain. Anoxic pre-perfusion protects against ischaemic damage." Biochem J **281 (Pt 3)**: 709-15.

Vincent, J. L. (2001). "Microvascular endothelial dysfunction: a renewed appreciation of sepsis pathophysiology." Crit Care **5**(2): S1-5.

Virag, L. and C. Szabo (2002). "The therapeutic potential of poly(ADP-ribose) polymerase inhibitors." Pharmacol Rev **54**(3): 375-429.

Wagner, C. A. (2009). "Hydrogen sulfide: a new gaseous signal molecule and blood pressure regulator." J Nephrol **22**(2): 173-6.

Wagner, F., A. Scheuerle, et al. (2011). "Cardiopulmonary, histologic, and inflammatory effects of intravenous Na2S after blunt chest trauma-induced lung contusion in mice." J Trauma **71**(6): 1659-67.

Wagner, F., K. Wagner, et al. (2011). "Inflammatory effects of hypothermia and inhaled H2S during resuscitated, hyperdynamic murine septic shock." Shock 35(4): 396-402.

Wagner, K., M. Georgieff, et al. (2011). "Of mice and men (and sheep, swine etc.): the intriguing hemodynamic and metabolic effects of hydrogen sulfide (H2S)." Crit Care 15(2): 146.

Wakatsuki, T., Y. Nakaya, et al. (1992). "Vasopressin modulates K(+)-channel activities of cultured smooth muscle cells from porcine coronary artery." Am J Physiol 263(2 Pt 2): H491-6.

Wang, R. "Signaling pathways for the vascular effects of hydrogen sulfide." Curr Opin Nephrol Hypertens 20(2): 107-12.

Wang, R. (2002). "Two's company, three's a crowd: can H2S be the third endogenous gaseous transmitter?" FASEB J 16(13): 1792-8.

Warrillow, S., M. Egi, et al. (2006). "Randomized, double-blind, placebo-controlled crossover pilot study of a potassium channel blocker in patients with septic shock." Crit Care Med 34(4): 980-5.

Webb, G. D., L. H. Lim, et al. (2008). "Contractile and vasorelaxant effects of hydrogen sulfide and its biosynthesis in the human internal mammary artery." J Pharmacol Exp Ther 324(2): 876-82.

Weinbroum, A., V. G. Nielsen, et al. (1995). "Liver ischemia-reperfusion increases pulmonary permeability in rat: role of circulating xanthine oxidase." Am J Physiol 268(6 Pt 1): G988-96.

Whiteman, M., N. S. Cheung, et al. (2005). "Hydrogen sulphide: a novel inhibitor of hypochlorous acid-mediated oxidative damage in the brain?" Biochem Biophys Res Commun 326(4): 794-8.

Whiteman, M., L. Li, et al. (2010). "The effect of hydrogen sulfide donors on lipopolysaccharide-induced formation of inflammatory mediators in macrophages." Antioxid Redox Signal 12(10): 1147-54.

Whiteman, M. and P. K. Moore (2009). "Hydrogen sulfide and the vasculature: a novel vasculoprotective entity and regulator of nitric oxide bioavailability?" J Cell Mol Med 13(3): 488-507.

Williamson, P. M., J. L. Kohlhagen, et al. (2005). "Acute effects of hydrocortisone on plasma nitrate/nitrite activity and forearm vasodilator responsiveness in normal human subjects." Clin Exp Pharmacol Physiol 32(3): 162-6.

Wong, P. T., K. Qu, et al. (2006). "High plasma cyst(e)ine level may indicate poor clinical outcome in patients with acute stroke: possible involvement of hydrogen sulfide." J Neuropathol Exp Neurol **65**(2): 109-15.

Wu, J., F. Q. Cunha, et al. (1993). "IL-10 inhibits the synthesis of migration inhibitory factor and migration inhibitory factor-mediated macrophage activation." J Immunol **151**(8): 4325-32.

Xiao, F., M. J. Eppihimer, et al. (1997). "Lung neutrophil retention and injury after intestinal ischemia/reperfusion." Microcirculation **4**(3): 359-67.

Xu, L., Y. Zhao, et al. (2006). "A novel model of acute liver injury in mice induced by T cell-mediated immune response to lactosylated bovine serum albumin." Clin Exp Immunol **144**(1): 125-33.

Yang, G., X. Sun, et al. (2004). "Hydrogen sulfide-induced apoptosis of human aorta smooth muscle cells via the activation of mitogen-activated protein kinases and caspase-3." FASEB J **18**(14): 1782-4.

Yang, G., L. Wu, et al. (2006). "Pro-apoptotic effect of endogenous H2S on human aorta smooth muscle cells." FASEB J **20**(3): 553-5.

Yang, S., S. Hu, et al. (2006). "Mechanism of IL-6-mediated cardiac dysfunction following trauma-hemorrhage." J Mol Cell Cardiol **40**(4): 570-9.

Yang, X. M., J. B. Proctor, et al. (2004). "Multiple, brief coronary occlusions during early reperfusion protect rabbit hearts by targeting cell signaling pathways." J Am Coll Cardiol **44**(5): 1103-10.

Yellon, D. M. and J. M. Downey (2003). "Preconditioning the myocardium: from cellular physiology to clinical cardiology." Physiol Rev **83**(4): 1113-51.

Yong, Q. C., S. W. Lee, et al. (2008). "Endogenous hydrogen sulphide mediates the cardioprotection induced by ischemic postconditioning." Am J Physiol Heart Circ Physiol **295**(3): H1330-H1340.

Zanardo, R. C., V. Brancaleone, et al. (2006). "Hydrogen sulfide is an endogenous modulator of leukocyte-mediated inflammation." FASEB J **20**(12): 2118-20.

Zhang, H., S. M. Moochhala, et al. (2008). "Endogenous hydrogen sulfide regulates inflammatory response by activating the ERK pathway in polymicrobial sepsis." J Immunol **181**(6): 4320-31.

Zhang, H., L. Zhi, et al. (2007). "Hydrogen sulfide acts as an inflammatory mediator in cecal ligation and puncture-induced sepsis in mice by upregulating the production of cytokines and chemokines via NF-kappaB." Am J Physiol Lung Cell Mol Physiol **292**(4): L960-71.

Zhang, H., L. Zhi, et al. (2006). "Role of hydrogen sulfide in cecal ligation and puncture-induced sepsis in the mouse." Am J Physiol Lung Cell Mol Physiol **290**(6): L1193-201.

Zhao, W., J. Zhang, et al. (2001). "The vasorelaxant effect of H_2S as a novel endogenous gaseous K(ATP) channel opener." EMBO J **20**(21): 6008-16.

Zhao, Z. Q. and J. Vinten-Johansen (2006). "Postconditioning: reduction of reperfusion-induced injury." Cardiovasc Res **70**(2): 200-11.

Zhi, L., A. D. Ang, et al. (2007). "Hydrogen sulfide induces the synthesis of proinflammatory cytokines in human monocyte cell line U937 via the ERK-NF-kappaB pathway." J Leukoc Biol **81**(5): 1322-32.

Zhu, Q. and S. Solomon (1992). "Isolation and mode of action of rabbit corticostatic (antiadrenocorticotropin) peptides." Endocrinology **130**(3): 1413-23.

Zhu, Y. Z., Z. J. Wang, et al. (2007). "Hydrogen sulfide and its possible roles in myocardial ischemia in experimental rats." J Appl Physiol **102**(1): 261-8.

Zimmerman, B. J. and D. N. Granger (1994). "Mechanisms of reperfusion injury." Am J Med Sci **307**(4): 284-92.

Zingarelli, B., S. Cuzzocrea, et al. (1997). "Protection against myocardial ischemia and reperfusion injury by 3-aminobenzamide, an inhibitor of poly (ADP-ribose) synthetase." Cardiovasc Res **36**(2): 205-15.

Zingman, L. V., D. M. Hodgson, et al. (2002). "Kir6.2 is required for adaptation to stress." Proc Natl Acad Sci U S A **99**(20): 13278-83.

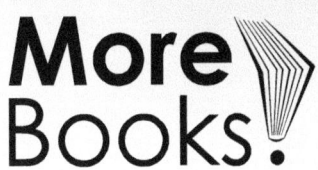
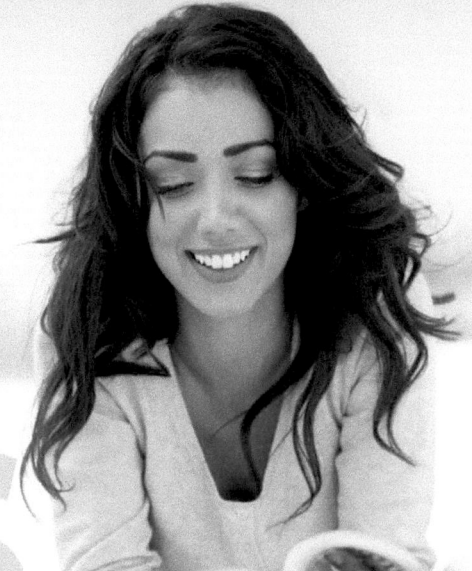

i want morebooks!

Buy your books fast and straightforward online - at one of world's fastest growing online book stores! Environmentally sound due to Print-on-Demand technologies.

Buy your books online at
www.get-morebooks.com

Achetez vos livres en ligne, vite et bien, sur l'une des librairies en ligne les plus performantes au monde!
En protégeant nos ressources et notre environnement grâce à l'impression à la demande.

La librairie en ligne pour acheter plus vite
www.morebooks.fr

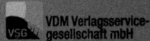

VDM Verlagsservicegesellschaft mbH
Heinrich-Böcking-Str. 6-8   Telefon: +49 681 3720 174   info@vdm-vsg.de
D - 66121 Saarbrücken   Telefax: +49 681 3720 1749 www.vdm-vsg.de

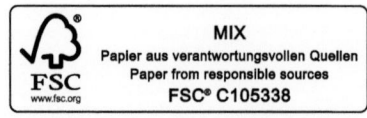

Printed by Books on Demand GmbH, Norderstedt / Germany